Knaur
MensSana

Über den Autor:

Dr. Martin Hirte, Jahrgang 1954, ist Facharzt für Kinderheilkunde und hat seit 1990 eine klassisch homöopathisch ausgerichtete Kinderarztpraxis mit Schwerpunkt Allergologie in München. Er ist verheiratet und hat vier Kinder.

Martin Hirte

Impfen – Pro und Contra

Das Handbuch für die individuelle Impfentscheidung

Knaur
MensSana

Besuchen Sie uns im Internet:
www.droemer-knauer.de

Aktualisierte Originalausgabe 2001

Redaktion: Ralf Lay
Umschlaggestaltung: ZERO Werbeagentur, München
Umschlagabbildung: Tom Messavilla
Satz: Ventura Publisher im Verlag
Druck und Bindung: Nørhaven Paperback A/S
Printed in Denmark
ISBN 3-426-87114-9

Inhalt

Anhang

Vorwort

Durch den rasanten Fortschritt im Bereich der Medizin sind wir Ärzte mehr denn je gefordert, uns laufend fortzubilden und unser Wissen an die Patienten weiterzugeben. Über die Medien und das Internet hat zwar auch der medizinische Laie heute die Möglichkeit zu umfassender Information. Sie ist jedoch für ihn umso schwerer einzuordnen, über je weniger Grundwissen und Erfahrung er verfügt. Den dadurch aufgeworfenen Fragen und Diskussionen müssen wir Ärzte uns stellen.

Nach der geltenden Rechtsauffassung hat der Impfarzt den Impfling bzw. seine Sorgeberechtigten über »alle eingriffstypischen Risiken« aufzuklären – damit sind selbst Nebenwirkungen gemeint, die seltener als einmal auf eine Million Impfungen auftreten. Andererseits soll er auch alle typischen Komplikationen der entsprechenden Krankheiten erläutern. Bei der Arbeitsbelastung der meisten Ärzte ist dies eine kaum lösbare Aufgabe. Auch die Veröffentlichungen der Impfkommission bieten hier keinen Ausweg, da meist nur auf »gute Verträglichkeit« der jeweiligen Impfung hingewiesen wird.

Nach zehn Jahren Impfpraxis und Beschäftigung mit Impfungen und der Impfliteratur habe ich nun dieses Buch zusammengestellt, das für Eltern und Impfärzte eine Art Wegweiser zum kritischen Umgang mit Impfungen sein soll. Um meine Aussagen zu belegen, habe ich Bezug zu zahlreichen Referenzen aus der Fachliteratur genommen. Dadurch wird die Lesbarkeit zwar nicht unbedingt erleichtert, aber ich will damit aufzeigen, dass mein impfkritischer Standpunkt auch wissenschaftlich untermauert ist.

Der Hauptteil dieses Buches ist grob in drei Teile gegliedert: zunächst die in Deutschland allgemein empfohlenen Impfungen, dann die unter besonderen Umständen angezeigten Impfungen – so genannte Indikationsimpfungen – und schließlich Reiseimpfungen. In den einzelnen Kapiteln werden die Vor- und Nachteile der jeweiligen Impfung gründlich abgewogen. Am Ende jedes Kapitels folgt eine kurze Zusammenfassung und im letzten Abschnitt des Buches ein »alternativer Impfplan«, den ich zur Diskussion stellen möchte. Da eine Impfentscheidung jedoch nach meinem Verständnis immer eine individuelle Entscheidung sein muss, die letztlich von den Eltern getroffen wird, relativiert sich jeder Impfplan.

Als klassisch homöopathisch arbeitender Kinderarzt habe ich die Überzeugung gewonnen, dass die Homöopathie eine Methode ist, mit der sich Kinderkrankheiten gut begleiten und Komplikationen verhüten lassen. Der wissenschaftliche Nachweis hierfür steht jedoch noch aus. Zudem verfügen viele Kinderärzte nicht über dieses Repertoire. Ich habe daher darauf verzichtet, die Homöopathie als Argument in die Impfdebatte zu werfen.

Ich möchte mich für die kritische Durchsicht meines Manuskripts bedanken bei meiner Frau Tina und bei einem anerkannten Impfexperten, der namentlich nicht genannt werden will.

Jeder Impfratgeber wird früher oder später von der Entwicklung überholt, und so kann es sein, dass bestimmte Informationen zu dem Zeitpunkt, in dem Sie dieses Buch in der Hand halten, schon wieder infrage gestellt oder neueste Aspekte noch nicht berücksichtigt sind. Um regelmäßige Ergänzungen und Überarbeitungen werde ich mich daher bemühen. Für Anregungen diesbezüglich bin ich jederzeit offen.

Dr. med. Martin Hirte
Kinderarzt, Homöopathie, Allergologie
Leopoldstr. 58
80802 München

Impfungen allgemein

Krankheit und Prophylaxe

Mit der Geburt eines Kindes beginnt für die Eltern ein Abschnitt im Leben, in dem sie plötzlich eine ungeheure Verantwortung übernehmen müssen. Bisher gewohnt, allein für sich selbst zu sorgen und Entscheidungen zu treffen, geht es nun um das Leben und Wohlbefinden eines anderen Menschen, der völlig von ihnen abhängig ist.

Bereits in der Schwangerschaft sieht sich die werdende Mutter mit Maßnahmen der Krankheitsvorsorge konfrontiert: Ultraschalluntersuchungen, die möglicherweise schwer zu deutende oder kontrollbedürftige Auffälligkeiten ergeben; Ergebnisse von Blutuntersuchungen, die verunsichern können; Medikamente wie Jod oder Magnesium, die auf lange Zeit eingenommen werden sollen. Die Schwangere als Patientin – ein Zeichen unserer Zeit.

Schwerwiegender werden die Entscheidungen nach der Geburt des Kindes: Welche prophylaktischen Maßnahmen sind wirklich notwendig und unschädlich: die Augentropfen zur Prophylaxe von Augeninfektionen? Die hoch dosierten Gaben von Vitamin K zur Vorbeugung von seltensten Hirnblutungen? Die Gaben von möglicherweise giftigem Fluor zur Kariesvorsorge? Vitamin D gegen Rachitis? Soll ich die Früherkennung von Mukoviszidose, einer nicht therapierbaren Erkrankung, durchführen lassen? Soll ich mit Stoffwindeln oder Wegwerfwindeln wickeln? Wie ernähre ich mein Kind, wie ernähre ich mich als stillende Mutter? Kann ich meinem Kind die schlechte Luft in der Stadt zumuten? Welche Möbel, welche Kleider, welche Baumaterialien sind ungiftig?

Auf all diese Fragen müssen die Eltern Antworten finden, die mit ihren Erfahrungen und ihrer Weltanschauung übereinstimmen. Eine der schwierigsten Fragen, der sich Eltern stellen müssen, ist die Frage nach dem Umgang mit Krankheiten. Auf diesem Gebiet erzeugt die moderne Medizin größte Erwartungen. Ungeheure

Forschungsgelder werden in Projekte investiert, bei denen es um Eingriffe in Erbgut und Immunsystem zur Verhütung von Krankheiten und Verlangsamung des Alterns geht. Ewige Jugend und Gesundheit – ein Ziel, das sich deckt mit der Hauptzielgruppe der Werbestrategen in unserer Gesellschaft: Wertvoll ist, wer leistungsfähig ist und über sein Konsumverhalten die Nachfrage steigert. Krankheit, Altern und Sterben sind gewissermaßen »unproduktiv« und werden aus dem öffentlichen Bewusstsein verdrängt.

Eltern stoßen beispielsweise auf Unverständnis, wenn sie ihr mongoloides Kind nicht abgetrieben haben; sie erfahren Ablehnung, und man macht ihnen Vorwürfe (»Kindesmisshandlung«), wenn sie ihr Kind nicht gegen Masern geimpft haben, sondern eine Masernerkrankung mit ihm durchgestanden haben. Inzwischen wird uns sogar von Wissenschaftlern vorgerechnet, dass die Krankenpflegetage für Eltern an Windpocken erkrankter Kinder kostspieliger sind als der Impfstoff und daher die Windpockenimpfung die bessere Alternative sei. Das Gefühl für den Sinn von Krankheiten ist völlig verloren gegangen.

Als eine Art Gegenbewegung erfahren in den letzten Jahren alternative Vorstellungen Aufwind, die in Krankheiten wichtige Prozesse der Anpassung des Organismus an sich ständig verändernde Umweltbedingungen sehen. Hierzu zählen die Homöopathie, die anthroposophische Medizin, die Traditionelle Chinesische Medizin (TCM), die ayurvedische Medizin und die Naturheilkunde. Anstatt Krankheiten zu unterdrücken wird bei diesen Therapieformen eine Art Regulation angestrebt, durch die eine positive Entwicklung auf körperlicher, geistiger und seelischer Ebene bewirkt werden soll.

Niemand wird sich der Verhütung oder drastischen Behandlung lebensbedrohlicher Erkrankungen entgegenstellen. Doch das Konzept, immer harmlosere Erkrankungen mit hoch wirksamen und risikoreichen Arzneimitteln oder Impfungen hinwegzuwischen oder zu unterdrücken, muss aus dem Blickwinkel einer ökologisch und individualistisch orientierten Medizin äußerst kritisch gesehen werden. Akute Erkrankungen haben einen wichtigen Stellenwert in der Entwicklung des Immunsystems und wahrscheinlich auch der Persönlichkeit. Es mehren sich beispielsweise die Hinweise, dass fieberhafte Erkrankungen, auch die typischen »Kinderkrankheiten«, einen gewissen Schutz vor Krebserkrankungen, allergischen Erkrankungen und Autoimmunkrankheiten darstellen (Albonico 1998b).

Die Geschichte des Impfens

Bereits um das Jahr 1000 hatte man in China herausgefunden, dass man nach überstandenen Pocken immun gegen die Erkrankung war. So wurden Kleinkinder künstlich mit Pocken infiziert, um sie im späteren Leben vor erneuter Ansteckung zu schützen. Die mit dieser Methode verbundenen hohen Risiken erschienen bei der damals sehr hohen Kindersterblichkeit erträglich (Temple 1986).

Schriften aus dem 18. Jahrhundert belegen, dass diese Art Impfung auch in der arabischen Medizin bekannt war. Die Methode breitete sich nach Europa aus. Man ging dazu über, Pockenimpfstoff von besonders milden Pockenfällen zu isolieren, um möglichst wenig Nebenwirkungen zu erzeugen (»Variolation«). Der Erfolg war gering, die Nebenwirkungen waren erschreckend (Buchwald 1997).

Am 14. Mai 1796 führte in England Edward Jenner an einem Buben die erste Pockenimpfung durch, die aus einem Kuhpocken-Hautausschlag hergestellt war. Er hatte beobachtet, dass Menschen, die sich bei Kühen infiziert hatten, den Pocken gegenüber resistent waren. Sechs Wochen nach der Impfung des Buben infizierte er ihn mit echten Pocken – ein Versuch, der heute vor keiner Ethik-Kommission Bestand hätte – und hatte offensichtlich Immunität erzielt, denn der Junge erkrankte nicht. Jenners Sohn, der mit zehn Monaten geimpft worden war, wurde nach der Impfung schwachsinnig und starb mit 21 Jahren – eine Tragödie, auf Grund deren Jenner am Ende seines Lebens »von Zweifeln geplagt« gewesen sein soll (Buchwald 1997).

Die Pockenimpfung blieb zunächst jahrzehntelang umstritten, denn der Impfstoff war nicht standardisiert und hatte nur eine geringe Schutzwirkung (erst der im 20. Jahrhundert eingeführte gefriergetrocknete Impfstoff zeigte gute Impferfolge). Da die Pockenerkrankung jedoch weiterhin grassierte und Zigtausende von Menschenleben forderte, wurde in den westlichen Ländern nach und nach die Pockenimpfung eingeführt – in Deutschland zuerst im Jahre 1807 in Hessen. Am 8. April 1874 erklärte die deutsche Regierung durch das Reichsimpfgesetz die Pockenschutzimpfung mit Kälberlymphe zur Pflichtimpfung. Gleichzeitig wurde die Entschädigung für Bürger garantiert, die durch die Impfung gesundheitlich beeinträchtigt wurden. Bei vielen Impflingen verursachte sie nämlich schwere Nebenwirkungen, vor allem die gefürchtete Impf-Enzephalitis mit Todesfolge oder schwerer körperlicher und geistiger Behinderung.

Ende des 19. Jahrhunderts wurde auf Grund der Arbeiten von Louis Pasteur (1822–1895), der Mikroben als Ursache von Krankheiten identifiziert hatte, die Entwicklung von Impfstoffen vorangetrieben. Er hatte unter anderem die Erreger der Geflügelcholera untersucht und dabei entdeckt, dass Erreger, die mehrere Wochen im Labor »vergessen« worden waren, abgeschwächt waren und nicht mehr krank machten. Die damit infizierten Hühner wurden im Gegenteil vor einer späteren Choleraerkrankung geschützt. Pasteur entwickelte immunologische Modelle zur Funktion von Impfungen und leitete die ersten Verfahren zur Impfstoffherstellung ein. Er schuf auch den Begriff »Vaccination« (vom lateinischen Wort für »Kuh«, *vacca*) für die Impfung mit lebenden oder toten Erregern.

Die zunächst entwickelten Impfstoffe waren gegen die großen »Seuchen« gerichtet: Pocken (1798), Tollwut (1885), Pest (1897), Diphtherie (1925), Tuberkulose (1927), Gelbfieber (1937) und Wundstarrkrampf (1927). Bereits 1926 gab es auch erste Versuche mit einer Keuchhustenimpfung. Erst nach dem Zweiten Weltkrieg konnten auf Grund der wissenschaftlichen Fortschritte weitere Impfstoffe, nun auch gegen Viruserkrankungen, entwickelt werden: Kinderlähmung (1955 Totimpfstoff, 1962 Lebendimpfstoff), Masern (1964), Mumps (1967), Röteln (1970) und Hepatitis B (1981).

Die ersten Impfstoffe waren nach heutigen Kriterien schlecht gereinigt und hatten enorm viele Nebenwirkungen. Der Pockenimpfung fielen nachweislich Tausende von Menschen zum Opfer. Bis zum Zweiten Weltkrieg waren Impfungen zudem nur für die

besser gestellten Bevölkerungsanteile in den westlichen Industrieländern zugänglich. Die Erkrankungszahlen etwa an Diphtherie oder Tetanus gingen daher kaum zurück.
In den 50er und 60er Jahren wurden die ersten großflächigen Impfkampagnen gestartet: Die Polioimpfung wurde in Europa und den USA in allen Bevölkerungsschichten massiv propagiert (»Schluckimpfung ist süß – Kinderlähmung ist bitter«) und führte zu einem dramatischen Rückgang der Erkrankungszahlen.
Ab 1967 wurde auf Betreiben der Weltgesundheitsorganisation WHO zum ersten weltweiten Versuch der Ausrottung einer Krankheit, nämlich der Pocken, ausgerufen. Die Pockenimpfung wurde in allen Ländern und Bevölkerungsschichten propagiert, unter ständiger Überwachung von Durchimpfungs- und Erkrankungszahlen. Im Jahre 1980 erklärte die WHO die Erde als frei von Pocken, 1982 wurde in Deutschland die Impfpflicht gegen Pocken aufgehoben. Das Damoklesschwert hängt freilich in Gestalt militärischer Vorräte von Pockenviren über uns, die unter anderem in Russland noch aufbewahrt werden (*Spiegel* 1999/15).
Ab dem Jahr 1974 startete die WHO weitere weltweite Impfprogramme, die »Expanded programs on immunization«. Bis dahin waren weniger als 5 Prozent der Kinder in den ärmeren Ländern der Welt geimpft worden. Nun sollte in allen Ländern die Impfung aller Kinder gegen Diphtherie, Tetanus, Keuchhusten, Kinderlähmung und Masern erreicht werden. Seit den 90er Jahren kamen dazu noch die Impfungen gegen Hepatitis B und in betroffenen Ländern die Impfung gegen Gelbfieber (WHO 2000).
Durch diese Impfprogramme wurde in den 90er Jahren die Ausrottung der Kinderlähmung in der westlichen Hemisphäre bewirkt. Auch der Rückgang weiterer Erkrankungen wie Diphtherie, Hib sowie derzeit auch der Kinderkrankheiten Masern, Mumps, Röteln und des Keuchhustens im Kindesalter ist vor allem auf die Impfungen gegen diese Krankheiten zurückzuführen. Beflügelt durch diese Erfolge, hat sich die WHO für die nächsten Jahre die Ausrottung von Masern und Hepatitis B zum Ziel gesetzt.
Trotz aller Euphorie über die erreichten Ergebnisse muss jedoch angemerkt werden, dass die Gefährlichkeit der meisten Erkran-

kungen, ablesbar an den Todesfallstatistiken, zumindest in den Industrienationen schon vor den Impfprogrammen deutlich rückläufig war. Hierzu trug vor allem der verbesserte Lebensstandard bei: bessere Wohnverhältnisse, bessere Ernährung, sauberes Trinkwasser und zunehmendes Hygienebewusstsein.
Mit der wachsenden Anzahl von Impfungen zeigte sich auch, trotz mangelhafter Erfassungssysteme für Nebenwirkungen, dass jeder Impfstoff neben den meist harmlosen akuten Impfreaktionen, wenn auch selten, so doch schwere und im Extremfall lebensbedrohliche oder tödliche Nebenwirkungen haben kann.
Zudem ist bei epidemischen Krankheiten wie Mumps, Masern, Röteln, Keuchhusten, Windpocken und wahrscheinlich auch Hib (Haemophilus influenzae b), deren weltweite Auslöschung kaum zu erzielen ist, langfristig der epidemiologische Wert der Impfung fraglich, da es immer häufiger zu Erkrankungen im Jugendlichen- und Erwachsenenalter kommt, teilweise mit einer sich daraus ergebenden Zunahme der Komplikationen.

Die Impffrage

Spätestens mit dem dritten Lebensmonat ihres Kindes werden Eltern mit der Impffrage konfrontiert: Die Ständige Impfkommission (STIKO) am Robert-Koch-Institut in Berlin empfiehlt ab der neunten Lebenswoche einen Impfkalender mit neun Impfstoffen, die in bestimmten Abständen und Kombinationen mehrfach verabreicht werden sollen. Bis zum fünfzehnten Lebensmonat summiert sich das auf bis zu 27 Einzelimpfstoffe. In den Impfempfehlungen schlägt sich das Interesse des Staates und auch überstaatlicher Organisation wie der WHO an möglichst breit akzeptierten Impfungen nieder.

Diese Politik verfolgt in erster Linie epidemiologische und ökonomische Ziele: die Ausrottung von weltweit verbreiteten Krankheiten, die Vermeidung von statistisch zu erwartenden Todesfällen und Krankheitskomplikationen, das Wegimpfen von Krankheiten, die im Vergleich mit den Impfkosten zu erhöhten Kosten im Gesundheitssektor und im sozialen Bereich führen – gemäß so genannter »Kosten-Nutzen-Analysen« –, und den Schutz der Allgemeinheit vor Seuchen durch Schaffung einer »Herdimmunität« in der Bevölkerung. Das heißt, durch die Impfung eines Großteils der Bevölkerung sinkt auch für die Ungeimpften die Erkrankungswahrscheinlichkeit. Werkzeug zur Durchsetzung dieser Ziele sind Massenimpfungen. Die Vorbedingungen dafür sind die Zulassung von Impfstoffen, die öffentlichen Impfempfehlungen und die gezielte Überzeugungsarbeit in den Massenmedien – in jüngster Zeit zunehmend auch mit sachlich unrichtigen, propagandistischen Behauptungen.

Die öffentlichen Interessen decken sich jedoch nur teilweise mit den Interessen des Einzelnen. Dem geht es in erster Linie um eine möglichst gute Lebensqualität, den Eltern eben hauptsächlich darum, dass ihre Kinder von Krankheits- oder Impfkomplikationen verschont bleiben, sich seelisch, geistig und körperlich gut entwickeln und ohne bleibende Schäden groß werden.

Es ist eine Glaubens- und Gewissensfrage, ob man sich unter diesen Umständen abstrakten gesellschaftlichen Zielen wie Krankheitsausrottung und Kostenvermeidung unterordnen will – man könnte ja im Extremfall auch durch eine Impfung zu Schaden kommen oder sich durch die Vermeidung bestimmter Krankheiten andere, schwerwiegendere Leiden zuziehen. Zwar drohen auch durch Krankheiten körperliche Schäden, Behinderungen oder im Extremfall sogar der Tod. Doch selbst wenn man die Risiken von Krankheit oder Impfung exakt beziffern könnte – umfassende und korrekte Erhebungen und Statistiken vorausgesetzt –, wäre damit noch nichts über die konkrete Gefährdung des Individuums ausgesagt.
Dieses Dilemma führt zu dem berechtigten Interesse des Einzelnen, in Fragen der eigenen Gesundheit ein Selbstbestimmungsrecht ausüben zu dürfen. Nachdem es seit Aufhebung der Pockenpflichtimpfung 1982 in Deutschland – im Gegensatz etwa zu Italien oder den USA – keine Impfpflicht mehr gibt, liegt heute die Entscheidung über Impfungen korrekterweise beim Einzelnen, im Fall von Kindern bei ihren Eltern.
Die Impfentscheidung muss – bei den Unsicherheiten, die in diesem Bereich immer vorhanden sein werden – letztlich eine intuitive Entscheidung sein. Sie ist von einem »rationalen«, wissenschaftlichen Standpunkt aus nur bedingt angreifbar. Schließlich werden wichtige Fragen wie die positiven Auswirkungen von Krankheiten auf die Lebensqualität wissenschaftlich kaum untersucht, ja sie sind mit wissenschaftlichen Methoden auch höchstens ansatzweise zu untersuchen, da wesentliche Kriterien wie beispielsweise körperliches Wohlbefinden, Persönlichkeitsentwicklung oder Selbstbewusstsein nicht in Zahlen ausdrückbar sind.
Mehr und mehr werden nun in den letzten Jahren die Eltern bedrängt, die empfohlenen Impfungen auch wirklich durchführen zu lassen. Medienberichte oder Handzettel über die Gefahren von Krankheiten und den Nutzen von Impfungen rücken die Impfungen in ein einseitig positives Licht – zum Teil sind diese Veröffentlichungen durch die pharmazeutische Industrie lan-

ciert, zum Teil stammen sie aus dem Bemühen der Gesundheitsbehörden, die so genannte »Impfmüdigkeit« zu bekämpfen. Die Argumente und die angeführten Statistiken sind oft vereinfachend, einseitig oder fehlerhaft überzeichnet. Sie sollen ja möglichst zwingend die Gefahren der jeweiligen Krankheit und den Nutzen der jeweiligen Impfung in den Blickpunkt rücken.

Wichtiger Bestandteil der Öffentlichkeitsarbeit ist es, bei den Eltern Angst zu erzeugen und dadurch die Impfmotivation zu stärken. Ein ganzer Forschungszweig beschäftigt sich mit der Frage, welches »Angstniveau« erzeugt werden muss, um möglichst überzeugend zu wirken (Renner 1997). So genannte »Furchtappelle« sind zum Bestandteil der Impfaufklärung geworden. Die bewusste Auseinandersetzung mit den Themen Vorbeugung und Impfung, Krankheit und Sterben, mit dem Sinn des Lebens überhaupt wird auf diese Weise blockiert, die Menschen werden entmündigt, ihre Gesundheit wird abstrakten Zielen untergeordnet. Der Schweizer Psychoanalytiker Franz Renggli vermutet gar, dass solche bewusst erzeugten Ängste zusammen mit den zunehmenden Angst- und Schreckensmeldungen durch immer häufigere ökologische und soziale Katastrophen irgendwann das Abwehrgefüge eines Menschen überfordern und zum Zusammenbruch des Immunsystems führen könnten (Renggli 1992).

Eine zentrale Funktion im Spannungsfeld der Impfentscheidung hat die Wissenschaft. Abhängig von Geldgebern im öffentlichen und vor allem privaten Bereich, verfolgt sie vorrangig deren Interessen. Forschungsziel ist es in erster Linie, in möglichst kurzer Zeit die Wirksamkeit und Sicherheit einzelner Impfmaßnahmen zu belegen. Als Wirksamkeitsnachweis begnügt man sich daher in der Regel mit Antikörperbestimmungen vor und nach der Impfmaßnahme, bei der Sicherheitsbeurteilung mit der Beobachtung eines kurzen Zeitraumes – Tage bis höchstens wenige Wochen nach der Impfung.

Kaum eine Studie vergleicht geimpfte mit ungeimpften Gruppen, bei kaum einer Studie geht es um weiterreichende Kriterien wie

Lebensqualität, Lebensdauer, seelische Gesundheit oder Häufigkeit chronischer oder bösartiger Erkrankungen bei Geimpften und Ungeimpften. Eine Ahnung von möglichen Erkenntnissen bei umfassenderen Untersuchungskriterien vermittelt eine überraschende Untersuchung aus Finnland: Sie zeigt, dass seit Einführung der Masernimpfung die Masern-Enzephalitis zwar nahezu verschwunden ist, durch Zunahme anderer Erreger die Häufigkeit der Gehirnentzündungen insgesamt jedoch gleich geblieben ist (Koskiniemi 1997). Auch die Zunahme von schweren Pneumokokken-Infektionen seit Einführung der Impfung gegen Hib-Bakterien zeigt, dass wir beim Versuch, Krankheiten zu verhindern, vor Überraschungen nicht gefeit sind. Das ökologische Gleichgewicht zwischen dem menschlichen Organismus und Krankheiten war bisher noch nicht Forschungsobjekt. Der Schweizer Kinderarzt und Impfskeptiker Hans Ulrich Albonico fordert, massive Eingriffe in dieses Gleichgewicht, wie es Massenimpfungen darstellen, sorgfältig auf ihre »Nachhaltigkeit« zu untersuchen – also auf mögliche negative Folgen für künftige Generationen (Albonico 1998b).

Bei der Überlegung, welche Impfungen sie ihrem Kind geben lassen sollen, sehen sich viele Eltern Kinderärzten gegenüber, die keine Zeit und oft auch keine Motivation haben, sich mit ihnen in Impffragen länger auseinander zu setzen: Die Vergütung der Impfleistung ist, verglichen mit dem Aufklärungsaufwand, minimal. Zudem werden die Ärzte durch regelrechten Beschuss mit zahlreichen »kostenlosen« Zeitschriften, die von der pharmazeutischen Industrie herausgegeben werden, in einer bestimmten Richtung »informiert«.

Auch ärztliche Fortbildungen zum Thema Impfungen sind durchgehend von Impfstoffherstellern gesponsert. So wird die eigentliche Position des Haus- oder Kinderarztes unterminiert, in erster Linie die Interessen seiner Patienten wahrzunehmen. Er wird genötigt, abstrakte gesellschaftliche Interessen zu vertreten und damit selbstredend auch die geschäftlichen Interessen der Impfstoffhersteller. Oberstes Ziel des Arztes sollte es jedoch sein und bleiben, den Patienten in erster Linie nicht zu schaden (»Primum nil nocere«). Und da steht er bei prophylaktischen Maßnahmen an gesunden Menschen in besonderer Verantwortung.

Wie hart die Auseinandersetzung zwischen Impfbefürwortern und -skeptikern inzwischen geworden ist, zeigen Veröffentlichungen, in denen versucht wird, den Eltern die Verantwortung für ihre Kinder zu entziehen. So war beispielsweise in der Zeitschrift *Kinderärztliche Praxis* zu lesen, Eltern und Ärzte hätten »so gut wie keinen Ermessensanspruch mehr bezüglich Impfbejahung bzw. Impfverweigerung«, sondern Kinder hätten Anspruch auf Impfungen, und dieser Anspruch sei zu erfüllen (Voss 1998). Zitiert wird hier unter anderem Artikel 6 Absatz 1 des Grundgesetzes, in dem die Familie unter den Schutz der staatlichen Ordnung gestellt wird. Von wissenschaftlicher Seite aus gehen Empfehlungen sogar dahin, den Schuleintritt an eine ausreichende »Durchimpfung« zu koppeln (Markuzzi 1997).

Ärzte, die Impfungen nicht ausdrücklich empfehlen, werden ebenfalls unter Druck gesetzt oder, wie im Fall zweier Kinderärzte während der Coburger Masern-Epidemie 2002, massiv verunglimpft und bedroht: »Impfende und nichtimpfende Ärzte bewegen sich hinsichtlich der notwendigen Durchführung von Impfungen nicht mehr im rechtsfreien Raum ... Ärzte, die die ihnen anvertrauten Kinder nicht impfen wollen, müssen mehr als ›gute‹ Gründe zum Beispiel auch vor Gericht vorbringen können, wenn es durch eigentlich vermeidbare ›Kinder‹krankheiten zu einer Lebensgefährdung, Verlust an Leben bis hin zu einem bleibenden Schaden durch die Infektionskrankheit selbst gekommen ist.« (Voss 1998).

Die Urheber solcher Äußerungen haben offensichtlich vergessen, dass es sich bei einer Impfung um einen Eingriff an einem gesunden Kind handelt und dass sich die Eltern nach gründlicher Aufklärung sehr wohl überlegen müssen und dann selbst entscheiden dürfen, ob sie einem solchen Eingriff – mit letztlich unklaren, weil nicht genügend erforschten Risiken – zustimmen oder nicht. Im unglücklichen Fall einer schweren Impfnebenwirkung wird ihr Kind ja den besagten abstrakten epidemiologischen Zielen, wie zum Beispiel der »Ausrottung« von Krankheiten, gewissermaßen geopfert. Soll denn etwa der Staat entscheiden, ob ein Kind eher dem Risiko einer Masernerkrankung oder eines »autistischen Syndroms« als möglicher Impfnebenwirkung ausgesetzt wird bzw. einer Hib-Meningitis oder dem Diabetes als möglicher Hib-Impfnebenwirkung?

Die Selbstbestimmung über die Gesundheit ist folgerichtig eines der Ziele der WHO, die damit diesem Spannungsfeld zwischen Staat und Individuum Rechnung trägt: »Die Menschen sind zu befähigen, dass sie die Verantwortung für ihre eigene Gesundheit übernehmen können.« (WHO 1988) In diesem Sinne kontraproduktiv sind Äußerungen, die die Eltern unter Druck setzen, und Veröffentlichungen, in denen einseitig und auf beängstigende Weise informiert wird. Interessant ist übrigens in dem Zusammenhang, dass Ärzte – also Leute, die es wissen müssten – zu den am wenigsten geimpften Bevölkerungsgruppen gehören (Kinnersley 1990, Llewellyn 1994).

Albonico spricht bezüglich der Impfentscheidung zu Recht von der »Wichtigkeit einer individuellen, freiheitlichen, umfassenden, auf den Patienten abgestimmten Information mit der Möglichkeit des Gedankenaustauschs. Und darin sind wir heute massiv bedroht.« (Albonico 1998a) Er meint weiter: »Wir müssen anerkennen, dass in der Impffrage ganz große Unsicherheiten, Ungewissheiten leben, ich würde sagen, leben müssen. Das liegt im Wesen der Impfung selbst begründet. Angesichts dieser Unsicherheiten ist für mich in meiner Beratungstätigkeit der Eltern nicht nur entscheidend, welchen inhaltlichen Impfentscheid wir treffen, sondern mindestens ebenso entscheidend, auf welche Weise wir zu diesem Entscheid gelangen.«

Zu einem ähnlichen Fazit kommt eine Diskussion über die Masernimpfung im British Medical Journal: »Die Impfentscheidung ist für Eltern ein moralisches Dilemma, und dies muss respektiert werden. ... Wissenschaftler müssen sich hüten, Angst und Zurückhaltung als Ignoranz zu betrachten und sie mit einem derben ›rationalen‹ Instrument zerstören zu wollen. ... Informierte Ablehnung muss in einer freien Demokratie eine Wahlmöglichkeit bleiben ...« (Pattison 2001)

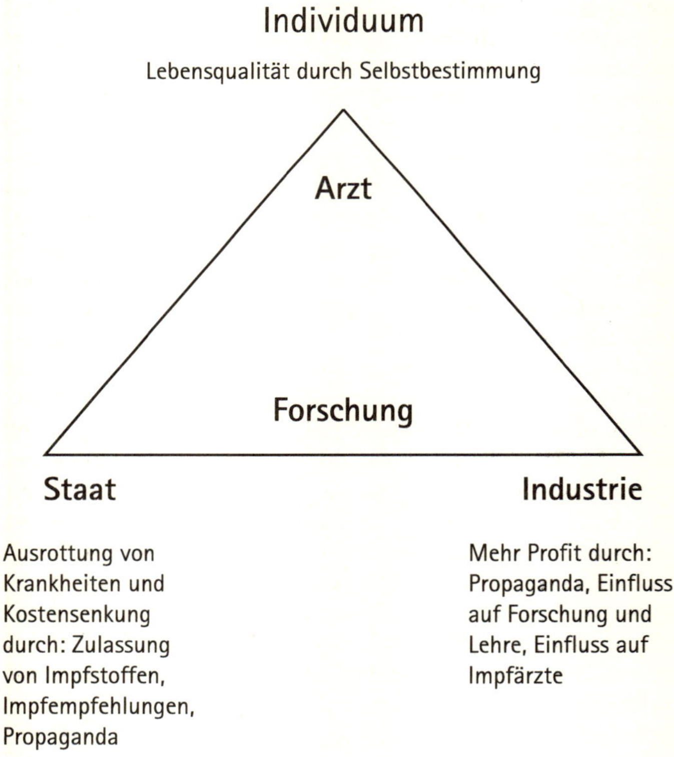

Das Spannungsfeld zwischen Impfpolitik, Impfstoffvermarktung und Impfentscheidung

Öffentliche Impfempfehlungen

Ursprünglich waren Impfempfehlungen Ländersache, wodurch die Impfpläne innerhalb der Bundesrepublik sehr unterschiedlich ausfielen. Das Bundesseuchengesetz legte 1961 jedoch eine Entschädigungspflicht der Bundesländer für Impfschäden durch öffentlich empfohlene Impfungen fest. Die Länder sahen sich somit genötigt, ihre Empfehlungen besser abzusichern und zu vereinheitlichen. Daher wurde 1972 die Ständige Impfkommission (STIKO) am Robert-Koch-Institut ins Leben gerufen. Das Robert-Koch-Institut ist eine zentrale Forschungseinrichtung des Bundesministeriums für Gesundheit, vor allem auf dem Gebiet der Infektionskrankheiten. Es wird durch das neue Infektionsschutzgesetz zu einem Leitinstitut für die Erkennung, Überwachung und Verhütung von Infektionskrankheiten ausgebaut.
1991 beschloss die Konferenz der Gesundheitsminister, dass die Empfehlungen der STIKO künftig die Grundlage für die öffentlichen Impfempfehlungen der Länder bilden. Dies ist auch im neuen Infektionsschutzgesetz so festgelegt, das in den Paragraphen 20 bis 23 den Impfbereich gesetzlich regelt. Die »öffentliche Empfehlung« einer Impfung erfolgt durch die Bekanntmachung in den amtlichen Mitteilungsblättern der zuständigen Landesgesundheitsbehörden. Da Privatpersonen kaum Zugang dazu haben, werden die Empfehlungen der STIKO in verschiedenen medizinischen Fachzeitschriften veröffentlicht und sind die eigentliche Informationsgrundlage für Ärzte. Die öffentliche Empfehlung begründet in aller Regel die Kostenübernahme der Impfung durch die gesetzlichen Krankenkassen (Infektionsschutzgesetz, Paragraph 20, 4). Sie begründet für den Fall eines Impfschadens auch einen Versorgungsanspruch von Seiten des Staates (»Staatshaftung«). Voraussetzung ist allerdings, dass ein vom Paul-Ehrlich-Institut in Langen zugelassener Impfstoff verwendet wurde.
Eine einschneidende Neuerung im Infektionsschutzgesetz, das

am 1. Januar 2001 in Kraft trat, ist die Möglichkeit, dass die Gesundheitsbehörden für den Fall, dass »eine übertragbare Krankheit mit klinisch schweren Verlaufsformen auftritt und mit ihrer epidemiologischen Verbreitung zu rechnen ist«, für »bedrohte Teile der Bevölkerung« eine Impfpflicht aussprechen. »Das Grundrecht der körperlichen Unversehrtheit kann insoweit eingeschränkt werden.« (Paragraph 20, 6 und 7)

In der STIKO befinden sich derzeit siebzehn Fachleute: Kliniker und Wissenschaftler aus Mikrobiologie und Immunologie – meist Professoren medizinischer Fakultäten – und Vertreter des öffentlichen Gesundheitsdienstes und der niedergelassenen Ärzte. Die Berufung der STIKO-Mitglieder erfolgt durch das »Bundesministerium für Gesundheit im Benehmen mit den obersten Landesgesundheitsbehörden« (Infektionsschutzgesetz, Paragraph 20, 2) für jeweils drei Jahre, wobei die Berufungskriterien nicht veröffentlicht sind.

Impfkritiker wird man in der STIKO vergeblich suchen. Mitglieder der STIKO haben im Gegenteil ein eher enges Verhältnis zur Pharmaindustrie. Dies belegen gemeinsame Auftritte mit Pharmavertretern in so genannten »Pressegesprächen« (zum Beispiel »Pressegespräch 1999«) oder Sponsoring von Dienstreisen durch Pharmaunternehmen. Auch gemeinsame Projekte wie die »Arbeitsgemeinschaft Masern« (siehe das Kapitel »Masern«) zwischen dem Robert-Koch-Institut, dem Grünen Kreuz und drei großen Impfstoffherstellern drücken die Intensität der Beziehungen aus.

Objektivität ist bei solch regem Austausch nicht zu erwarten. Der Hamburger Impfspezialist Prof. Wolfgang Ehrengut (1998) konnte aufzeigen, dass Mitglieder der STIKO in ihren Veröffentlichungen die Existenz bekannter Impfschäden leugnen oder in Gutachten zu konkreten Schadensfällen den verdächtigen Impfstoff ohne nähere Begründung als Ursache ablehnen. Damit wurden Anerkennung und Entschädigung von Impfschäden in etlichen Fällen verhindert. Im Vergleich zu den USA, wo wesentlich offener mit dem Thema Impfschäden umgegangen wird – veröffentlichte Fälle und Studien sind regelmäßig über das Internet abrufbar (VAERS) –, herrscht bei uns eine Art Impftotalitarismus.

Auch im ärztlichen Fortbildungsbereich gibt es eine enge Zusammenarbeit zwischen Universitätsmedizin und Pharmaindustrie. Zwei von drei ärztlichen Fortbildungen werden mit Beteiligung der Pharmahersteller veranstaltet, ohne dass dies aus den Einladungen hervorgeht (SZ 2000b). Tatsächlich befindet sich bei Veranstaltungen zum Thema Impfung vor den Saaltüren meist ein bunter Jahrmarkt von Werbeständen der Impfstoffhersteller. In den Pausen wird dort dann auch für das leibliche Wohl der beworbenen Teilnehmer gesorgt.

Auf internationaler Ebene ist die Weltgesundheitsorganisation WHO ein überzeugter Vertreter des Impfgedankens. Auch sie steht in sehr engem Kontakt mit der pharmazeutischen Industrie und lässt hochrangige Stellen sponsern oder sogar von Pharmamitarbeitern besetzen (BUKO 1999). Chef für den Arzneimittelbereich der WHO wurde beispielsweise 1998 der ehemalige Vizepräsident und Marketingdirektor beim Pharmamulti und Impfstoffhersteller SmithKline Beecham, Dr. Michael Scholz (BUKO 1998a).

Ein starker privater Verbreiter des Impfgedankens in Deutschland ist das Grüne Kreuz, eine gemeinnützige Vereinigung (e. V.) zur »Förderung der gesundheitlichen Vorsorge und zur Abwendung von Schäden bei Mensch, Tier und Pflanze«. Es betreibt eine intensive Medienarbeit in Tageszeitungen, Rundfunk und Fernsehen. Das Grüne Kreuz steht dem weltgrößten Impfstoffhersteller Aventis nahe und geriet in den letzten Jahren in die Schlagzeilen unter anderem im Zusammenhang mit Schmiergeldern für Pharmapromotion im Fernsehen (Spiegel 2000, 33). In Österreich ist es über Beteiligung an der Firma Seroplas in einen Pharmaskandal verwickelt, bei dem es um 200 Blutspender geht, die mit Hepatitis C infiziert wurden (Spiegel 2000, 47). In jüngster Zeit wirbt das Grüne Kreuz für eine Firma, die die Einlagerung von Nabelschnurblut betreibt, und für bestimmte Arthrosemedikamente (Herberhold 2001).

Die Impfempfehlungen der STIKO, Stand Juli 2001:

Impfstoffe	Lebensmonat				Lebensjahr		
	3	4	5	12–15	1–2	5–6	11–18
Diphtherie,Tetanus[1)]	1.	2.	[5)]	3.		A[4)]	A[4)]
Keuchhusten	1.	2.	3	4.			A
Hib (Haemophilus influenzae B)	1.	2.	[5)]	3.			
Polio[2)]	1.	2.	[5)]	3.			A
Hepatitis B	1.	2.	[5)]	3.			G
MMR (Masern-Mumps-Röteln)				1.	2.[3)]		G
Windpocken							1[6)]

A Auffrischimpfung

G Grundimmunisierung: alle Kinder und Jugendliche, die bisher nicht geimpft wurden (bzw. Komplettierung eines unvollständigen Impfschutzes).

1) Abstände zwischen erster und zweiter sowie zweiter und dritter Impfung mindestens vier Wochen; Abstand zwischen dritter und vierter Impfung mindestens sechs Monate.

2) Bei Verwendung von IPV-Virelon nur zweimalige Impfung. Siehe Beipackzettel.

3) Die zweite MMR-Impfung kann bereits vier Wochen nach der ersten MMR-Impfung erfolgen.

4) Ab Beginn des sechsten Lebensjahres wird zur Auffrischimpfung ein Impfstoff mit reduziertem Diphtherietoxoidgehalt (»d«) verwendet.

5) Bei Kombinationsimpfstoffen mit Keuchhustenkomponente Wiederholung im fünften Monat notwendig.

6) Alle 12- bis 15Jährigen, die bisher keine Windpocken durchgemacht haben.

Wissenschaft und Forschung

Ein Großteil des medizinischen Wissens über Medikamente und Impfstoffe ist auf wissenschaftlichen Untersuchungen gegründet. Die meisten dieser Untersuchungen werden von Wissenschaftlern durchgeführt, die in enger Zusammenarbeit mit Pharmaunternehmen oder gleich in deren direktem Auftrag arbeiten. Die industriellen Gelder fließen unter anderem als »Drittmittel« an die Universitäten, stellen dadurch Arbeitsplätze sicher und sind daher sehr begehrt. Die in solchem Zusammenhang durchgeführten Studien stehen jedoch von vornherein unter dem Verdacht der Manipulation. Medizinische Forschung und Fortbildung werden nämlich in erschreckendem Umfang von Pharmaherstellern über »Sponsoring« gesteuert. Auf diese Weise werden die Qualität und die Aussagen wissenschaftlicher Veröffentlichungen Marketingzielen untergeordnet (AT 1999, 1).

Zur Beeinflussbarkeit der Meinung medizinischer Forscher gibt es bereits eine Reihe von Untersuchungen. Fließen Gelder aus der Pharmaindustrie, werden deren Produkte durchweg positiver beurteilt. So standen 100 Prozent der Forscher, die positiv ausfallende Studien zu bestimmten Herzmedikamenten (Calciumantagonisten) veröffentlicht hatten, in finanzieller Verbindung zu Herstellerfirmen, jedoch nur 43 Prozent der Kritiker (Stelfox 1998). 98 Prozent aller universitären US-Wissenschaftler, die für Pharmafirmen Medikamente testen, kommen zu einem positiven Urteil – gegenüber nur 79 Prozent, die ohne industrielle Unterstützung arbeiten (*Spiegel* 1999, 45). Bei einer großen Umfrage an über 2000 medizinischen Forschungseinrichtungen in den USA gaben 43 Prozent an, in den letzten drei Jahren Geschenke von der pharmazeutischen Industrie erhalten zu haben – teilweise verbunden mit der Bedingung, dass dadurch Einfluss auf Thema und Veröffentlichung des Forschungsvorhabens ausgeübt werden darf (Campbell 1998).

Mindestens ein Drittel der Wissenschaftler, die in großen Fachzeit-

schriften Artikel veröffentlichen, nehmen durch ihre Forschungsarbeit auch eigene finanzielle Interessen wahr: Teils haben sie selbst Patentrechte an ihrem Forschungsgegenstand, teils halten sie Aktien oder andere Beteiligungen an Firmen, deren Produkte untersucht werden – und das, ohne die Herausgeber der Zeitschrift oder die Öffentlichkeit darüber zu informieren (Krimsky 1996).
Forschungsdaten, die sich nicht mit den Vorstellungen industrieller Sponsoren decken, kommen selten ans Licht der Öffentlichkeit (*Spiegel* 1999, 45). Richard Smith, Professor für Medizinjournalismus und Herausgeber der angesehenen medizinischen Zeitschrift *British Medical Journal*, meint, dass höchstens 5 Prozent der Studien in seiner eigenen Zeitschrift relevante Aussagen für die medizinische Praxis machen: »Viele klinische Versuche haben zu wenig Teilnehmer, um relevant zu sein, und zumeist werden positive Studien publiziert – es gibt eine Menge negativer Beweise, die niemals das Tageslicht erblicken.« (*Guardian* 1998)
Tatsächlich werden von der pharmazeutischen Industrie sogar Ghostwriter eingesetzt, um positive Studien in Fachzeitschriften zu lancieren – nach Aussagen von Mitarbeitern der Firma Wyeth Pharma eine »ganz gewöhnliche Praxis« (AP 1999).
Auch die Abhängigkeit der Ärzteorganisationen und -zeitschriften von pharmazeutischen Anzeigen wurde untersucht. Danach beziehen Ärzteorganisationen 10 bis 50 Prozent ihrer Einkünfte durch Anzeigen der Pharmaindustrie, was nach Meinung der Autoren diese Organisationen in große Gefahr bringt, ihre Objektivität zu verlieren (Glassman 1999).
Impfexperten sind ebenfalls Ziel industrieller Umarmung. So wurde etwa das Buch *Impfreaktionen* des Autorenteams Ute Quast, Waltraud Thilo und Reinhard Fescharek kostenlos durch die Firma Chiron-Behring an Arztpraxen verteilt. In diesem Buch werden Impfreaktionen heruntergespielt, unerwähnt gelassen oder abgestritten (»... wenn überhaupt, dann äußerst selten«). Der für Ärzte gedachte Impfführer *Schutzimpfungen 2000*, herausgegeben unter anderem vom Mitglied der STIKO H. J. Schmitt, wird vom Pharmariesen und Impfstoffhersteller Aventis Pasteur MSD kostenlos an Ärzte verteilt.

Auch das Sponsoring von Ärzteveranstaltungen zahlt sich für die Pharmaindustrie aus: Ihre Produkte werden von den dankbaren Veranstaltern bevorzugt beworben – so etwa der Sechsfachimpfstoff Hexavac der Firma Aventis Pasteur MSD beim 6. Münchner Impftag im Oktober 2000.

Wie Forschung zulasten von Patienten betrieben werden kann, zeigt das jüngste Beispiel der Versuche mit Gentherapie: Erst nach dem nicht mehr zu verheimlichenden Todesfall eines achtzehnjährigen Patienten in Philadelphia/USA wurden den Behörden nachträglich 691 schwere Nebenwirkungen und drei Todesfälle gemeldet (SZ 2000a).

Fälschungen wissenschaftlicher Daten sind keine Ausnahme. Experten schätzen, dass jede vierte bis fünfte »Wirksamkeitsstudie« geschönt ist (AT 1999, 9). »Wer als Forscher Karriere machen will, muss fälschen« – so ein wegen Wissenschaftsfälschung angeklagter kalifornischer Kliniker (Law 1999).

Statistische Manipulationen scheinen besonders im Bereich der Impfforschung gang und gäbe zu sein. Es handelt sich ja häufig um epidemiologische Untersuchungen, also statistische Untersuchungen anhand von bereits vorhandenem Material wie Krankenakten, Meldungen oder Unterlagen der Gesundheitsämter. Dieses Material kann nach Belieben geformt und geknetet werden. Eine Überprüfung der Einzelfälle, etwa durch Kontaktaufnahme mit den Eltern oder Ärzten, findet so gut wie nie statt. Coulter (1996) zeigt anhand einiger wichtiger Impfstudien auf, wie willkürlich Vergleichskollektive gebildet werden, Fälle ohne Begründung aus den Studien ausgeschlossen werden und Zusammenfassungen (»abstracts«) von Studien den Inhalt nicht einmal annähernd korrekt wiedergeben. Bei der Studie zu dem Sechsfachimpfstoff Hexavac wurden beispielsweise mehrere Atemstillstände, von denen sich einer sogar am Tag der Impfung ereignet hatte, nicht als Impfnebenwirkung gewertet; von 247 schwerwiegenden »unerwünschten Ereignissen« beurteilten die Prüfärzte insgesamt nur fünf als impfbezogen (Aventis 2000).

Da der Zeitfaktor ein wichtiges Moment in den Studiendesigns ist, weil entwickelte Impfstoffe möglichst schnell vermarktet werden müssen, werden die Nachbeobachtungszeiten der geimpften Personen sehr kurz gehalten. Langzeitstudien existieren so gut wie nicht. Die Mehrzahl der Studien kommt bei Beobachtungszeiten von bis zu drei Tagen nach der Impfung bereits zu dem Schluss, der jeweilige Impfstoff wäre gut verträglich (zum Beispiel Carlsson 1998). Europäische Studien, etwa zu den azellulären Keuchhustenimpfstoffen oder zum Sechsfachimpfstoff Hexavac, brachten es immerhin schon auf dreißig Tage Nachbeobachtung – auch das ist jedoch für das Aufdecken von Spätfolgen völlig ungenügend.

Als Beispiel für Manipulation mögen die Untersuchungen dienen, mit denen in den frühen 90er Jahren die Keuchhustenimpfung in den USA und Europa rehabilitiert wurde. Die erste diesbezügliche Untersuchung wurde von M. R. Griffin (1990) veröffentlicht; sie umfasst 38 000 Kinder, die lediglich bis zum dritten Tag nach der DPT-Impfung beobachtet wurden – kein Krampfanfall wurde verzeichnet. Das Editorial von J. D. Cherry (1990) in derselben Ausgabe der Zeitschrift folgerte darauf: »... es ist Zeit, dass der Mythos der Keuchhusten-Impfenzephalopathie zu Ende geht.« In einem Editorial des *American Journal of Diseases of Children* wurden kurz darauf von V. A. Fulgitini (1990) die Schadenersatzforderungen von Eltern DPT-impfgeschädigter Kinder für absurd erklärt. Auch Cherry hatte das amerikanische Kompensationsprogramm für Impfschäden zynischerweise als »national nonsense« bezeichnet. Alle drei Autoren hatten engste Beziehungen zu pharmazeutischen Firmen. Griffin wurde finanziell von Burroughs Wellcome, einem der weltweit größten Hersteller von Pertussis-Impfstoffen, unterstützt; sie war früher Studentin an der firmeneigenen pharmakologischen Fakultät in Vanderbilt. Cherry war und ist bezahlter Berater von Lederle Laboratories, dem größten amerikanischen Hersteller von Keuchhustenimpfstoff. Fulgitini war ein von der Pharmaindustrie bezahlter Experte bei Impfschadensprozessen, in denen es unter anderem um Folgen von Keuchhustenimpfungen ging (Neustaedter 1996). Die statis-

tischen Manipulationen, die der Studie von Griffin zu Grunde lagen, wurden von Coulter (1990a) aufgedeckt.
Die deutsche Studie, auf Grund deren die Keuchhustenimpfung wieder eingeführt wurde, stammte von K. Stehr (1991). Stehr, Mitglied der STIKO und inzwischen emeritierter Professor der Universität Erlangen, hatte beste Verbindungen zu Cherry über diverse gemeinsame Forschungsprojekte, die zumindest teilweise von der Firma Lederle finanziert wurden, unter direkter Beteiligung von Forschern der Firma. Wie von Wolfgang Ehrengut (1992) ausführlich dargestellt, ist die erwähnte Studie - absichtlich oder unabsichtlich - so schlecht recherchiert, dass das Kollektiv der 635 000 Pertussis-Geimpften nach der Impfung deutlich weniger Krampfanfälle aufwies, als statistisch bei Kindern in diesem Alter zu erwarten wären (null Fälle gegenüber neunzehn Fällen). Dokumentierte Impfschäden aus dem geographischen Gebiet der Stehr'schen Studie waren einfach herausgerechnet worden (Buchwald 1997).
Ähnliche Manipulationen konnten 1989 bei einem Kreuzverhör im irischen High-Court einem anderen Wissenschaftler, T. M. Pollock (1989), nachgewiesen werden - er hatte seine Studie zu Krampfanfällen nach der Pertussis-Impfung bereits vor der Veröffentlichung der Firma Wellcome als Entwurf zur Verfügung gestellt; die Beziehungen zur der Firma stammten offenbar noch aus seiner Zeit als Angestellter von Wellcome (Ehrengut 1992).

Ein objektives Problem bei allen Untersuchungen über Impfnebenwirkungen ist das Fehlen von ungeimpften Vergleichsgruppen. So ist zum Beispiel gar nicht genau bekannt, wie häufig Krampfanfälle, Diabetes, Autismus oder plötzlicher Kindstod vorkämen, wenn die Kinder nicht geimpft würden.
Insgesamt ist die Situation so unbefriedigend, dass der Impfexperte J. B. Classen (1998c) im Fall der Hepatitis-B-Impfung zu der Auffassung kommt: »Meine Daten zeigen, dass die Studien, die die Impfung befürworten, so mangelhaft sind, dass es unmöglich ist, daraus abzuleiten, ob die Impfung letztlich für den Einzelnen

oder die Gesellschaft insgesamt von Nutzen ist. Diese Frage kann nur durch korrekte Studien entschieden werden, die bisher nicht durchgeführt wurden. Der Schwachpunkt der bisherigen Studien ist das Fehlen von Langzeit-Nachbeobachtungen und der Verzicht auf die Untersuchung der chronischen Toxizität.«

Herstellung und Zusammensetzung von Impfstoffen

Impfstoffe kann man grob in Lebend- und Totimpfstoffe einteilen. Lebendimpfstoffe bestehen aus noch vermehrungsfähigen, aber abgeschwächten und in der Regel nicht mehr krank machenden Erregern (zum Beispiel Masern, Mumps, Röteln, Windpocken). Totimpfstoffe können aus abgetöteten Bakterien oder Viren (Polio, FSME, Influenza, Hepatitis A), aus immunogenen Bestandteilen ihrer Zelloberfläche (Keuchhusten, Hib, Hepatitis B) oder auch nur aus entgifteten Giftstoffen der Erreger (Tetanus, Diphtherie) bestehen.
Die Produktion von Impfstoffen ist von Hersteller zu Hersteller verschieden. Im Prinzip werden jedoch die jeweiligen Erreger auf Kulturmedien unterschiedlicher Herkunft, meist aus menschlichen oder tierischen Zellen, angezüchtet.

Totimpfstoffe

Bei Totimpfstoffen werden die Keime inaktiviert und verschiedenen Reinigungsschritten unterworfen. Bestandteile der Kulturmedien wie foetales Kälberserum, Hühnerembryo- oder Hefeeiweiß lassen sich dabei nicht vollständig entfernen. Zur Inaktivierung der Erreger werden Substanzen wie Formaldehyd, Phenol, Thiocyanat, Äther oder β-Propiolacton verwendet. Auch diese Stoffe sind teilweise noch in Spuren in den Impfstoffen zu finden. Die meisten dieser Substanzen können bei empfindlichen Individuen Unverträglichkeitsreaktionen hervorrufen und verstärken möglicherweise die Neigung des Organismus zu Allergien.
Formaldehyd wird zur Abtötung von Viren, etwa bei Polio-, Grippe- oder Hepatitis-A- und teilweise auch Hepatitis-B-Impf-

stoffen, eingesetzt. Auch Diphtherie-, Tetanus- und Keuchhustenimpfstoffe enthalten Formaldehyd, mit dem einerseits die bakteriellen Giftstoffe inaktiviert werden, andererseits aber auch die Reaktion des Immunsystems verstärkt werden soll (Petre 1996). Es existieren keine Untersuchungen, die die Harmlosigkeit des Formaldehyds, wenn es Kindern unter die Haut gespritzt wird, überzeugend darstellen. Es handelt sich zwar nur um Mengen zwischen 5 und 100 µg pro Impfdosis, aber immerhin ist Formaldehyd in der Arbeitsmedizin als krebsverursachender und leberschädigender Stoff bekannt und kann auch die Wirkung anderer Gifte verstärken (Beall 1984).

Weitere chemische Substanzen werden eingesetzt, um die Impfstoffe zu konservieren. Hierzu zählen das problematische, weil quecksilberhaltige Thiomersal, aber auch Polygeline, Benzalkoniumchlorid und Cetyltrimethyl-Ammoniumbromid. Gegen diese Substanzen können empfindliche Personen ebenfalls allergisch reagieren (Quast 1997). Erstaunlich ist, wie wenig über die toxikologische Wirkung solcher Stoffe, die ja regelmäßig weltweit Millionen von Kindern verabreicht werden, bekannt ist.

Thiomersal oder Natriumtimerfonat ist der derzeit umstrittenste Inhaltsstoff. Er besteht zu etwa 50 Prozent aus Quecksilber und wird seit den 30er Jahren weltweit eingesetzt, um das Wachstum von Bakterien oder Pilzen in Impfstoffen zu verhindern. Erst 1997 wurde in den USA bekannt, dass das Thiomersal in Impfstoffen bei Kindern in den ersten sechs Lebensmonaten auf Grund ihres geringen Körpergewichts zu einer enormen Quecksilberbelastung führt. Es werden die in den USA gültigen Höchstmengen überschritten, oberhalb deren mit negativen Folgen für die neurologische Entwicklung gerechnet werden muss (CDC 1999). Thiomersal ist als starkes Allergen sowie Zell- und Nervengift bekannt; es entfaltet auch erbgutschädigende Wirkung.

Derzeit ist Thiomersal noch enthalten in allen Totimpfstoffen der Firma Mérieux, außer in Pentavac, in den meisten Hepatitis-B-, Tetanus- und Grippeimpfstoffen sowie in allen Diphtherie-Einzelimpfstoffen und DT-Impfstoffen. Die Hersteller bemühen sich auf

Grund der wachsenden Kritik, Ersatzstoffe zu finden. Der einzige Konkurrent des Thiomersals, der schon in etlichen Impfstoffen eingesetzt wird, ist das Phenoxyethanol. Es ist allerdings gegen einige Bakterien nicht so wirksam und taucht auch schon in der medizinischen Literatur als möglicher nerven- und nierenschädigender Stoff auf (Mußhoff 1999). Es gibt bisher keine Untersuchungen, die die Harmlosigkeit kleiner Mengen von Phenoxyethanol belegen, insbesondere ist das Risiko der Krebserzeugung nicht untersucht.
Als Adsorbens, das heißt als Hilfsstoff, der für eine verzögerte Freisetzung des Impfantigens und damit höhere Wirksamkeit sorgt, wird in fast allen Totimpfstoffen Aluminiumhydroxid oder Aluminiumphosphat verwendet. Mehrere Milligramm dieser Stoffe werden Säuglingen nach den konventionellen Impfschemata in den ersten Lebensmonaten eingespritzt. Aluminium kann Reizungen an der Impfstelle oder in nahe gelegenen Lymphbahnen hervorrufen, aber auch zu allergischen Reaktionen auf den Impfstoff führen. Wahrscheinlich trägt es über vermehrte Bildung von Immunglobulin E überhaupt zur Entstehung chronisch-allergischer Erkrankungen bei (Fujimaki 1984, Lindblad 1997). Besonders problematisch ist die Aufnahme von Aluminium ins Nervengewebe, da es sich um ein Nervengift handelt: An Eiweiß (Transferrin) gebunden, wird das eingeimpfte Aluminium dorthin transportiert (Redhead 1992). Eine systematische Abklärung der Nebenwirkungen wurde – trotz massenhafter Anwendung an Kindern – bisher nicht unternommen.
Ein neuer, noch schwer zu beurteilender Hilfsstoff in Impfstoffen sind die Virosomen. Das sind kleinste Fettpartikel, auf die Eiweiß von Influenzaviren aufgesetzt ist. Impfviren, die daran gebunden werden, werden offensichtlich effektiver vom zellulären Abwehrsystem wahrgenommen. Hepatitis-A-Impfstoffe nach diesem Prinzip sind bereits auf dem Markt.

Lebendimpfstoffe

Die Herstellung von Lebendimpfstoffen ist ein rein empirischer Vorgang. Die Viren werden unter nicht optimalen Wachstumsbedingungen abgeschwächt (»attenuiert«), bleiben aber vermehrungsfähig und sind durch serologische Methoden nicht vom natürlichen Erreger zu unterscheiden. Bisher sind nur einzelne Gensequenzen entschlüsselt, in denen sich virulente von abgeschwächten Erregern unterscheiden. So sind Impfviren Träger unbekannter genetischer Veränderungen mit ebenso unbekannten Risiken (Quak 1999).

Möglich ist etwa die Rückmutation von Impfviren zu krank machenden Viren. Immer wieder gab es in der Medizingeschichte schwere Zwischenfälle mit Impfstoffen, deren Viren Krankheiten hervorriefen. Bekannt wurden etwa die Häufung von Gehirnhautentzündungen durch einen Mumps-Impfvirusstamm, den Urabe-Mumpsvirus (Cizman 1989), sowie die Impfpoliofälle durch die Polio-Lebendimpfung (Nkowande 1987). Erschreckend auch die Versuche mit einem »verstärkten« Masernimpfstoff, der bei Tests in Ländern der Dritten Welt zum Tod zahlreicher Säuglinge führte und zwischen 1989 und 1991 ohne Wissen der Eltern an US-amerikanischen Säuglingen getestet wurde (Shirley's 1999).

Lebendimpfstoffe werden zum Schutz vor bakterieller Verunreinigung mit Antibiotika wie Streptomycin oder Neomycin versetzt, die noch in den Impfstoffen nachweisbar sind. Bei empfindlichen Personen können sie zu allergischen Reaktionen führen.

Nicht ganz unproblematisch sind die Verwendung von fötalem Kälberserum bei der Virusanzüchtung und das Humanalbumin, das in Lebendimpfstoffen enthalten ist. Es besteht ein theoretisches Restrisiko der Übertragung von BSE, falls der Kälberfötus oder der Blutspender infiziert war (mehr dazu im Kapitel über Masern).

Bei der Herstellung der Lebendimpfstoffe wird zwar auf höchstmögliche Reinheit geachtet, dennoch sind gerade Lebendimpfstoffe mit verschiedenen anderen Erregern, meist Viren, verunreinigt. »Viruskontaminierte Zellkulturen sind ein wesentliches Problem in der Bioindustrie.« (Rivera 1993) Auch krebsverursa-

chende Viren finden sich in Zellkulturen, die für die Impfstoffherstellung verwendet werden (Kimman 1992).
Zwischen 1954 und 1963 wurden etwa hundert Millionen Polioimpfdosen allein in den USA verabreicht, die mit dem Affenvirus SV-40 kontaminiert waren. Die Infektion mit diesem Virus hatte eine Erhöhung des Hirntumorrisikos zur Folge, die bis heute anhält (Geissler 1990). Sogar die Kinder geimpfter Mütter erkranken, offenbar durch Virusübertragung während der Schwangerschaft, überzufällig häufig an einem bestimmten Hirntumor, dem Medulloblastom (Farwell 1979). Auch Knochen- und bestimmte Lungentumoren (Mesotheliome) sind bei Personen deutlich häufiger, die mit dem Virus infiziert wurden (Fisher 1999).
Noch 1976 fanden sich in dem Polioimpfstoff der Firma Lederle zwischen 1000 und 100 000 Viren aus Affenzellen pro Milliliter Impfstoff (Kyle 1992), was unter anderem als eine mögliche Quelle der Aidsepidemie diskutiert wird (Elswood 1994). In Masern-Mumps-Röteln-Impfstoffen finden sich regelmäßig zwei Viren aus Hühnerzellkulturen, die bei Vögeln Leukämie auslösen können – ihre Bedeutung für den Menschen ist ungeklärt (Tsang 1999), jedoch zeigt sich die WHO beunruhigt und fordert Studien, die mögliche Nebenwirkungen, insbesondere die Häufigkeit von Krebserkrankungen, auch noch längere Zeit nach Lebendimpfungen beobachten (WHO 1998a).
Ein schwieriges Problem bei der Entwicklung von Impfstoffen ist die Dosisfindung, da einerseits ausreichend hohe Antigendosen geimpft werden sollen, um die Produktion von genügend Antikörpern zu stimulieren. Andererseits darf es auch nicht zu viel Impfantigen sein, um dem Organismus nicht zu schaden. Je mehr Erreger bei einer Lebendimpfung zugeführt werden, umso eher werden die Krankheit oder die Komplikationen erzeugt, vor denen man eigentlich schützen wollte. Dasselbe geschieht, wenn die Erreger nicht genügend abgeschwächt wurden (siehe das Kapitel über die Mumpsimpfung). Bei Totimpfstoffen ist in der Regel die wiederholte Verabreichung notwendig, um eine ausreichende Antikörperproduktion zu erzielen.

DNA-Impfstoffe

Seit 1990 wird mit den so genannten DNA-Impfstoffen experimentiert. Sie bestehen aus der Erbsubstanz bestimmter Bakterien, zum Beispiel Escherichia coli, und an sie gebundenen Impfantigenen. Die DNA-Impfstoffe werden in Muskelgewebe oder unter die Haut gespritzt, gelangen von dort in Körperzellen und werden in die Zellkerne aufgenommen. Die Zelle fängt nun an, die DNA zu »übersetzen« (»transskribieren«) und Antigen zu produzieren – also körperfremde Stoffe, die das Abwehrsystem des Körpers als Eindringling erkennt. Dies führt zur Bildung von Abwehrstoffen (Antikörpern) wie bei einer herkömmlichen Impfung, aber zugleich auch zur Stimulierung von Abwehrzellen (TH1-Lymphozyten), was bei den bisherigen Impfstoffen nicht oder kaum der Fall ist. Dadurch soll der Impferfolg gegen Krankheiten verbessert werden.

DNA-Impfstoffe können auf gentechnologischem Weg gewissermaßen »designt« werden. Damit werden Impfungen gegen Krankheiten möglich, bei denen eine Impfstoffherstellung nach konventioneller Art bisher nicht gelang, zum Beispiel gegen Tuberkulose, Malaria, Herpes simplex, Hepatitis C, Aids, Autoimmunerkrankungen und Allergien. Sogar Impfungen gegen Krebs und Schwangerschaft (!) rücken in den Bereich des Möglichen, ebenso Impfstoffe für Föten im Mutterleib.

Die neue Impftechnologie wird auch dazu führen, dass mehr und mehr Impfstoffe gegen harmlose Krankheiten, etwa gegen Schnupfen- oder Durchfallviren, entwickelt und ohne genaue Risikoerforschung mit Vehemenz auf den Markt geworfen werden. Es geht hierbei nicht mehr um die Vermeidung von Risiken oder von Kosten im Gesundheitswesen. Als Verkaufsargument dienen in erster Linie die so genannten »sozialen Kosten« von Krankheiten, vor allem durch Arbeitsausfälle, was bei den Regierungen gerade in Zeiten knapper werdender finanzieller Ressourcen ein offenes Ohr findet. Diese Entwicklung muss äußerst kritisch gesehen und mit wachem Auge begleitet werden. Gerade von den staatlichen Zulassungsbehörden ist zu fordern, dass sie

die Vermarktung neuer Impfstoffe erst nach genauester Risikoabschätzung ermöglichen.
Die Risiken der DNA-Impfung liegen auf der Hand: Die DNA-Ketten werden teilweise in körpereigene Chromosomen eingebaut (Dörfler 1997). Dadurch könnten körpereigene Gene in ihrer Funktion gestört oder ausgeschaltet werden, was zu schwerwiegenden Krankheiten wie Krebs oder Autoimmunerkrankungen führen kann. Antibiotikaresistenzgene könnten in die körpereigene Bakterienflora aufgenommen werden und die medikamentöse Behandlung bakterieller Infektionen unmöglich machen.
Die DNA-Impfstoffe könnten sich sogar in das Erbmaterial von Keimzellen einfügen, also an die Nachkommen weitergegeben werden, mit unabsehbaren Folgen. Im Tierversuch wurde die Vererbung von Impf-DNA bereits beobachtet – Mäusejunge von geimpften Müttern waren immun gegen an die Mütter geimpfte Grippeviren (Siegmund-Schulze 1999). Werden während der Embryonalzeit Fremdstoffe zugeführt, so entsteht ihnen gegenüber Toleranz, das heißt, dass solche Stoffe wie körpereigenes Material akzeptiert werden. Dies könnte im späteren Leben zu schweren Defekten im Immunsystem führen.
Die DNA-Impftechnik birgt zudem die Gefahr, dass Abwehrstoffe nicht nur gegen das Impfantigen, sondern auch gegen die körpereigenen Zellen gebildet werden, die durch den Impfstoff manipuliert worden sind. Dies könnte zu schweren Autoimmunerkrankungen führen (Heeg 1999).

Die Zulassung von Impfstoffen

In Deutschland werden Impfstoffe durch das Paul-Ehrlich-Institut, Bundesamt für Sera und Impfstoffe, in Langen zugelassen. Auf europäischer Ebene ist die Zulassungsbehörde EMEA (Evaluation of Medicinal Products) in London zuständig für die Erteilung von Vertriebsgenehmigungen. Beide Behörden wurden wiederholt von Fachzeitschriften und Verbrauchergruppen wegen mangelnder Durchsichtigkeit ihrer Entscheidungen angegriffen – unter anderem bleiben viele Informationen, die zu einer Zulassungsentscheidung führen, geheim, da es sich um »vertrauliche Angaben kommerzieller Art« handle (BUKO 1998b).

Da die Entwicklung von Arzneimitteln immer rasanter voranschreitet – wobei allerdings ein Großteil der Präparate keine echten Neuentwicklungen, sondern nur Varianten bekannter Medikamente (»Me-too-Präparate«) sind –, die Industrie andererseits die Entwicklungskosten möglichst schnell amortisieren will, wird starker Druck auf die Zulassungsbehörden ausgeübt. Diese sind in jüngster Zeit durch Schnelligkeit und Schludrigkeit bei der Zulassung aufgefallen – auf Kosten einer genauen Prüfung. Tempo geht jedoch zulasten der Qualität, und so kommt es immer häufiger vor, dass Zulassungen im Nachhinein widerrufen werden müssen, nachdem schon etliche Patienten zu Schaden gekommen sind.

Die Zulassungsbehörde der USA, die Food and Drug Administration (FDA), musste beispielsweise zwischen 1994 und 1998 172 neue Produkte wieder vom Markt nehmen (AT 1999, 6), darunter einen Rotavirus-Impfstoff, der schwere Nebenwirkungen hatte und dessen Vertrieb 1999 eingestellt wurde, nachdem mindestens zwei Kinder durch ihn zu Tode gekommen waren. Im Verlauf dieses Skandals wurde offenbar, dass etliche Mitglieder des FDA und auch der CDC (Centers for Disease Control), die die Impfempfehlungen für die USA herausgeben, Aktionäre der Impfindustrie sind, als Berater der Impfindustrie tätig sind oder sogar Patentrechte an bestimmten Impfstoffen haben; im Fall des Rotavirus-Impfstoffes hatten mindestens sechs der zehn entscheidenden Personen finanzielle Verbindungen zu den Impfstoffherstellern (Burton 2000).

Schiffbruch erlitten die EMEA und das Paul-Ehrlich-Institut mit der Zulassung des FSME-Impfstoffes TicoVac im Februar 2000. Schon bei der Erprobung des Impfstoffes waren häufige Fieberreaktionen aufgefallen. In den auf die Zulassung folgenden Monaten kam es zu massenhaften Berichten über teils schwere Nebenwirkungen. Bereits Mitte 2000 lagen mehr als 1100 Meldungen von Störwirkungen vor. Dennoch kam von den Zulassungsbehörden keine Reaktion, sondern sie warteten ab, bis über ein Jahr später der Hersteller selber den Impfstoff vom Markt nahm. Das Arzneitelegramm meint zum Risikomanagement des Paul-Ehrlich-Institutes, es sei »langsam, unprofessionell und ignoriert das Prinzip des vorbeugenden Verbraucherschutzes«. Weiter meint es, »immer noch werden Risikobeurteilung und Entscheidungen zur Risikoabwehr von Behörden hinter verschlossenen Türen mit der Industrie ausgekungelt« (AT 4/2001). In einem weiteren Artikel über die deutschen Zulassungsbehörden stellt das Arzneitelegramm fest: »Häufung zweifelhafter Zulassungsentscheidungen und undurchsichtige Verquickungen von Behördenvertretern und Firmenmitarbeitern erfüllen mit Sorge, weil Patientenschutz dabei unterzugehen droht. Transparenz und eindeutige Verhaltensregeln müssen gewährleistet sein, um Interessenkonflikte zu erkennen und zu vermeiden« (AT 6/2001).

Der Impfzeitpunkt

Nach Ansicht ihrer Befürworter sollen Impfungen zum frühestmöglichen Zeitpunkt verabreicht werden, um die meisten statistisch zu erwartenden Krankheitskomplikationen zu verhüten. Verschiedene Besonderheiten des frühkindlichen Organismus müssen jedoch die Frage aufwerfen, ob nicht eher ein abwartendes und individuelles Vorgehen angebracht ist.

Toxikologische Bedenken

Ein leicht einzusehendes Argument für einen eher späten Impfzeitpunkt ist, dass das geringe Körpergewicht von Säuglingen eine höhere Konzentration von potenziell giftigen Zusatzstoffen zur Folge hat. Für Kinder im ersten Lebenshalbjahr lässt sich so beispielsweise errechnen, dass durch die Verabreichung Thiomersal-haltiger Impfstoffe die Aufnahme von Methylquecksilber den in den USA zulässigen Grenzwert überschreitet. Oberhalb dieses Grenzwertes muss mit negativen Auswirkungen auf verschiedene Organe und vor allem auf die neurologische Entwicklung gerechnet werden (CDC 1999). Bei Frühgeborenen steigt, entsprechend ihrem geringeren Körpergewicht bei der Impfung, die Quecksilberkonzentration im Blut nach Impfungen noch deutlicher an als bei Reifgeborenen (Stajich 2000).
Über die Sicherheit anderer Impfzusatzstoffe wie Aluminiumverbindungen oder Phenoxyethanol im frühen Kindesalter gibt es bisher keinerlei Untersuchungen.

Unreife des Immunsystems

Gegen Massenimpfungen in den ersten Lebenswochen und -monaten spricht auch die Unreife des Immunsystems. Unter dem

Schutz der von der Mutter übertragenen Immunglobuline entwickelt sich das kindliche Immunsystem nur allmählich, und es ist erst gegen Ende des ersten Lebensjahres ausgereift (Hitzig 1997). Gezielte Eingriffe während dieser Ausreifungsphase müssen wohl überlegt sein, da Störungen auf unterschiedlichster Ebene denkbar sind und negative Auswirkungen im gesamten späteren Leben haben können (Dunbar 1999).
Höchst problematisch ist – wie im Kapitel »Natürliche und künstliche Immunisierung« erläutert wird –, dass das Einspritzen von Antigenen in den Körper, unter Umgehung des natürlichen Weges durch die Schleimhaut von Atem- oder Verdauungstrakt, zu einem Ungleichgewicht im kindlichen Immunsystem führen kann. Das extrem gut ausbalancierte Gleichgewicht zwischen Abwehr von Krankheitserregern und Toleranz von körpereigenem Gewebe ist leicht störbar. Dies kann auf der einen Seite die Entwicklung von Allergien oder Autoimmunerkrankungen zur Folge haben. Die Zunahme von Erkrankungen wie Diabetes oder Autismus zeitgleich mit der Einführung bestimmter Impfungen ist hierfür ein Indiz (siehe die Kapitel über Masern und Hib).
Theoretisch möglich ist auf der anderen Seite aber auch die Entwicklung einer Immuntoleranz. Das Immunsystem toleriert nämlich körperfremde Stoffe (Antigene), mit denen es in bestimmten frühkindlichen Entwicklungsphasen konfrontiert wird, und erkennt sie nicht als fremd. Eine Abwehrreaktion bleibt in solchen Fällen aus, mit möglichen negativen Folgen für das Erkennen gleicher oder ähnlicher Antigene im späteren Leben – eine Immunschwäche, die die Entstehung von Tumoren begünstigen könnte (Quak 1999). Zu diesem Thema gibt es keine Untersuchungen, obwohl die weitere Biographie so genannter Impfversager hierzu interessante Ansatzpunkte bieten würde.

Unreife des Nervensystems

Ein weiteres Argument gegen einen »möglichst frühen« Impfzeitpunkt ist die neurologische Entwicklung des Kindes. Das unreife Nervensystem von Säuglingen ist zwar noch sehr anpassungsfähig – daher bleiben Schädigungen oft lange Zeit unentdeckt. Andererseits aber betreffen Störungen nicht nur das Nervengewebe selbst, sondern auch seine sich erst entwickelnden Mechanismen der Selbstheilung und Kompensation. Dies kann noch nach Jahren zu Spätschäden führen.

Da sich das kindliche Nervensystem nicht nur quantitativ, sondern auch qualitativ von dem der Erwachsenen unterscheidet, können sich Störungen auch ganz anders auswirken. Zum einen ist die Blut-Hirn-Schranke – eine Schutzbarriere des zentralen Nervensystems vor Giftstoffen und Krankheitserregern – bei jungen Säuglingen noch sehr durchlässig (Uno 1997). Dadurch können Impfantigene, aber auch Impfzusatzstoffe wie Quecksilber oder Aluminium leichter ins Nervengewebe eindringen. Zum anderen ist das kindliche Nervensystem auch insofern unreif, als sich die Nerven erst allmählich mit einer Schutzhülle, der Markscheide, umgeben. Dieser Prozess, der »Myelinisierung« heißt, beginnt um den Zeitpunkt der Geburt im Stammhirn, durchzieht in der Kindheit nach und nach die höheren Hirnabschnitte und erreicht erst nach dem zehnten Lebensjahr die Hirnrinde. Ohne die Nervenscheide ist das Nervengewebe aber deutlich empfindlicher gegen äußere Einflüsse und kann durch toxische Substanzen eher Schaden erleiden (Valerian 2000).

Anhand des Spektrums der Impfnebenwirkungen, die das Nervensystem betreffen, ist festzustellen, dass es im frühen Säuglingsalter eher zu komplexen, schwer fassbaren Störungen wie Krampfanfällen, schrillem Schreien oder »Wegbleiben« kommt, während mit der zunehmenden Ausreifung des Nervensystems in höherem Lebensalter umschriebene, sozusagen »reifere« Impfkomplikationen wie Enzephalitis oder Nervenentzündungen auftreten.

Es ist zu befürchten, dass die Totimpfstoffe mit ihrem Gehalt an

Konservierungsmitteln sowie Impfstoffe mit Neigung zu neurologischen Impfschäden, wie etwa der Keuchhusten- oder Hepatitis-B-Impfstoff, bei jungen Säuglingen unterschwellige diffuse Entwicklungsstörungen hervorrufen können, die erst in einem späteren Lebensalter aufgedeckt werden. Lernschwierigkeiten, Aufmerksamkeitsstörungen und Verhaltensauffälligkeiten werden als Spätfolge von Impfungen diskutiert (Coulter 1990b).

Natürliche und künstliche Immunisierung

Zum Verständnis der Wirkung von Impfungen muss man sich zumindest ansatzweise durch das Wissen kämpfen, das wir durch die immunologische Forschung von diesen Vorgängen bisher haben. Viele Zusammenhänge sind allerdings nicht aufgeklärt, und insbesondere das Immunsystem von Säuglingen – die Altersgruppe, bei der es um Impfungen hauptsächlich geht – ist in bedeutenden Teilen noch nicht erforscht.

Die erste Verteidigungslinie: das zelluläre (TH1-)Abwehrsystem

Bei Infektionskrankheiten versuchen die meisten Erreger, über die Schleimhaut in den Organismus einzudringen. Dort kommen sie in Kontakt mit dem Abwehrsystem im Mund- und Rachenraum, in den Luftwegen oder im Verdauungstrakt und treten eine Lawine los: Die Durchblutung wird gesteigert, Abwehrstoffe haften sich an die Erreger an, Abwehrzellen erkennen die so markierten »Feinde« und greifen sie an. Schließlich werden die Eindringlinge von Fresszellen zerstört und verdaut.

Informationen über die Eigenschaften der Erreger gelangen nun von den Fresszellen an spezialisierte Abwehrzellen – vor allem die so genannten T-Helferzellen-1 oder TH1-Zellen. Diese werden aktiviert und räumen schließlich in einer Art Großaktion alle von den Erregern befallenen Körperzellen ab. Da sich besonders Viren im Inneren der Körperzellen vermehren, wird ihnen dadurch der Boden entzogen.

Diese erste Verteidigungslinie wird auch »zelluläres Abwehrsystem« oder TH1-System genannt. Es bildet die Voraussetzung für die Schaffung einer dauerhaften Immunität.

Die zweite Verteidigungslinie: das humorale (TH2-)Abwehrsystem

Die Fresszellen geben Informationen über den Erreger mit Hilfe von T-Helfer-2-Zellen oder TH2-Zellen auch an spezialisierte weiße Blutkörperchen weiter, die B-Lymphozyten. Diese werden dadurch zur Produktion von spezialisierten Abwehrstoffen, den Antikörpern, angeregt. Antikörper sind gezielt und ausschließlich gegen einzelne Erreger gerichtet, kommen nur in Körperflüssigkeiten vor und sind mit Labormethoden im Blut messbar (»Titer«). Sie erkennen sofort die zu ihnen »passenden« Erreger, haften sich an sie an und bereiten sie so auf die Zerstörung durch Abwehrzellen vor. Diese zweite Verteidigungslinie heißt »humorales Abwehrsystem« oder TH2-System.

Hat das TH1-System stark auf einen Eindringling reagiert, werden die B-Lymphozyten zu »Gedächtniszellen« umgeformt und bleiben ein Leben lang bereit, bei Bedarf wieder große Mengen an Antikörpern auszuschütten und so eine neuerliche Infektion mit demselben Erreger unmöglich zu machen.

Nach dem ersten Kontakt mit Krankheitserregern dauert es vier bis zehn Tage, bis die spezifische Abwehr anläuft – meist zu lange, um einen Krankheitsausbruch zu verhindern. Bei erneutem Eindringen der gleichen Erreger werden dann aber sofort und in großen Mengen TH1-Zellen in die Blutbahn entsandt und spezifische Antikörper produziert, sodass ein Krankheitsausbruch verhindert wird – der Organismus ist »immun« geworden.

Ein gesundes Immunsystem gründet auf dem feinen Zusammenspiel von Abwehrstoffen und Abwehrzellen mit verschiedenen gegenseitigen Kontroll- oder Verstärkungsmechanismen. Ist dieses Gleichgewicht gestört und überwiegt beispielsweise das TH2-System, dann wird die Produktion von Abwehrstoffen und Abwehrzellen angeregt, die zu einer Überreaktion gegen harmlose Fremdstoffe wie Lebensmittel oder Partikel in der Atemluft führen – der Beginn einer allergischen Erkrankung.

Ist das TH1-System stark genug, wird diese allergische Reaktion nicht erlaubt. Gesicherte Faktoren jedoch, die das TH1-System schon in der Kindheit schwächen und die Entstehung von Allergien bahnen können, sind der mangelnde Kontakt mit Viren und Bakterien durch unseren »hygienischen« westlichen Lebensstil, die Verabreichung von Breitbandantibiotika im ersten Lebensjahr und Impfungen.

Störung der Abwehrregulation durch Impfungen

Während der Schwangerschaft ist das Immunsystem von Mutter und Kind TH2-betont, um eine Abstoßung des Fötus durch Abwehrzellen zu verhindern. Nach der Geburt wird jedoch durch Botenstoffe aus der Muttermilch das TH1-System des Kindes als vorrangiges Abwehrsystem des ersten Lebensjahres »eingeschaltet« (Owens 2000). Man weiß, dass dieser Vorrang des TH1-Systems sozusagen die Lernphase des Immunsystems ist. Die Bildung von Gedächtniszellen spielt bei Säuglingen eine untergeordnete Rolle, sie wird sogar aus bisher nicht bekannten Gründen unterdrückt.

Dieser natürliche Vorgang wird durch Impfungen unterlaufen, bei denen Antigene in den Körper eingespritzt werden, ohne mit der Schleimhaut und dem dort befindlichen Abwehrsystem Berührung aufzunehmen.

Sie aktivieren im Blutkreislauf und in der Milz in erster Linie das TH2-System und zwingen es zur Produktion von Antikörpern und Gedächtniszellen. Die Aktivierung des TH1-Systems unterbleibt, ja es kommt unter Umständen sogar zu seiner Schwächung (Hussey 1996).

Dies hat einerseits zur Folge, dass der Organismus für allergische Erkrankungen und Autoimmunerkrankungen empfänglicher wird: »Moderne Impfstoffe, Furcht vor Keimen und Hygienewahn enthalten dem Immunsystem Informationen vor, auf die es angewiesen ist. Es erwirbt daher nicht die richtige ... Feinabstimmung in der T-Zell-Regulation, was zu erhöhtem Auftreten von Allergien und Autoimmunerkrankungen führen kann« (Rook 1998).

Andererseits wird die Abwehr von Infekten empfindlich gestört, wie ein Vergleich geimpfter und nicht geimpfter Säuglinge und Kleinkinder in Westafrika zeigt: Die Sterblichkeit von Kindern, die eine Impfung gegen Diphtherie, Tetanus, Keuchhusten und Kinderlähmung erhielten, war in den Monaten und Jahren nach der Impfung doppelt so hoch wie die der ungeimpften Kinder – obwohl die Geimpften häufig aus besser gestellten Familien stammten und besser ernährt waren. Todesursache waren fieberhafte Erkrankungen, unter anderem Malaria und Darminfektionen (Aaby 2000).

Die Schwächung des TH1-Systems kann auch zur Folge haben, dass Geimpfte später teils »subklinisch«, also ohne deutliche Krankheitssymptome, die entsprechende Krankheit durchmachen, mit unbekannten weiteren Folgen auf die Abstimmung der beiden Abwehrsysteme (Hess 1995).

Impfungen stimulieren das Immunsystem somit völlig andersartig als natürliche Infekte. Sie erzeugen ein Ungleichgewicht, das gravierende Auswirkungen haben kann.

Den Immunologen und Impfforschern ist dieses Problem bekannt, und es wird daran gearbeitet, den Impfstoffen Substanzen beizumischen, die auch das TH1-System stimulieren (Holt 1997).

Die ersten Impfstoffe mit so genannten Virosomen – das sind Partikel, die mit den Impfviren beladen werden und sie den TH-1-Zellen »präsentieren« – sind bereits auf dem Markt. Ob dies funktioniert oder nicht wieder zu einem erneuten Ungleichgewicht führt, ist völlig ungewiss. Künstliche Eingriffe in die fein abgestimmte und bis heute unverstandene Balance des Immunsystems sind in jedem Fall hochproblematisch.

Diese Erkenntnisse unterschlagen Impfbefürworter, wenn sie behaupten, Impfungen seien eine »verschwindend geringe Anzahl [von Fremdstoffen] im Vergleich zu den Tausenden von anderen Fremdstoffen, gegen die das Immunsystem des Kindes ›natürlicherweise‹ innerhalb weniger Monate aktiv Antikörper entwickelt« (Schmitt 1999).

Verabreichung von Impfstoffen, Impfabstände und Wirkungsdauer

Nachdem die Schluckimpfung gegen Kinderlähmung nicht mehr empfohlen ist, werden derzeit alle Impfstoffe durch Injektion verabreicht. Lebendimpfstoffe wie Masern, Mumps oder Röteln können unter die Haut (subkutan) oder intramuskulär gespritzt werden. Totimpfstoffe wie Tetanus oder Diphtherie bzw. Kombinationsimpfstoffe mit ihnen müssen in einen Muskel injiziert werden, da die Impfzusatzstoffe sonst im Fettgewebe zu Fremdkörperreaktionen führen könnten. Außerdem werden Totimpfstoffe durch Bindung an Hilfsstoffe absichtlich verzögert freigesetzt (»Depotwirkung«), um einen längeren Reiz auf das Abwehrsystem auszuüben. Dies funktioniert aber nur im gut durchbluteten Muskelgewebe.

Impfungen sollten generell vormittags gegeben werden, um akute Impfreaktionen besser beobachten zu können.

Die Zeitabstände zwischen den Impfungen, wie sie in den offiziellen Impfplänen genannt werden, sind in der Regel Mindestabstände, die nicht unterschritten werden sollten. Es ist jedoch ohne weiteres möglich, die Abstände zu verlängern: »Jede Impfung gilt.«

Messbare Antikörperspiegel nach einer Impfung sind kein Beweis für den Schutz vor Erkrankung, da vor allem das zelluläre Immunsystem das Eindringen von Erregern durch die Schleimhaut verhindert. Dieses wird aber durch Impfungen nur ungenügend stimuliert. Unbekannt ist, warum ein Teil der Impflinge weder Antikörper noch einen Impfschutz entwickelt – hier handelt es sich um die so genannten Impfversager. Diese sind eine Art Achillesferse der Impfprogramme, da sie die Bemühungen zur Ausrottung von Krankheiten vereiteln können. Im Einzelfall kann ein Impfversager zu Schaden kommen, wenn er sich

in falscher Sicherheit wiegt und meint, einen Impfschutz zu haben.
Die Dauer des Impfschutzes hängt von vielen Faktoren ab, sie ist jedoch durchgehend kürzer als die Immunität nach der überstandenen Krankheit. Ausnahmen sind Diphtherie und Tetanus: Diese beiden Krankheiten hinterlassen aus unbekannten Gründen eine nur ungenügende Immunität, daher ist nach ihrem Abklingen eine Impfung empfohlen. Auch nach einer Hib-Infektion, zum Beispiel einer Hib-Meningitis, empfiehlt die STIKO eine Hib-Impfung, weil durch die in der Regel sofortige Behandlung der Erkrankung mit Antibiotika eine ausreichende Antikörperbildung verhindert wird.
Nach allen anderen Erkrankungen liegen die messbaren Antikörper deutlich höher als nach der entsprechenden Impfung. Dies führt unter anderem auch dazu, dass geimpfte Mütter ihren Kindern nach der Geburt kaum Schutz etwa vor Masern oder Windpocken mitgeben. Der Kontakt mit dem Antigen ist bei einer Erkrankung komplexer und intensiver, denn er findet ja zunächst auf Schleimhäuten, dann erst, nach massiver Keimvermehrung, im Körperinneren statt. Eine Impfung erlaubt hingegen wegen der Umgehung der Schleimhautbarriere nur eine relativ geringe Antigenzufuhr, um für den Impfling keine allzu große Gefahr darzustellen.
Aussagen der Hersteller über die Dauer des Impfschutzes müssen im Lauf der Anwendungszeit häufig nach unten korrigiert werden – bei den übereilten Impfstudien und Zulassungen ergeben sich ja keinerlei Langzeiterfahrungen, sondern nur Schätzungen. Alle Impfstoffe, die derzeit auf dem Markt sind, schützen nur vorübergehend und müssen in gewissen Zeitabständen wieder aufgefrischt werden, will man den Schutz aufrechterhalten.

Mehrfachimpfstoffe

Mit der Zunahme der auf den Markt gebrachten und empfohlenen Impfstoffe ist es aus Gründen der Akzeptanz in der Bevölkerung notwendig, Mehrfachimpfstoffe herzustellen und zu erproben. Spitzenreiter sind die Ende 2000 zugelassenen Sechsfachimpfstoffe Hexavac und Infanrix Hexa (DTPa, Polio, Hib und Hepatitis B). Vorteilhaft ist bei diesen Präparaten sicher, dass die Kinder mit weniger Zusatzstoffen und weniger schmerzhaften Injektionen belastet werden.

Das Pendel schlägt jedoch bereits wieder zurück: Die Firma Behring hat den Impfstoff Procomvax auf den Markt gebracht, der aus einer Zweierkombination (Hib und Hepatitis B) besteht und im Wechsel mit einem Vierfachimpfstoff (DTPa und IPV) angewandt werden soll. Argument für dieses Vorgehen ist die Beobachtung, dass mit der Zunahme der kombinierten Impfantigene die Wirksamkeit nachlässt, insbesondere was den Schutz vor Hib betrifft.

Auch scheint die Verträglichkeit mancher Vielfachimpfstoffe schlechter zu werden, je mehr Komponenten zugefügt sind – in Neuseeland wurde etwa nach der DTP-Hib-Kombination zehnmal häufiger »schrilles Schreien« gemeldet als nach der DTP-Kombination (Mansoor 1997). Der Sechsfachimpfstoff Hexavac verursacht in den Studien häufiger Lokalreaktionen, Fieber, Reizbarkeit und Schläfrigkeit als der Fünffachimpfstoff Pentavac (Aventis 2000).

Ein ungeklärtes Problem sind zudem die nicht überschaubaren und auch nicht untersuchten Wechselwirkungen zwischen den Einzelkomponenten. Bei eventuellen Impfkomplikationen ist dann nicht festzumachen, welche Impfkomponente verantwortlich ist, und somit wird die Entscheidung, wie in solchen Fällen der Impfplan fortgesetzt werden soll, äußerst schwierig.

Zu den möglichen Langzeitnebenwirkungen von Kombinationsimpfstoffen gibt es bisher überhaupt keine Untersuchungen. Die

vielen bekannten und gemeldeten, in ihrer Entstehung letztlich nicht aufgeklärten Nebenwirkungen von Einzelimpfstoffen zeigen, dass hier noch viel Forschungsbedarf besteht. Die weitere Hineinnahme von Impfantigenen in Mehrfachimpfstoffe, wie es für den Windpocken- und Pneumokokkenimpfstoff geplant ist, verbietet sich daher, wenn nicht vorher die einzelnen Komponenten in größerem Umfang und über einige Jahre erprobt worden sind. Hierbei ist die genaue Dokumentation von Impfreaktionen und die langjährige Beobachtung der Impflinge im Vergleich mit Ungeimpften zu fordern. Mitglieder der STIKO machen es sich sehr einfach mit der Behauptung, die wenigen Impfantigene seien in der Bedeutung für den Organismus zu vernachlässigen gegenüber den Tausenden anderen Fremdstoffen, gegen die ein Säugling Antikörper entwickelt (zum Beispiel Schmitt 1999b).
Über in den Impfstudien registrierte Nebenwirkungen wird hinweggegangen. Bei der Hexavac-Studie trat beispielsweise bei 12,5 Prozent der Impflinge auffallende Schläfrigkeit und bei 0,3 Prozent Schreien über mehr als drei Stunden auf (Aventis 2000). Bei den betroffenen Kindern wurde weder ein EEG zum Ausschluss einer Enzephalitis angefertigt, noch ist bei ihnen eine Nachuntersuchung der neurologischen und geistigen Entwicklung geplant.
Problematisch ist nach den bisherigen Erkenntnissen besonders die Kombination von Impfstoffen aus Lebendviren. Mögliche Wechselwirkungen der abgeschwächten, aber immer noch vermehrungsfähigen Viren sind kaum untersucht. Je nach Konzentration der verschiedenen Viren kommt es zu komplexen Wechselwirkungen, und überraschenderweise werden die Impfreaktionen zum Teil seltener als bei den Einzelimpfstoffen (Minekawa 1979), was als Reaktionsschwäche gedeutet werden muss und auf die Gefahr einer chronischen Virusinfektion hinweist. Bei Masern-Impfstoffkombinationen ist es etwa vorstellbar, dass die abwehrschwächende Wirkung des Masernimpfvirus es den anderen Impfviren ermöglicht, in Körperzellen zu überleben und Späterkrankungen herbeizuführen (»Viruslatenz«). Die Mumpserkrankung und die Masernimpfung in kurzem zeitlichem Ab-

stand hintereinander erhöhen beispielsweise das Risiko chronischer Darmerkrankungen (Montgomery 1999). Einen Hinweis auf die Problematik der Kombinationsimpfstoffe gibt der wahrscheinliche Zusammenhang zwischen dem MMR-Impfstoff und der »autistischen Enterocolitis« (siehe das Kapitel über Masern). Auch die American Academy of Pediatrics sorgt sich um die Sicherheit von Kombinationsimpfstoffen: Sie fordert weitere Forschungsanstrengungen, um die Unschädlichkeit der Gabe von Kombinationsimpfstoffen an Personen, die schon (natürlich oder impfbedingt) Antikörper haben, nachzuweisen. Auch die Unschädlichkeit der wiederholten Gabe von Eiweißstoffen, die als Impfantigen oder Trägereiweiß benutzt werden, sei noch nicht genügend gesichert (MMWR 1999).

Die Entscheidung, ob Mehrfachimpfstoff verabreicht wird oder nicht, muss entsprechend der Impfwünsche der Eltern bzw. der Impfempfehlungen von Arzt und Impfkommission jeweils individuell gefällt werden. Relativ gut untersucht und jahrelang erprobt ist unter den derzeitig verwendeten Kombinationsimpfstoffen lediglich der Diphtherie-Tetanus-Impfstoff.

Nebenwirkungen von Impfungen

Jedes Arzneimittel, das eine Wirkung hat, hat auch Nebenwirkungen. Die Verabreichung ist daher nur zu verantworten, wenn dafür ein umso größerer Schaden abgewendet wird. Dies abzuwägen, ist Aufgabe des Arztes. Er ist auch verpflichtet zur Aufklärung über die jeweiligen Risiken, denn letztlich muss der Patient – im Fall der Impfung der Impfling selbst oder seine Erziehungsberechtigten – in die Maßnahme einwilligen.

Zu jeder Impfaufklärung gehört selbstverständlich die Information darüber, wie häufig und gefährlich die Krankheit ist, der man vorbeugen will. Auch Krankheiten können schließlich, ebenso wie Impfungen, im Extremfall zur Katastrophe führen. Impfärzte sind verpflichtet, sich hierüber nach bestem Wissen und Gewissen zu informieren und sich auch selbst eine Meinung zu bilden. Bei einem guten Vertrauensverhältnis zwischen Arzt und Patient (bzw. dessen Eltern) wird die Meinung des Arztes einen wichtigen Stellenwert in der Impfentscheidung der Eltern haben.

Über das Risiko und die genauen Entstehungsmechanismen von Impfkomplikationen ist kaum etwas bekannt – nicht zuletzt auf Grund der Tatsache, dass hierfür Forschungsgelder und -motivation fehlen. Eine detaillierte Klärung der Zusammenhänge würde die Industrie, Hauptgeldgeber für medizinische Forschungsprojekte, wohl als kontraproduktiv empfinden. Auch von staatlicher Seite gibt es keine Unterstützung. Die Europäische Gemeinschaft beispielsweise gibt mehr Geld für Impfpropaganda aus als für Impfforschung (Albonico 1998a). In Deutschland existiert nicht einmal ein Impfschadensregister, in dem die abgelehnten und anerkannten Anträge auf Entschädigung nach einem Impfschaden veröffentlicht werden. Auch eine systematische Erfassung von Nebenwirkungen nach der Zulassung eines neuen Impfstoffes (»post-marketing surveillance«) fehlt. Dieses Wissensdefizit dürfte jedoch zu einem Risiko für die immer mehr ausufernden Impfprogramme werden (Ward 2000). Gerade der Trend zu DNA-

Impfstoffen mit hohem Risikopotenzial (siehe das Kapitel über die Herstellung und Zusammensetzung von Impfstoffen) wird zu Widerständen in der Bevölkerung führen, da die Sensibilität im Bereich Gentechnologie sehr hoch ist.
Die Kosten von Impfnebenwirkungen durch Arzt- und Krankenhausbesuche oder Arbeitsausfall sind nach neueren Untersuchungen beträchtlich und sollten in Kosten-Nutzen-Analysen berücksichtigt werden (Lieu 2000).

Bei den Nebenwirkungen von Impfungen unterscheidet man zwischen Impfreaktion, Impfkrankheit und Impfkomplikation (Quast 1997).

- Bei der akuten *Impfreaktion* handelt es sich um ein vorübergehendes Ereignis mehr oder weniger schwerer Natur. Leichte Reaktionen sind zum Beispiel örtliche Rötung, Schwellung, Fieber oder Reizbarkeit. Stärkere Impfreaktionen sind Apathie oder Übererregbarkeit (»Hyperexzitabilität«, schrilles Schreien), Krampfanfälle, Impfabszesse, akute Gelenkbeschwerden, Atemstillstand bei Säuglingen oder allergische Reaktionen von Nesselfieber über Asthmaanfälle bis hin zum allergischen Schock.
- Die so genannte *Impfkrankheit* ist ein Sonderfall der Impfreaktion. Sie kommt nur bei Verabreichung von Lebendimpfstoffen vor und imitiert die zu impfende Krankheit (zum Beispiel Impfmasern).
- *Impfkomplikationen* sind schwerwiegender und können auch chronische Krankheiten herbeiführen oder bleibende Schäden, also Impfschäden, hinterlassen. Hierunter fallen vor allem neurologische Krankheiten wie Nervenentzündungen, Guillain-Barré-Syndrom, Meningitis, Enzephalitis, multiple Sklerose, Autismus oder Autoimmunerkrankungen wie rheumatische Arthritis oder Diabetes.

Die Nebenwirkungen von Impfungen werden in den Impfstudien durchweg als weniger häufig und bedrohlich dargestellt als die eventuellen Folgen der durch die Impfung verhüteten Krankheiten. Typisch etwa die Studien, die zur Zulassung von Hexavac im Oktober 2000 führten: Bei 3800 geimpften Kindern ereigneten sich 247 schwerwiegende unerwünschte Ereignisse, von denen die Prüfärzte nur fünf als »impfbezogen« gelten ließen; das Fazit war »geringe Reaktogenität und gutes Sicherheitsprofil« (Aventis 2000). Die öffentlichen Gesundheitsbehörden ziehen daraus den Schluss, ein Nutzen der Impfprogramme für die Gesellschaft sei grundsätzlich gegeben.

Wie gesagt stehen die Studien vor der Zulassung der Impfstoffe unter Zeitdruck und haben in der Regel eine sehr kurze Laufzeit. Sie sind daher nicht geeignet, nach Wochen oder gar Monaten auftretende Nebenwirkungen aufzudecken. Meist werden nur gelegentliche Akutereignisse wie Fieber, allergische Reaktionen oder Krampfanfälle beobachtet, und aus der Harmlosigkeit oder Seltenheit dieser Ereignisse wird der Schluss gezogen, der Impfstoff sei »sicher«.

Die üblichen Studien sind auch zu begrenzt, um seltene Impfnebenwirkungen aufzudecken. Sie erfassen in der Regel höchstens Komplikationen, die bei einem von 500 bis 1000 Impflingen auftreten. Die gegenwärtigen Daten erlauben daher oft keine wissenschaftliche Anerkennung seltener oder zeitlich verzögerter Impfnebenwirkungen. »Es besteht der dringende Bedarf an verlässlicheren Methoden zur Aufdeckung von Impfnebenwirkungen.« (Lancet 1995) Autoimmunerkrankungen oder chronische neurologische und allergische Erkrankungen haben unter Umständen eine Vorlaufzeit von Monaten bis Jahren bis zu ihrem Ausbruch (Britton 1978, Poser 1982); zudem können viele andere Einflüsse ihre Entstehung verursachen oder begünstigen. Ein Zusammenhang mit Impfungen kann daher nur in großen Studien mit speziellem Design – zum Beispiel zehn bis zwanzig Jahre Beobachtungszeit, großes Kollektiv – entdeckt werden. Solche Studien wurden bisher nicht durchgeführt. Nach einer computergestützten Literaturanalyse von Dunbar (1997) hat sich die pharmazeutische Industrie seit 1966 an keiner Studie beteiligt, bei der seltenere oder spät auftretende Nebenwirkungen von Impfun-

gen untersucht wurden. Langzeitbeobachtungen im Tierversuch können diese Studien nicht ersetzen, da viele Tiere resistent gegen Autoimmunkrankheiten, Diabetes oder andere chronische immunvermittelte Erkrankungen sind (Classen 1999).
Das Komitee für Impfsicherheit der USA bemerkt zu diesem Problem: »Während seiner Nachprüfung fand das Komitee viele Lücken und Mängel im Wissen über die Sicherheit von Impfstoffen. Hierzu zählen die ungenügende Kenntnis biologischer Mechanismen, die für Komplikationen nach natürlicher Infektion oder Impfung verantwortlich sind, ungenügende oder widersprüchliche Informationen aus Fallberichten und Fallserien, ungenügender Umfang oder Zeitraum vieler epidemiologischer Studien und zu begrenzte Kapazität der bestehenden Überwachungssysteme für Impfschäden, um überzeugende Beweise für die Ursache zu erbringen. Das Komitee fand nur wenige veröffentlichte experimentelle Studien im Vergleich zur Zahl der epidemiologischen Studien. Ohne Zweifel werden die Kenntnisse über Impfsicherheit auch weiterhin dürftig sein, wenn die Leistungsfähigkeit von Forschung und Lehre in diesem Bereich nicht verbessert wird.« (Stratton 1994)

Ist ein Impfstoff erst einmal auf dem Markt, ist das Bekanntwerden von Nebenwirkungen von den »Anwendern«, also den Impfärzten abhängig. Die üblichen »passiven« Meldesysteme, bei denen die Meldung allein von der Initiative der Anwender abhängt, sind jedoch bekanntermaßen ungenügend. Die Erfassungsquote selbst für schwere unerwünschte Arzneimittelnebenwirkungen liegt in Deutschland vermutlich nur bei 5 bis 10 Prozent; zudem wird bei uns die Mehrzahl der Fälle nicht an offizielle Stellen, sondern an Pharmareferenten oder -hersteller gemeldet (Göttler 1999). Bisher gibt es kein zentrales Impfschadensregister und keine verlässlichen Zahlen über Nebenwirkungen. In den USA existiert zwar ein Erfassungssystem für Impfkomplikationen (VAERS = Vaccine Adverse Event Reporting System), dessen veröffentlichte Zahlen sind jedoch aus so genannten »Rohdaten« geschönt und heruntergerechnet. Auch dort werden nur 10 bis 15 Prozent der tatsächlichen Nebenwirkungen gemeldet (DÄ 1999).

Das neue Infektionsschutzgesetz schreibt die Meldung von Impfkomplikationen an das Gesundheitsamt vor. Weiterhin sollte eine Meldung an die Bundesoberbehörde (Paul-Ehrlich-Institut, Bundesamt für Sera und Impfstoffe, Paul-Ehrlich-Str. 51–59, 63225 Langen, Internetadresse: www.pei.de), die Arzneimittelkommission der Deutschen Ärzteschaft (Postfach 410125, 50861 Köln), den Hersteller des Impfstoffes und auch an das »arzneitelegramm« (Bergstr. 38a, 12169 Berlin) erfolgen.

Ein Grund für die schlechte »Meldemoral« der Ärzte dürfte sein, dass der Impfarzt mit einer Meldung einräumt, er habe dem Impfling möglicherweise geschadet. Er fürchtet vielleicht, er könnte das Vertrauen in die ärztliche Kunst im Allgemeinen und in die Impfprogramme im Besonderen untergraben. Bei einem Meldesystem für Impfärzte hängt es aber vom einzelnen Arzt ab, ob er einen Zusammenhang zwischen Impfung und Krankheit vermutet und dann auch die Mühe nicht scheut, dies öffentlich zu machen. Am Beispiel der Impfmeningitis nach der Mumpsimpfung zeigte sich beispielsweise, dass »die Rate der postvakzinalen Meningitis ... von Studie zu Studie [variiert] und ... möglicherweise abhängig [ist] von der Intensität, mit der versucht wird, solche Fälle zu finden« (Forsey 1994). Ein japanischer Autor fand nach der Mumpsimpfung mit dem Urabe-Virus 78-mal häufiger eine Meningitis als das Gesundheitsministerium der USA (Barr 1999).

In den USA werden jedes Jahr 12000 bis 14000 Fälle von Impfschäden, einschließlich Krankenhausaufnahmen und Todesfällen, nach Impfungen gemeldet. Bisher hat man dort 925 Millionen Dollar Impfschadenersatz erstattet (Schlafly 1999). Nach Gerhard Buchwald (1997) wurden in Deutschland von 1972 bis 1995 insgesamt 18141 Impfschadensanträge gestellt, das entspricht rund 750 Anträgen pro Jahr. Davon wurden 4574 (= 26 Prozent der Anträge, etwa 190 pro Jahr) anerkannt und 7420 (= 40,9 Prozent) abgelehnt, die übrigen Anträge waren 1997 noch in der Schwebe oder hatten sich »erledigt«. Im Jahr 1995 waren in Deutschland etwa 2400 »Schwerbehinderungen« als Impfschaden erfasst – viele davon infolge der inzwischen eingestellten Pocken- und Tuberkuloseimpfung (Statistisches Bundesamt 1998). Die Verharmlosung von Impfkomplikationen in Verlautbarungen der STIKO hat sicher unter anderem den taktischen Hintergrund, in der Bevölkerung keine Angst vor Impfungen aufkommen zu lassen und damit der bereits erwähnten »Impfmüdigkeit« vorzubeugen. Sie bringt jedoch den gewissenhaften Impfarzt, der auch über sehr seltene Nebenwirkungen (»alle eingriffstypische Risiken«) aufklären soll, in ein Dilemma. Er fühlt sich unter Umständen von kategorischen Sätzen wie »Deutsche Impfstoffe haben keine Nebenwirkungen«, erklärt von einem Mitglied der STIKO bei einer halböffentlichen Impfdebatte (Schmitt 1999a), düpiert.

Im Folgenden beschreibe ich einige Krankheiten, die als Impffolgen wahrscheinlich oder gesichert sind:

Virusausscheidung

Das Problem der Ausscheidung und Infektiosität von Impfviren hat sich verringert, seit die Schluckimpfung gegen Kinderlähmung durch einen Totimpfstoff ersetzt wurde. Dennoch besteht bei den Lebendimpfungen gegen Masern, Mumps und Röteln ein geringes Risiko, dass das Virus ausgeschieden wird und Menschen mit defektem Immunsystem gefährdet. Unklar ist die Gefahr für Kinder im Mutterleib und gestillte Kinder, sodass diese Impfungen während Schwangerschaft und Stillzeit nicht durchgeführt werden sollen (CDC 1996). Dies gilt auch für andere Lebendimpfungen wie zum Beispiel gegen Windpocken.

Allergische Erkrankungen, Asthma bronchiale

Die Asthma- und Allergiehäufigkeit ist in den vergangenen Jahrzehnten weltweit deutlich angestiegen, vor allem im Kindesalter.

In Mitteleuropa hat sich in den letzten dreißig Jahren die Häufigkeit an Asthmaerkrankungen vervierfacht, in den USA nahm die Sterblichkeit an Asthma zwischen 1977 und 1991 um fast das Doppelte zu (WHO 1998b).

Eine derzeit gängige Hypothese für diese dramatische Entwicklung ist, dass in den fortschrittlicheren Ländern die Kinder in den ersten Lebensjahren weniger häufig Infektionskrankheiten durchmachen und auf Grund der guten Hygiene weniger Kontakt zu Krankheitserregern haben, was das gewissermaßen »leer laufende« Immunsystem für eine allergische Sensibilisierung empfänglich macht. Einzelkinder etwa haben ein höheres Risiko, an Asthma zu erkranken, als Geschwister. Die ständige Wiederholung dieser Hypothese lenkt allerdings von der gut bekannten, aber politisch brisanten Tatsache ab, dass in erster Linie der permanent steigende Anteil von Chemikalien und Schadstoffen in Atemluft, Nahrung und Wasser für die Zunahme allergischer Erkrankungen verantwortlich ist.

In jüngster Zeit kommen, wie im Kapitel »Natürliche und künstliche Immunisierung« beschrieben, von Seiten der Immunologie Hinweise, dass Impfungen das Immunsystem in gänzlich anderer Weise stimulieren als natürliche Infektionen. Dadurch kann es bereits im Säuglingsalter zu einem Ungleichgewicht im Abwehrsystem kommen (»cytokine imbalance syndrome«) mit der Folge einer Zunahme von allergischen Erkrankungen und Autoimmunerkrankungen im späteren Leben (Rook 1998). Jedem aufmerksamen Impfarzt sind Patienten bekannt, bei denen im Anschluss an eine Impfung Ekzeme oder andere allergische Erkrankungen entweder erstmals auftraten oder sich verschlechterten, und zwar auch wiederholt bei einer Impfauffrischung. Wie im Folgenden dargestellt, ist der Zusammenhang Impfung-Allergie inzwischen zumindest für einige Impfungen belegt. Eltern von allergiebedrohten Kindern sollten auf diese Gefahr aufmerksam gemacht werden.

E. L. Hurwitz (2000) fand in den USA bei Kindern, die gegen DTP oder nur gegen Tetanus geimpft worden waren, doppelt so häufig allergische Erkrankungen bis zum sechzehnten Lebensjahr wie bei ungeimpften Kindern. In einer englischen Untersuchung an

2000 allergiekranken Kindern wurden als Risikofaktoren für die Entstehung von Allergien im späteren Leben drei Umstände identifiziert: Allergien bei der Mutter, die Behandlung mit Breitspektrum-Antibiotika vor dem dritten Lebensjahr sowie die Keuchhustenimpfung in den ersten Jahren des Kindes (Farooqi 1998). In einer neuseeländischen Untersuchung wird ein Zusammenhang zwischen allergischem Asthma und Impfungen hergestellt, bei einem allerdings sehr kleinen Vergleichskollektiv von 23 ungeimpften gegenüber 1200 DTP-geimpften Kindern (Kemp 1997). Keines der ungeimpften Kinder entwickelte Asthma, hingegen 23 Prozent der geimpften. Eine schwedische Studie fand bei Schülern der anthroposophisch orientierten Waldorf-Schulen, die weniger geimpft werden (zum Beispiel Masernimpfung bei nur 18 Prozent gegenüber 93 Prozent der »normalen« Schüler), häufiger an Masern erkranken (61 Prozent gegenüber 4,5 Prozent), weniger Antibiotika nehmen und gemüsereiche Kost essen, um 38 Prozent weniger allergische Erkrankungen als bei Schülern öffentlicher Schulen (Alm 1999). Die vermehrte Bildung von Allergie-Antikörpern (IgE) durch Lebendimpfungen konnte im Tierversuch inzwischen bewiesen werden (Imani 2001).
Andere Studien konnten diesen Zusammenhang nicht bestätigen (Butler 1986, Nilsson 1996). Nach einer jüngeren Untersuchung von Nilsson (1998) stieg die Allergie- und Asthmarate nach der Keuchhustenimpfung zwar um 10 Prozent an, nach einer Keuchhustenerkrankung trat Asthma jedoch noch häufiger auf.

Abwehrschwäche

Es gibt verschiedentlich Hinweise auf Beeinträchtigungen der Infektabwehr durch Impfvorgänge, wobei allerdings in den wenigsten Untersuchungen nach diesem Zusammenhang gezielt gesucht wird. Nach einer israelischen Studie erkrankten Kinder in den vier Wochen nach einer DTP-Impfung wesentlich häufiger an Fieber, Diarrhöe oder Husten als vor der Impfung (Jaber 1988). In den ersten drei Wochen nach der DT-Impfung kommt es ver-

mehrt zu Infekten der oberen Luftwege und Grippeerkrankungen (Burmistrova 1976). Westafrikanische Kinder sterben nach der Impfung gegen Diphtherie, Tetanus, Keuchhusten und Kinderlähmung doppelt so häufig an Infektionskrankheiten wie ungeimpfte Kinder (Aaby 2000). Die Masernimpfung kann, ebenso wie die Masernerkrankung, zu einer Funktionsstörung wichtiger Abwehrzellen, der Lymphozyten, führen (Nanan 1999).
Spätfolgen nach Impfungen sind theoretisch vorstellbar durch »Toleranzentwicklung« gegen Impfantigene, die in der Phase des noch unreifen kindlichen Immunsystems zugeführt werden. Fremdantigene werden dann später unter Umständen nicht mehr als fremd erkannt, was bei zufälliger Übereinstimmung ihrer Strukturen mit Krebszellen zu Erkrankungen wie etwa Krebs führen könnte (Quak 1999). Fundierte Untersuchungen zu dieser Hypothese fehlen jedoch.
Es gibt andererseits immer mehr Hinweise darauf, dass das Durchmachen fieberhafter Erkrankungen, und darunter ganz besonders der »klassischen« Kinderkrankheiten wie Masern, Mumps, Röteln und Windpocken, einen gewissen Schutz vor Krebserkrankungen im späteren Leben bietet (siehe das jeweilige Impfkapitel). Würde dieser Schutz durch entsprechende Impfungen unterlaufen, so wäre das ein gewichtiges Gegenargument gegen die derzeitigen Impfprogramme.

Kreislaufkollaps (Synkope)

In den USA wurden in den letzten Jahren 697 Fälle von Kreislaufkollaps (Synkope) unmittelbar nach einer Impfung gemeldet, meist bei Kindern und Jugendlichen. Sechs Patienten erlitten schwere Kopfverletzungen, drei mussten neurochirurgisch versorgt werden, zwei behielten dauerhafte Hirnschäden (VAERS).

Krampfanfälle

Krampfanfälle werden nach Impfungen in unterschiedlicher Häufigkeit beobachtet. Häufigste Ursache ist eine Impfreaktion mit Fieber, das dann zu einem Fieberkrampf führt. Besonders häufig werden Krampfanfälle nach der MMR- und der Keuchhustenimpfung gemeldet - bis zu 1 Prozent der Impflinge (Scheibner 1991). Langzeituntersuchungen über die neurologische Entwicklung der Betroffenen fehlen.

Schrilles Schreien

Dieses beunruhigende Symptom kommt relativ häufig nach Impfungen von Säuglingen vor, besonders nach der Gabe von Impfstoffen mit Keuchhustenkomponente. Hexavac beispielsweise führt bei bis zu drei von tausend geimpften Kindern zu schrillem Schreien (Aventis 2000). Es handelt sich um ein mehrere Stunden oder sogar Tage anhaltendes Schreien, das kaum zu stillen ist. Sicher ist es mehr als eine reine Schmerzäußerung. Schrilles Schreien oder »cri encéphalique« ist ein typisches Symptom bei frühkindlichen zentralnervösen Störungen und kommt häufig bei einer Gehirnentzündung (Enzephalitis) vor. Langzeituntersuchungen der betroffenen Kinder wurden bisher nicht durchgeführt. H. L. C. Coulter vermutet, dass das Schreien Ausdruck einer subtilen »Impfenzephalitis« ist, die eine Störung der kindlichen Nervenausreifung und damit einen »minimalen Hirnschaden« (»minimal cerebral damage«) nach sich ziehen kann. Im späteren Leben könne das Aufmerksamkeits-, Lern-, Verhaltensstörungen, Autismus und Kriminalität zur Folge haben (Coulter 1990b).

Hypotone-hyporesponsive Episode

Hypotone-hyporesponsive Episoden (HHE) sind kollapsartige Zustände, die innerhalb von 48 Stunden nach einer Impfung auftreten und durch verminderte Ansprechbarkeit, muskuläre Schlaffheit und Blässe oder Zyanose (bläuliche Färbung der Haut) charakterisiert sind. Es handelt sich wahrscheinlich um eine über zentralnervöse Mechanismen ausgelöste Kreislauf- und Bewusstseinsstörung, deren mögliche Spätfolgen auf das zentrale Nervensystem bisher nicht untersucht wurden. Hauptanteil an seiner Entstehung hat die Keuchhustenimpfung, jedoch kann eine HHE auch nach jeder anderen Impfung auftreten (siehe das Kapitel über Keuchhusten). Bei der Studie zu Hexavac ereignete sich immerhin unter 3800 geimpften Kindern eine HHE (Aventis 2000).

Apnoe (Atemstillstand)

Bei früh geborenen Säuglingen hat es sich als problematisch erwiesen, den Impfkalender nach dem tatsächlichen Geburtstermin und nicht nach dem berechneten Termin auszurichten (Pourcyrous 1998, Sanchez 1997, Botham 1997). Je jünger und leichter die Kinder bei der DTP, bei der Hib-Impfung und bei einer Kombination aus Hib-, Hepatitis-B- und Polioimpfung waren, umso häufiger erlitten sie Zustände von Apnoe. Insgesamt traten Apnoen bei 12 Prozent der geimpften Frühgeborenen auf, bei 11 Prozent verschlechterten sich vorbestehende Apnoen; es wird daher empfohlen, diese Kinder über 48 Stunden am Monitor zu überwachen. Bei jedem dritten dieser Kinder war vorübergehend eine Sauerstoffbehandlung notwendig. Auch bei Untersuchungen reifer Säuglinge fanden sich teilweise Apnoen (Steinschneider 1991) oder veränderte Atemmuster (Scheibner 1991) nach Impfungen. Mindestens zwei Apnoen ereigneten sich auch unter 1500 mit Hexavac geimpften Kindern (Liese 2000).
Dies muss im Zusammenhang mit der sehr kontroversen Diskussion über den plötzlichen Kindstod und Impfungen gesehen werden. Die erste Beobachtung stammt aus dem Jahr 1946, als eineiige Zwillinge innerhalb von 24 Stunden nach der DTP-Impfung starben (zitiert bei Coulter 1996). W. Torch (1982) wies

in einer großen Untersuchung auf einen Zusammenhang zwischen der DTP-Impfung und dem plötzlichen Kindstod hin, ebenso später L. J. Baraff (1983).
Speziell die Keuchhustenimpfung, aber auch eine Kombination anderer Impfstoffe (Hepatitis B, Hib und Polio) haben bei Impfversuchen an Frühgeborenen Immunreaktionen hervorgerufen, die normalerweise nur bei bakteriellen Erkrankungen oder Überschwemmung des Körpers mit Giftstoffen auftreten – und zwar eine Erhöhung von CRP und Interleukin 6 (Pourcyrous 1998). H. Butler (2000) vermutet, dass die Impfungen zu einer erhöhten Durchlässigkeit der Darmschleimhaut für Giftstoffe aus Darmbakterien führten, die dann in den Kreislauf eindringen und die Zellatmung stören können.
Studien, die diesen Zusammenhang ablehnen, haben sich teilweise als nicht verlässlich erwiesen, da der plötzliche Kindstod in der Gruppe der Geimpften seltener als statistisch zu erwarten vorkommt – ein Untersucherfehler, genannt »Confounding« (Fine 1992). Dies deutet schon die besagte Subjektivität der Untersucher an, deren Absicht es in der Regel ist, keine »Impfmüdigkeit« aufkommen zu lassen. Objektive Untersuchungen gestalten sich unter anderem deshalb als schwierig, weil Kinder, deren Eltern Impfungen ablehnen, sich in vielen Merkmalen vom geimpften »Vergleichskollektiv« unterscheiden. Die »heutige Lehrmeinung« hat jedoch das Urteil zu diesem Thema bereits gefällt und bestreitet einen Zusammenhang zwischen plötzlichem Kindstod und Impfung. (Quast 1997)

Autoimmunerkrankungen

Autoimmunerkrankungen sind Krankheiten, bei denen das Abwehrsystem körpereigenes Gewebe als fremd ansieht, angreift und damit eine chronische Entzündung und Gewebezerstörung hervorruft. Dadurch kommt es zu langwierigen Erkrankungen meist mit Organschäden und oft auch vorzeitigem Tod. Eine Heilung ist in der Regel nicht möglich; in der Schulmedizin werden meist starke und hochwirksame Medikamente wie Cortison oder immunsuppressive Medikamente eingesetzt, um den Entzündungsvorgang zu unterdrücken. Autoimmunerkrankungen können prinzipiell jedes Organ betreffen – am bekanntesten sind die rheumatischen Erkrankungen und Diabetes. Als Ursachen von Autoimmunerkrankungen gelten eine gewisse genetische Veranlagung und dann äußere Faktoren, die das Immunsystem zum Entgleisen bringen, wie Infekte, Medikamente oder eben auch Impfungen.

Der in der Regel sehr frühe Impfzeitpunkt mit wiederholter Verabreichung von Mehrfachimpfstoffen fällt in die »verwundbare« Phase des noch unreifen kindlichen Immunsystems und kann deshalb leicht zu Störungen führen. Im Unterschied zu natürlichen Infektionen wird ja bei Impfungen die Abwehrbarriere der Schleimhaut umgangen, sodass gerade der Teil des kindlichen Immunsystems überstimuliert wird, der auch bei der Entstehung von Autoimmunerkrankungen eine Rolle spielt. Die immunologische Verwandtschaft von Impfantigenen mit Körpergewebe (Brandis 1994) oder Verklumpungen zwischen Impfantigen und körpereigenen Antikörpern, so genannte Immunkomplexe, können dann Autoimmunreaktionen auslösen (Kimman 1992), eventuell verstärkt durch Impfzusatzstoffe (Quak 1999). Auch die Netzwerkeigenschaft des Immunsystems kann dazu führen, dass durch Impfstoffe größere Teile des Immunsystems »hochreguliert« und zur Bildung von Autoantikörpern angeregt werden (Reiber 1996).

In der medizinischen Literatur gibt es zahlreiche Belege dafür, dass Impfungen Autoimmunerkrankungen zum Ausbruch bringen oder ihren Verlauf ungünstig beeinflussen können. In einer italienischen Untersuchung fand man bei Kindern mit neurologischen Komplikationen nach Impfungen häufiger als in der Durchschnittsbevölkerung bestimmte Gewebetypen (HLA-A3 und DR7) und vermutet, dass das Erbgut des Impfvirus die angeborene Neigung des Impflings zu Autoimmunerkrankungen aufdeckt (Montinari 1996). H. Truckenbrodt (1997), Chefarzt der Kinderrheumatologie in Garmisch, bemerkt dazu: »Viele Kinderrheumatologen haben außerdem die Beobachtung gemacht, dass ein Ausbruch der Erkrankung [kindliches Rheuma] bzw. eine Reaktivierung in zumindest zeitlichem Zusammenhang mit Impfungen aufgetreten ist ... Das Intervall zwischen Impfung und Auftreten von Symptomen reicht von wenigen Tagen bis zu Wochen.«

Diabetes

Juveniler Diabetes, also Zuckerkrankheit im Kindes- und Jugendlichenalter, ist eine Erkrankung, bei der es durch Mangel an Insulin, einem Hormon der Bauchspeicheldrüse, zu erhöhten Blutzuckerwerten kommt. Unbehandelt führt dies innerhalb kurzer Zeit zum Tod im diabetischen Koma. Ursache ist das Absterben Insulin produzierender Zellen in der Bauchspeicheldrüse auf Grund von Autoimmunvorgängen.

Der juvenile Diabetes macht zwar nur ein Fünftel bis ein Zehntel aller Diabeteserkrankungen aus, die Behandlung ist jedoch besonders schwierig, da mehrmals täglich subkutan Insulin gespritzt werden muss bei ständigen Blutzuckerkontrollen und strenger Diät. Dennoch drohen durch die fast unvermeidlichen Blutzuckerschwankungen Organschäden an Herz, Nieren und Augen sowie Durchblutungsstörungen und Nervenschäden. Zuckerkrankheit gehört zu den häufigsten Todesursachen in den entwickelten Ländern. In Europa treten von Jahr zu Jahr mehr Neuerkrankungen auf, wobei die Zunahme am dramatischsten bei Kindern in den ersten vier Lebensjahren ist (EURODIAB 2000).

In epidemiologischen Studien wurde ein signifikanter Zuwachs an kindlichen Diabetes-Neuerkrankungen parallel zur Einführung von Impfungen gegen Hepatitis B, Hib und anderen Impfungen beobachtet – in Finnland und den USA um etwa 60 Prozent (Classen 1998a,b). In Finnland ließ sich sogar beobachten, dass die Erkrankungszunahme in den verschiedenen Altersgruppen mit der Anzahl der verabreichten Impfungen korrelierte (NVIC 1999). Die Diabeteshäufigkeit war dort in den 70er Jahren

bei Kindern unter vier Jahren gleich bleibend niedrig bis zu dem Zeitpunkt, als die Regierung ihre Impfempfehlungen änderte: 1974 wurde die Hib- und die Meningokokkenimpfung eingeführt, 1977 die Keuchhustenimpfung. Von 1977 bis 1979 kam es zu einer 64-prozentigen Zunahme von Diabeteserkrankungen bei Kleinkindern. 1982 wurde dann die MMR-Impfung bei Kleinkindern sowie ein neuer Hib-Impfstoff bei Säuglingen eingeführt, daraufhin folgte zwischen 1982 und 1987 eine weitere Zunahme des Diabetes um 62 Prozent bei unter vierjährigen Kindern. Finnische Kinder haben heute das höchste Diabetesrisiko auf der Welt und werden auch am häufigsten und »zuverlässigsten« geimpft (Tuomilehto 1999). Im Tierversuch führen Impfungen ebenfalls zu einem erhöhten Diabetesrisiko (Classen 1996c).
Die Veröffentlichungen haben in Fachkreisen viele Diskussionen ausgelöst. Die Autoren der Studie fordern finanzielle Mittel für eingehendere Untersuchungen, um die Erkenntnisse zu untermauern: »Die Ergebnisse zeigen, dass frühere Impfstudien mangelhaft sind, denn ihr Design erlaubt nicht, Zusammenhänge zwischen Impfung und Autoimmunerkrankungen wie Diabetes aufzudecken.« (NVIC 1999) »Impfstudien verfolgen die Impflinge typischerweise nur wenige Wochen, um zu sehen, ob sie Nebenwirkungen entwickeln. Durch Impfungen verursachter Diabetes hingegen kann erst ein Jahr oder später nach der Impfung auftreten.« (Classen 1998a)

Neurologische Erkrankungen

Sehr kontrovers ist die Debatte über die Höhe des Risikos, durch Impfungen neurologische Erkrankungen mit bleibenden Schäden zu erwerben. Da neurologische Erkrankungen auch spontan auftreten oder durch spezifische Erreger ausgelöst werden können, ist die Ursachenklärung im Einzelfall schwierig bis unmöglich. Schwere neurologische Impfschäden sind so selten, dass sie in Impfstudien vor der Zulassung eines Impfstoffes im Regelfall nicht gefunden werden, da das untersuchte Kollektiv zu klein ist.

Nach der Zulassung und massenhaften Anwendung des Impfstoffes hängt es dann wieder vom Meldesystem und der Motivation der beobachtenden Ärzte ab, ob der Fall überhaupt in der Statistik auftaucht. Die üblichen passiven Meldesysteme haben nur einen Rücklauf von 5 bis 15 Prozent der Impfkomplikationen. Das bedeutet, dass die meisten auch schweren Impfkomplikationen in der medizinischen Literatur etwa um den Faktor 10 unterbewertet werden. Die Frage, ob sehr seltene Ereignisse auf Impfungen zurückzuführen sind, lässt sich mit den üblichen Methoden überhaupt nicht beantworten. Hierzu wären sehr aufwendige Studien mit großen Patientenzahlen und jahrelangem Studienverlauf notwendig, die sehr teuer sind und bisher keinen Geldgeber fanden.
Die Ursache neurologischer Schäden nach Impfungen ist sehr wahrscheinlich eine immunologische Überreaktion auf den jeweiligen Impfstoff. Als weitere Möglichkeit wird die Tatsache diskutiert, dass viele Impfstoffe Myelin enthalten. Aus Myelin besteht die fetthaltige Markscheide, die die Nerven spiralförmig umwickelt - ähnlich einem Isolierband um ein Kabel. Durch Myelin in Impfstoffen kann beim Impfling möglicherweise die Antikörperbildung gegen Myelin provoziert werden, was dann zur Zerstörung der Markscheide (»Demyelinisierung«) und zur Schädigung des Nervengewebes führt (Poser 1987).
Impfungen bewirken, wie mehrfach erwähnt, anders als natürliche Erkrankungen eine Balancestörung des Immunsystems. Unter anderem kommt es zu einer starken Ausschüttung von Stoffen wie Interferon γ, die die Darmschleimhaut und auch die Blut-Hirn-Schranke durchlässiger machen (Madara 1989, Huynh 1993, Pabst 1997). Möglicherweise ist dies die Voraussetzung für Schäden des Nervensystems nach Impfungen, denn auf diese Weise wird der Übertritt schädigender Substanzen ins Nervengewebe erleichtert.

Folgende neurologische Erkrankungen wurden im Zusammenhang mit verschiedenen Impfungen beobachtet und sind zumindest zum Teil auch darauf zurückzuführen:

- *Nervenschäden* sind eine bekannte mögliche Impffolge, besonders im Bereich des Gesichtsnervs und der Armnerven, aber auch – besonders tragisch – am Sehnerv mit möglichen Sehschäden.
- *Enzephalitis* oder *Meningitis*, also Gehirn- oder Gehirnhautentzündung, kommen nach Impfungen vor, scheinen jedoch sehr selten zu sein. Bei passiver Meldung ist das Risiko etwa eins zu einer Million, dürfte in der Realität also etwa zehnmal häufiger sein.
- Das *Guillain-Barré-Syndrom* ist eine akute entzündliche Erkrankung des peripheren Nervensystems mit mehr oder weniger kompletter schlaffer Lähmung der Körpermuskulatur. Ursache sind mehrheitlich Infekte, aber auch Impfungen. Die Inkubationszeit von der Impfung bis zum Ausbruch beträgt bis zu zehn Wochen – daher wird oft kein Zusammenhang hergestellt (Ehrengut 1998). Der Verlauf geht über Wochen, die Behandlung kann Langzeitbeatmung wegen Lähmung der Atemmuskulatur notwendig machen. Nach der allmählichen Rückbildung der Symptome können Restschäden bleiben.
- *Transverse Myelitis* ist eine Erkrankung, bei der es im Rückenmark zu einer Entmarkung (Demyelinisierung) der Nervenscheiden kommt. Neben allgemeinem Krankheitsgefühl treten Lähmungen, Muskelkrämpfe, Gefühlsstörungen und Rückenschmerzen auf. Die Langzeitprognose ist ungünstig, häufig bleiben neurologische Ausfälle zurück. Transverse Myelitis kann auch das erste Symptom einer multiplen Sklerose sein.
- *Multiple Sklerose* ist eine schwere und zu zunehmender körperlicher Behinderung führende Entmarkungserkrankung des Nervensystems. Impfungen vermögen bei bestehender Anlage zu dieser Erkrankung einen (auch ersten) Schub zu provozieren. Vermutlich sind sie jedoch in manchen Fällen die Ursache der Erkrankung. Besonders nach der Hepatitis-B-Impfung fand sich eine auffällige Häufung von multipler Sklerose, was 1998 in Frankreich zu einem Aussetzen der Impfkampagne bei Jugendlichen führte.
- *Autismus* ist eine tief greifende kindliche Entwicklungsstö-

rung unbekannter Ursache. Symptome sind Beeinträchtigung der zwischenmenschlichen Beziehungen und der Kommunikation, eingeschränkte Aktivitäten und Interessen, oft auch geistige Behinderung. In den letzten Jahren wurde das Auftreten von Autismus in Zusammenhang mit der Masernimpfung gebracht.

- *Impf-Enzephalopathie*, also »Gehirnerkrankung« im weitesten Sinne, ist ein schlecht definierter und umstrittener Begriff. Am bekanntesten war die Enzephalopathie als Impfschaden nach der Pockenimpfung. Enzephalopathie gilt heute in den USA als gesicherte Impfkomplikation nach DTP-Impfung (CDC 1996), kann jedoch im Prinzip nach jeder Impfung auftreten. Sie kann einen bleibenden Hirnschaden nach sich ziehen. Im deutschen Schrifttum gibt es Versuche, die Diagnose »Enzephalopathie« als Impffolge abzulehnen, da diese Symptome nur durch toxische Einflüsse herbeizuführen seien, während Impfschäden immer entzündliche Ursachen hätten (Quast 1997). Genauer sei der Begriff »perivenöse Enzephalomyelitis«. Welchen Namen der Hirnschaden nun wissenschaftlich bekommt, dürfte unerheblich sein – entscheidend ist, dass es infolge von zentralnervösen Impfreaktionen zu bleibenden Hirnschäden kommen kann, wenn dies auch sehr selten eintritt.

Impfkritik

Die Geschichte des Impfens war seit jeher begleitet von skeptischen und warnenden Stimmen. Aus verschiedensten Gründen gab und gibt es immer wieder Kritik an dem Vorgehen, das menschliche Immunsystem zu manipulieren und bestimmte Krankheiten zu verhindern.
Heute sind es vor allem vier gesellschaftliche Gruppen, die die Impfungen kritisieren (nach Velimirovic 1991):

- Eltern impfgeschädigter Kinder, die aus leidvoller Erfahrung heraus die Impfpolitik kritisieren und bessere Aufklärung und angemessene Entschädigungszahlungen für Impfschäden fordern. In allen westlichen Ländern gibt es Interessengruppen solcher Eltern, zum Beispiel in Deutschland die EFI (Interessengemeinschaft Eltern für Impfaufklärung, Léharstr. 65 1/2, 86179 Augsburg).
- Skeptische Ärzte, die an der Wirksamkeit von Impfungen zweifeln, Nebenwirkungen und Spätfolgen befürchten oder bestimmte Impfungen wegen geringer Erkrankungsrisiken ablehnen.
- Anhänger alternativmedizinischer Therapierichtungen – besonders im Bereich von Homöopathie, anthroposophischer Medizin und Naturheilkunde –, die die empfohlenen Impfungen als Eingriff in die persönliche Freiheit und als Verletzung ihrer fundamentalen Rechte der Verantwortung ihren Kindern gegenüber betrachten. Am meisten Einfluss dürfte die Homöopathie haben, da sie das in Deutschland am weitesten verbreitete alternativmedizinische Verfahren ist.
- Menschen, die aus religiösen oder weltanschaulichen Gründen Impfungen ablehnen – meist aus dem Glauben heraus, solche Maßnahmen stünden im Gegensatz zum Willen Gottes. Hierzu gehören einzelne buddhistische, hinduistische oder moslemische Glaubensgruppen, verschiedene christliche Sekten (zum

Beispiel Church of Christian Society, Disciples of Christ, die niederländisch-reformierte Kirche), die Mormonen, die Amischen (Amish people) und die Adventisten. Auch Anhänger der Hare-Krishna-Bewegung und Teile der Scientology-Sekte lehnen Impfungen ab

Homöopathie und Impfungen

Samuel Hahnemann (1755–1843), der Begründer der Homöopathie, war ein Zeitgenosse Edward Jenners (1749–1823) und kannte das Verfahren sowie die Wirkung der Pockenimpfung, nämlich »... dass, seit der allgemeinen Verbreitung der Jennerschen Kuhpockenimpfung, die Menschenpocken nie wieder unter uns weder so epidemisch, noch so bösartig erscheinen, wie vor 40–50 Jahren, wo eine davon ergriffene Stadt wenigstens die Hälfte und oft drei Viertel ihrer Kinder durch den jämmerlichen Pest-Tod verlor« (Hahnemann 1842). Hahnemann kannte jedoch ebenso schon die schweren Nebenwirkungen der Pockenimpfung und behandelte solche »Impfkrankheiten« mit der von ihm entwickelten homöopathischen Methode.
Auch die Schüler Hahnemanns setzten sich mit der Pockenimpfung auseinander und äußerten sich mehr und mehr kritisch – allen voran Constantin Hering (1800–1880), der zwei Jahre vor seinem Tod eine Stellungnahme für englische Impfgegner abgab und betonte, die Impfung sei eine Vergiftung des Blutes und bedeute für die Kinder einen großen Schaden (Lehrke 1998). Der bedeutende Homöopath Clemens von Boenninghausen (1785–1864) bemerkte bereits 1849, die Kuhpockenimpfung sei eine »in leichtfertigen Händen so gefährliche, das Scrophelgift ohne allen Zweifel ungemein verbreitende Vakzine«.
Hinter den Bedenken der homöopathischen Lehre gegenüber Impfungen steht die Auffassung, dass nicht die Mikroben die Ursache der jeweiligen Krankheit sind, sondern die Verstimmung der Lebenskraft (Hahnemann 1842) – dadurch sei sozusagen das »Terrain« geschaffen, auf dem dann die Mikroben erst gedeihen

können. Da die Lebenskraft aber »geistartig« oder »dynamisch« sei, können Krankheiten nur durch »geistartige«, »dynamische« Heilmittel wie homöopathisch potenzierte Mittel wirklich geheilt werden. (Unter dem Potenzieren versteht man das schrittweise Verdünnen der Ausgangssubstanz nach bestimmten Methoden.) Im Gegensatz dazu sei ein Impfstoff jedoch ein chemisches Arzneimittel.

Durch einen Impfstoff werde nun ein künstlicher krankhafter Zustand geschaffen, dem Organismus quasi Gewalt angetan, darüber hinaus werden durch die Injektion seine natürlichen Schranken verletzt (Leduc 1990). Der Impfstoff rufe durch diese direkte Einwirkung zwar eine »oberflächliche« Antikörperbildung hervor, stimuliere jedoch nicht die allgemeine Reaktionsfähigkeit des Organismus; im Gegenteil, er beeinträchtige sie. Das könne bei entsprechender Veranlagung zur Entstehung chronischer Erkrankungen führen.

Eine Minderheit von Homöopathen empfiehlt als Alternative so genannte »homöopathische Impfungen«, das sind homöopathisch potenzierte Krankheitserreger (zum Beispiel Roy 1988). Dies ist jedoch eine sehr umstrittene und durch keine Untersuchungen belegte Methode. In der einschlägigen Literatur finden sich hierzu vor allem ablehnende Stimmen; ein homöopathisches Mittel müsse nämlich den Symptomen des Kranken ähnlich sein und nicht dem Krankheitserreger (Leduc 1990, Achtzehn 1998). Hans-Jürgen Achtzehn berichtet von Malariakranken, die vorher homöopathisch geimpft worden waren ...

Unter den heutigen homöopathisch arbeitenden Ärzten sind die absoluten Impfgegner in der Minderzahl, es finden sich jedoch sehr viele Impfskeptiker. Nach einer Umfrage von P. Lehrke (1998) haben 6 Prozent der Schulmediziner, 24,5 Prozent der homöopathisch orientierten Ärzte und 47,3 Prozent der »klassischen« Homöopathen eine starke Abneigung gegen Impfungen. Keinerlei Bedenken haben 56 Prozent der Schulmediziner, 21 Prozent der homöopathisch orientierten Ärzte und nur 3,6 Prozent der orthodoxen »klassischen« Homöopathen. Auch englische Homöopathen diskutieren offen das Für und Wider – die einen

sprechen sich für das Impfen aus (Ernst 1995), die anderen nennen Impfungen »kriminell unverantwortlich« oder »sehr unglücklich ... und wenig bewiesen« (English 1992, Fisher 1990).
In einer Stellungnahme von Frau Sieglinde Schulz, Vorsitzende des Deutschen Zentralvereins homöopathischer Ärzte (DZVhÄ), heißt es, es gebe keinen »Religionskrieg« zwischen Homöopathen und Schulmedizinern zum Thema Impfen; wie allen anderen Ärzten sei auch den Homöopathen der Nutzen der Impfungen sehr wohl bekannt, umgekehrt seien Nebenwirkungen von Impfungen durchaus auch ein Thema der Schulmedizin. Verantwortungsbewusste Ärzte beider Richtungen würden bei jedem Kind individuell abwägen, welche Impfung es bekommen sollte (ÄZ 1996). Die Stellungnahme war gerichtet gegen einen homöopathischen Arzt, der sich in der Sendung »Schreinemakers live« gegen die Impfung von Kindern ausgesprochen hatte.
Der homöopathisch arbeitende Heilpraktiker Hans-Jürgen Achtzehn wendet sich in einem ausführlichen Aufsatz über Impfschäden gegen Massenimpfungen, bemerkt aber: »Folgen, Wirkungen und Wirkungsmechanismen der Impfungen und der durchgemachten Infektionen sind in der Humanmedizin gut dokumentiert. Es gibt keinen Grund, die Medizin und deren redliches Bemühen zu verteufeln. Allerdings geht die Aufklärungs- und Sorgfaltspflicht im Alltag mitunter verloren.« (Achtzehn 1998)

Anthroposophische Medizin und Impfungen

Anthroposophische Ärzte sind der Auffassung, dass Krankheiten an der Prägung des individuellen Entwicklungsganges eines Menschen beteiligt sind und daher auch einen Sinn haben. Der Antigenkontakt sei von Mensch zu Mensch normalerweise sehr unterschiedlich; so bilde sich im Lauf der ersten Lebensjahre ein jeweils sehr individuelles Immunsystem heraus. Durch immer mehr Impfungen würde dagegen eine »Automatisierung der immunologischen Reaktions- und Ausdrucksmöglichkeiten« herbeigeführt (Meinecke 1999). Dies führe zu einer Schwächung des seelisch-geistigen Impulses des Menschen, denn dieser Impuls sei im körperlichen Bereich auf den Aufbau eines ganz individuellen »Eiweißes« angewiesen. Impfungen seien ein Versuch, den Zufall zu beherrschen, und schränkten das »Bewusstsein« des Menschen ein, das sich unter anderem durch scheinbare Zufälle zum Ausdruck bringt. Die geistigen Lebensimpulse gingen so verloren, und der Mensch werde immer mehr an die materielle Welt »gefesselt«.

Rudolf Steiner (1861–1925), der Begründer der Anthroposophie, bemerkt zum Impfproblem, der Mensch könne durch Impfungen seine spirituelle Entwicklung behindern und seine Seele »an den materiellen Leib heranbinden« (Steiner 1924). Durch eine spirituelle Erziehung könne das jedoch aufgewogen werden.

Steiner meint weiter, eine Impfung sei eine Art unterschwelliger, nicht ins Bewusstsein kommender Sinnesreiz, der eine Erkrankung nur vortäuscht. Er unterlaufe somit den Willen und könne zu seiner Schwächung beitragen. Willensschwäche aber sei ein Hauptproblem unserer Zeit. Im Gegensatz dazu bleibe der Organismus in der Auseinandersetzung mit Krankheiten »frei«, was daran zu sehen sei, dass er einmal erkrankt, das andere Mal jedoch eine »stille Feiung« ohne Krankheitssymptome durchmacht.

Steiner hält andererseits auch die Vorbeugung von Krankheiten für einen denkbaren Weg: »Die fanatische Stellungnahme gegen diese Dinge ist nicht das, was wir anstreben, sondern wir wollen durch Einsicht die Dinge im Großen anders machen.« (Steiner 1910)

Anthroposophische Ärzte suchen aus diesen Gründen einen individuellen Umgang mit dem Impfen und befürworten es nicht uneingeschränkt und generell (Meinecke 1999). Auch über den Impfzeitpunkt gibt es Vorstellungen in der anthroposophischen Medizin, die damit zusammenhängen, dass das Immunsystem erst mit Beginn des Aufrichtens und freien Gehens ausgereift ist. Im ersten Lebensjahr könne das Immunsystem, das gerade lernt, Fremdes vom Eigenen zu unterscheiden, auf vielfältigste

Weise gestört werden, sodass pathologische Reaktionen wie Allergien oder Autoimmunerkrankungen entstehen können. Viele anthroposophische Ärzte impfen daher erst ab dem zweiten Lebensjahr.
In der neueren anthroposophischen Literatur werden sehr stark der »individuelle Impfzeitpunkt« und die »individuelle Impfentscheidung« in den Vordergrund gerückt (Kummer 1994, Albonico 1998a, Meinecke 1999). Angst, die auch bewusst zur Durchsetzung der Impfstrategien eingesetzt werde, sei einer freien Impfentscheidung völlig entgegengesetzt. Hans Ulrich Albonico (1998) betont daher die »Wichtigkeit einer individuellen, freiheitlichen, umfassenden, auf den Patienten abgestimmten Information mit der Möglichkeit des Gedankenaustausches«.

Impfgegner

Aus verschiedensten Gründen lehnen manche Menschen Impfungen gänzlich ab. Genährt wird eine solche Haltung durch die Arroganz vieler Behörden einschließlich der STIKO und das kaltschnäuzige geschäftliche Gebaren der pharmazeutischen Industrie.
Die Gegnerschaft wird gestützt durch populärwissenschaftliche Literatur über die Impffrage. Bekannt sind die Bücher von Gerhard Buchwald (*Impfen. Das Geschäft mit der Angst*), Simone Delarue (*Impfungen – der unglaubliche Irrtum*) und Joachim-F. Grätz (*Sind Impfungen sinnvoll?*). Bei der Durchsicht dieser Bücher muss man leider feststellen, dass sie zwar sehr engagiert, aber teilweise sehr subjektiv verfasst sind und wissenschaftlichen Ansprüchen nicht immer genügen. Den gewiss eindrucksvoll geschilderten Impfschadensfällen könnte man sicher ebensolche Fälle von Kindern gegenüberstellen, die durch Krankheiten einen Gesundheitsschaden erlitten haben. Auch ist die Wirksamkeit von Impfungen heute nicht mehr anzuzweifeln, und gesunde Lebensweise oder Ernährung bieten keinen sicheren Schutz vor Infektionskrankheiten wie Kinderlähmung oder Tetanus.

Impfgegner müssen sich bewusst sein, dass sie für sich oder ihre Kinder Krankheitsrisiken in Kauf nehmen, die aber sicher wesentlich geringer sind als das Risiko, durch einen Unfall im Straßenverkehr oder durch Autoabgase und Umweltverschmutzung zu Schaden oder ums Leben zu kommen.

Aufklärung vor Impfungen

Der Arzt hat vor der Durchführung der Impfung die Pflicht, den Impfling oder seine Sorgeberechtigten – im Regelfall beide Elternteile – über die jeweilige Krankheit und die Impfung aufzuklären. Diese Aufklärung umfasst: Information über die zu verhütende Krankheit, Behandlungsmöglichkeit der Krankheit, Nutzen der Impfung, Art des Impfstoffs, Durchführung der Impfung, Dauer des Impfschutzes, Notwendigkeit von Auffrischungsimpfungen, Verhalten nach der Impfung, Gegenanzeigen zur Impfung, mögliche Nebenwirkungen und Komplikationen.

Nach heute eindeutiger Rechtsprechung muss der Arzt »alle eingriffstypischen Risiken offenbaren«, und seien sie noch so selten. Nicht erforderlich ist die exakte medizinische Beschreibung der in Betracht kommenden Risiken.

Die Zahl der Schadenersatzprozesse gegen Ärzte wegen unzureichender Aufklärung wird auf 6000 bis 10 000 pro Jahr geschätzt. Vor einigen Jahren wurde beispielsweise eine Ärztin verurteilt, weil sie über ein Risiko von der Wahrscheinlichkeit von 1 zu 15,5 Millionen nicht aufgeklärt hatte – ein Bekannter steckte sich am Polio-Impfvirus eines Kindes an und kam dadurch zu Schaden (Mühlendahl 1996).

Die Aufklärung muss »verständlich« sein. Sie kann zunächst in schriftlicher Form geschehen, jedoch muss vor der Impfung Gelegenheit zu einem weiterführenden Gespräch sein. Der Bundesgerichtshof hat in einer Grundsatzentscheidung am 15. 2. 2000 (VI ZR 48/99) entschieden, dass bei Impfungen die Aushändigung eines Merkblattes als Aufklärung genügt. Eine einwilligende Unterschrift der Eltern oder ein ausführliches Arzt-Patienten-Eltern-Gespräch sind bei Routineimpfungen nicht zwingend, ebenso wenig die Anwesenheit beider Elternteile.

Jugendliche können in eine Impfung selbst einwilligen, wenn sie die erforderliche Einsichtsfähigkeit besitzen; das ist in der Regel mit sechzehn Jahren der Fall. Wird die Impfung ohne rechtswirksame Einwilligung durchgeführt, ist der Eingriff rechtswidrig mit der Folge, dass der Impfarzt für eventuelle Impfschäden Schadenersatz und Schmerzensgeld zahlen muss. Bei eindeutigem »Nein« wird dem Arzt von den Juristen empfohlen, die Belehrung über die Nützlichkeit der Impfung zu wiederholen und in den Krankenunterlagen zu dokumentieren. Im Rechtsstreit um eine Fruchtschädigung durch Röteln während der Schwangerschaft wurde ein Frauenarzt verurteilt, der gegenüber der betroffenen Mutter nicht bis zum »Streitgespräch« gegangen ist, um die Impfung vor der Schwangerschaft durchzusetzen (Zinke 1997).

Wie dieses Beispiel zeigt, geht die Tendenz der Rechtsprechung dahin, impfkritische Ärzte und Eltern unter Druck zu setzen. In einem ausführlichen Artikel über die Aufklärungsverpflichtung des Arztes vor Impfungen lässt es der Vorsitzende Richter am Oberlandesgericht daher nicht unerwähnt, dass die »unvernünftige Weigerung der Eltern und die damit gleichzeitig einhergehende akute Gefährdung des Kindes ... einen so genannten Missbrauchstatbestand der elterlichen Sorge« darstellt und zu gerichtlichen Zwangsmaßnahmen führen kann (Schlund 1999).

Die durchgeführte Impfung muss im Impfausweis dokumentiert werden – einschließlich der Bezeichnung und der Chargennummer des Impfstoffes. Dies kann Ermittlungen erleichtern, wenn Fragen zur Wirksamkeit oder Sicherheit bestimmter Impfstoffe aufkommen sollten, und ist auch wichtig bei einem Antrag auf Anerkennung eines Impfschadens.

Kontraindikationen

- Die Impfung sollte verschoben werden, wenn der Impfling nicht gesund ist; nach akuten Erkrankungen sollten mindestens zwei Wochen vergangen sein.
- Totimpfstoffe sollten nicht weniger als eine Woche, Lebendimpfstoffe nicht weniger als zwei Wochen vor einer geplanten Operation verabreicht werden. Auch nach einer Operation sollte der Impfabstand mindestens zwei Wochen betragen. Bei dieser Vorsichtsmaßnahme geht es in erster Linie darum, dass Impfreaktionen nicht mit Operationskomplikationen verwechselt werden.
- Nicht dringend angezeigte Impfungen sollten nicht in der Schwangerschaft und, im Fall von Lebendimpfungen, auch nicht in der Stillzeit durchgeführt werden.
- Im Fall eines angeborenen oder erworbenen Immundefekts muss die Impffrage von einem immunologisch spezialisierten Arzt geklärt werden. Lebendimpfungen verbieten sich in der Regel in solchen Fällen.
- Bei bekannten Allergien gegen Impfinhaltsstoffe (zum Beispiel Antibiotika, Hühnereiweiß, Formaldehyd oder Thiomersal) muss auf andere Impfstoffe ausgewichen oder auf die Impfung verzichtet werden
- Hat nach einer Impfung eine stärkere Impfreaktion stattgefunden, so darf die Impfung bis zur möglichen Klärung des Zwischenfalls nicht wiederholt werden.

Jede Impfung kann hinausgeschoben werden, ohne dass die vorher gegebenen Impfungen »ungültig« werden. »Jede Impfung gilt!«

Was tun bei Impfschadensverdacht?

Bei Verdacht auf eine Impfkomplikation oder bei einer auffälligen Häufung von Impfreaktionen muss der Arzt das Gesundheitsamt und die Arzneimittelkommission der Deutschen Ärzteschaft (Postfach 410125, 50861 Köln), möglichst jedoch auch das Paul-Ehrlich-Institut (PEI, Paul-Ehrlich-Straße 51–59, 63225 Langen) und den Impfstoffhersteller unterrichten. Wichtig ist die genaue Dokumentation des Hergangs: Der Impftag, der Impfstoff mit Chargennummer, der Eintritt und Ablauf von Krankheitserscheinungen, die eventuellen Folgen etc.
Zur Sicherung der Diagnose muss möglicherweise Blut entnommen und zur Analyse eingesandt werden. Eine Krankenhauseinweisung kann zur Therapie und Diagnostik notwendig sein. Nicht zuletzt geht es auch um den Ausschluss von Erkrankungen vor allem aus dem neurologischen oder immunologischen Fachgebiet, die einen Impfschaden vortäuschen können.
Wenn jemand durch eine gesetzlich vorgeschriebene oder von einer Behörde empfohlene Impfung körperlich oder seelisch geschädigt worden ist, erhalten er oder seine Hinterbliebenen nach dem Bundesseuchengesetz dieselben Leistungen, die das Bundesversorgungsgesetz für Opfer des Krieges vorsieht, also ebenfalls eine Geldrente und Leistungen der Heil- und Krankenbehandlung. Lässt man sich im Ausland impfen und trägt man einen gesundheitlichen Schaden davon, erhält man keine Entschädigung.
Voraussetzung für den Entschädigungsanspruch ist die »Wahrscheinlichkeit des ursächlichen Zusammenhangs. Wenn diese Wahrscheinlichkeit nur deshalb nicht gegeben ist, weil über die Ursache des festgestellten Leidens in der medizinischen Wissenschaft Ungewissheit besteht, kann mit Zustimmung der für die Kriegsopferversorgung zuständigen obersten Landesbehörde der Gesundheitsschaden als Folge einer Impfung anerkannt werden.« (Schumacher 1996) Ein Impfschaden ist nämlich in den seltensten Fällen mit Sicherheit zu diagnostizieren, sondern es handelt

sich in der Regel um eine Ausschlussdiagnose – das heißt, erst müssen alle anderen möglichen Ursachen für den Schaden ausgeschlossen werden, bis er überhaupt als Impfschaden anerkannt werden kann.

Wer Ansprüche geltend machen will, muss einen entsprechenden kostenlosen Antrag an das Versorgungsamt stellen. Dies kann zunächst auch formlos geschehen, ein offizielles Antragsformular wird dann zugesandt. Das ausgefüllte Formular kann dann per Post an das Versorgungsamt übersandt oder bei allen anderen Sozialleistungsträgern, etwa bei der Krankenkasse oder dem Rentenversicherungsträger, abgegeben werden. Bei Bedarf helfen die Mitarbeiter der jeweiligen Dienststellen beim Ausfüllen. Über Rechte und Ansprüche erhält man bei den Versorgungsämtern telefonisch, persönlich oder schriftlich Auskunft und Beratung.

Mit dem Antrag wird automatisch ein Verfahren eingeleitet mit Ermittlungspflicht des Gerichtes. Das Gericht muss zu der Überzeugung gelangen, dass die Impfung – und nur die Impfung – Ursache des Gesundheitsschadens ist. Es müssen daher im Antrag möglichst deutliche und erschöpfende Angaben gemacht werden, es sollten auch notwendige Beweismittel benannt und gegebenenfalls beigefügt werden. Gefordert sind einmal der Nachweis der Impfung und dann der Nachweis der Impfkrankheit, die ein Gesundheitsschaden sein muss, der »über das übliche Maß einer Impfreaktion« hinausgeht.

Um den Antrag richtig zu formulieren, ist es unbedingt ratsam, sich bei erfahrenen Stellen Auskunft einzuholen – entweder bei spezialisierten Juristen oder beim Schutzverband für Impfgeschädigte e.V. (Postfach 5228, 58829 Plattenberg).

Der Problempunkt bei der Klärung eines Schadensfalles ist die Beweissicherung, bei der das Bundesseuchengesetz fordert: »Der Beweis gilt als erbracht, wenn sich eine große Klinik (oder ein entsprechender Gutachter) dahin gehend ausspricht.« Das Gericht beruft einen Gutachter, wenn »Beweisbedarf« besteht. Gutachten sollen »sachlich richtig« sein und müssen sich »im Rechtsstreit bewähren«. Da häufig jedoch Gutachter berufen werden, die Mitglied der Impfkommission oder bekannte Impfbefürworter sind,

ist eher mit ablehnenden Bescheiden zu rechnen. In solchen Fällen muss man sich natürlich fragen, warum überhaupt zu einer Meldung von Impfschäden aufgefordert wird.
Es lohnt sich daher der Versuch, dem Gericht einen Gutachter vorzuschlagen – entsprechende Adressen sind beim Schutzverband für Impfgeschädigte zu erfahren. Vom Geschädigten selbst in Auftrag gegebene Privatgutachten sind erst dann zu empfehlen, wenn der Antrag vom Versorgungsamt abgelehnt wurde und der Rechtsweg beschritten wird (Ausführliches siehe Buchwald 1997).
Der Antragsteller erhält in jedem Fall einen schriftlichen Bescheid, der auch darüber Auskunft gibt, wie er weiter vorgehen kann, wenn er mit dem Ergebnis nicht einverstanden ist. Zur Überprüfung besteht die Möglichkeit des Widerspruchs und anschließend der (ebenfalls kostenlosen) Klage beim Sozialgericht.

Zusammenfassung

- Beim Thema Impfungen bleiben von Natur aus viele Fragen offen.
- Die Wissenschaft hilft nur bedingt weiter: Sie unterliegt starken kommerziellen und politischen Einflüssen und findet in der Regel nur, was sie auch sucht.
- Impfstoffe üben von ihrer Herstellung und Zusammensetzung her vielfältigste Einflüsse auf den Körper aus – nicht zu vergleichen mit der normalen Auseinandersetzung des Organismus mit Krankheitserregern.
- Impfungen müssen im ersten Lebensjahr sehr vorsichtig gehandhabt werden auf Grund neurologischer und immunologischer Besonderheiten in diesem Alter.
- Die Summation der Nebenwirkungen von Kombinationsimpfstoffen ist abzuwägen gegen die Summation der Giftstoffe in Einzelimpfstoffen. Kombinationen von Lebendimpfstoffen sind besonders problematisch.
- Jede Impfung kann – ebenso wie Krankheiten – im Extremfall eine Katastrophe auslösen.

- Die Zunahme bestimmter Krankheitsbilder wie Allergien, Diabetes oder Autismus legen einen Zusammenhang mit der ständigen Ausweitung der Impfprogramme nahe.
- Bei Verdacht auf Impfkomplikationen gilt es, energisch mit Hilfe eines engagierten Arztes Ansprüche geltend zu machen.

Referenzen

Aaby, P., Jensen, H., Kristensen, I.: Routine vaccinations and child survival: follow up study in Guinea-Bissau, West Africa. BMJ 2000, 321: 1435-8

Achtzehn, H. J.: Impfschäden aus homöopathischer Sicht. Homöopathische Einblicke 1998, 33: 19–24

Albonico, H.: Krankheit – Angst – Impfung. Der Merkurstab 1998a, 4: 230–235

Albonico, H.: Gewaltige Medizin. 1998b Haupt Verlag Bern.

Alm, J. S., et al.: Atopy in children of families with an anthroposophic lifestyle. Lancet 1999, 353: 1485–1488

AP (Associated Press): Diet drug company accused of funding favorable journal articles. 24. 5. 1999. www.epo.de/bukopharma/brief/990809/990809bphb.pdf

AT (Arznei-telegramm): Sponsoring und Forschungsförderung: Meist nur Marketing. AT 1999, 1: 1

AT (Arznei-telegramm): Zulassung und Marktüberwachung: Wo bleibt die Qualität? AT 1999, 6: 1

AT (Arznei-telegramm): Fälschungen im Medizinbetrieb. AT 1999, 9: 1

AT (Arznei-telegramm): FSME-Impfstoff TicoVac – zu spät vom Markt und die Folgen. AT 2001/4: 41-3

AT (Arznei-telegramm): Arzneimittelzulassungen – zu lässig und Firmen-lastig. AT 2001/6: 57-8

ÄZ (Ärzte-Zeitung): Homöopathische Ärzte wehren sich dagegen, als Impfgegner dazustehen. Ärzte-Zeitung 28. 10. 1996

Aventis Pasteur MSD: Hexavac Produktmonographie 2000

Baraff, L. J., Ablon, W. J., Weiss, R. C.: Possible temporal association between diphtheria-tetanus toxoid-pertussis vaccination and sudden infant death syndrome. Pediatr Infect Dis, 1983, 2(1): 7–11

Barr, R., Limp, K.: Fact Sheet Measles. Autism independent UK, 1999 http://www.autismuk.com/index1sub4.htm

Beall, J. R., Ulsamer, A. G.: Formaldehyde and hepatotoxicity: a review. J Toxicol Environ Health 1984; 14(1): 1–21

Botham, S. J., et al.: Incidence of apnoea and bradycardia in preterm infants following DTPw and Hib immunization: a prospective study. J Paediatr Child Health, 1997, 33(5): 418–421

Brandis, Eggers, Köhler, Pulverer: Medizinische Mikrobiologie. Gustav-Fischer-Verlag, Stuttgart. 7. überarb. Auflage 1994

Britton, D. E., Houff, S. A., Eiben, R. M.: Possible interactions between rabies vaccination and a progressive degenerative CNS disease. Archives of Neurology 1978; 35: 693

Buchwald, G.: Impfen. Das Geschäft mit der Angst. Knaur 1997

BUKO Pharma-Brief Nr. 6, Aug./Sept. 1998a: WHO – besser mit Industriemann?

BUKO Pharma-Brief Nr. 8–9, Nov.1998b: Verbesserungsbedürftig – Arzneimittelzulassung in der Europäischen Union.

BUKO Pharma-Brief Nr. 4, Mai/Juni 1999. Rundbrief der BUKO Pharma-Kampagne Health-Action International (D) Editorial. WHO unter Industrieeinfluss – US-Firma sponsert Stelle bei Weltgesundheitsorganisation.

Burmistrova, A. L., Gorshunova, L. P., Ebert, L.: Change in the non-specific resistance of the body to influenza and acute respiratory diseases following immunization diphtheria-tetanus vaccine. Zh Mikrobiol Epidemiol Immunobiol 1976; (3): 89–91

Burton, D.: FACA: Conflicts of Interest and Vaccine Development: Preserving the Integrity of the Process. Committee on Government Reform, Washington, D. C., 15. 6. 2000.

Butler, H.: Position paper on the role of vaccines in SIDS. Immunisation Awareness Society, Auckland, New Zealand, 2000. www.ias.org.nz/SIDS.htm

Butler, N. R., et al.: From Birth to Five: A Study of the Health and Behaviour of Britain's 5 year-olds. Oxford: Pergamon Press 1986

Campbell, E. G., Louis, K. S., Blumenthal, E.: Looking a gift horse in the mouth. JAMA 1998, 279(13): 995–999

Carlsson, R. M., Claesson, B. A., Selstam, U., Fagerlund, E., Granström, M., Blondeau, C., Hoffenbach, A.: Safety and immunogenicity of a combined diphtheria-tetanus-acellular pertussis-inactivated polio vaccine-Haemophilus influenzae type b vaccine administered at 2-4-6-13 or 3-5-12 months of age. Pediatr Infect Dis J 1998, 17(11): 1026–1033

CDC (Centers for Diasease Control): Vaccine Side Effects, Adverse Reactions, Contraindications, and Precautions Recommendations of the Advisory Committee on Immunization Practices (ACIP). 1996, MMWR 45 (RR-12):1–35

CDC (Centers for Disease Control): Thiomersal in vaccines: a joint statement of the American Academy of Pediatrics and the Public Health Service. MMWR 1999, 48 (26): 563–565

Cherry, J. D.: Pertussis vaccine encephalopathy: It is time to recognize it as the myth that it is. J Am Med Association 1990, 263: 1679–1680

Cizman, M., et al.: Aseptic meningitis after vaccination against measles and mumps. Pediatric Infectious Disease Journal 1989, 3: 302–308

Classen, J. B.: The timing of immunization affects the development of diabetes in rodents. Autoimmunity 1996c; 24: 137–145

Classen, J. B: Increased Risk of Childhood Diabetes Following Immunization Receives National Recognition. 16. 2. 1998a. http://www.vaccines.net/newpage15.htm

Classen, J. B.: Hemophilus Influenza B Vaccine. 1998b. http://www.vaccines.net/hemophil.htm

Classen, J. B.: Vaccines and diabetes. Letter to Australian Vaccination Network, 1998c. http://www.avn.org.au/newpage4.htm

Classen, J. B.: Vaccine Safety Testing, 1999. http://www.vaccines.net/safety.htm

Conflict of interest in pertussis vaccine study. The Doctor's People 1990, 3: 4, zitiert bei Neustaedter (1997)

Coulter, H. L.: Review of Marie R. Griffin DTP study. Unpublished, 1990a, zitiert bei Neustaedter (1997)

Coulter, H. L.: Vaccination, social violence and criminality: The medical assault on the american brain. Berkeley, CA: North Atlantic Books, 1990b

Coulter, H. L.: SIDS and Seizures. Vaccine Information Resources 1996. http://www.healthy.net/library/articles/COULTER/SIDS.htm

DÄ (Deutsches Ärzteblatt): Rotavirusinfektionen – Impfstoff jetzt vom Markt genommen. Deutsches Ärzteblatt 1999, 96 (50): 3212

Dörfler, W., Schubbert, R., Heller, H., Kammer, C., Hilger-Eversheim, K., et al.: Integration of foreign DNA and its consequences in mammalian systems. Trens Biotechnol 1997, 15: 297–301

Dunbar, B.: Breaking News – research into autoimmunity and vaccine. Letter, September 1997. http://atschool.eduweb.co.uk/autism/index.html

Dunbar, B.: Aussage vor dem US-Senat am 12. 5. 1999, zitiert bei Butler 2000

Ehrengut, W.: Leserbrief zu »Aktueller Stand der Keuchhustenschutzimpfung«. Pädiatr Prax 1992, 43(3): 555–559

Ehrengut, W.: Zusammenhang zwischen Polio-Impfung und Guillain-Barré-Syndrom. Pädiatrie hautnah 1998, 7: 466–467

Ekart, W. U.: GK 2: Geschichte der Medizin. G. Thieme Verlag, Stuttgart 1998

Elswood, B. F., et al.: Polio vaccines and the origin of AIDS. Medical Hypotheses 1994, 42: 347–354

English, P.: The issue of immunisation (Editorial). Br Homoeopathic J, 81, 161–163, 1992

Ernst, E., White, A. R.: Homoeopathy and immunization. Br J General Practice, 629–630, 1995

EURODIAB ACE Study Group: Variation and trends in incidence of childhood diabetes in Europe. Lancet 2000, 355: 873–876

Farooqi, I. S., Hopkin, J. M.: Early childhood infection and atopic disorder. Thorax (England), 1998, 53(11): 927–932

Farwell, J. R., Dohrmann, G. J., Marrett, L. D., Meigs, J. W.: Effect of SV40 virus-contaminated polio vaccine on the incidence and type of CNS neoplasms in children: a population-based study. Trans Am Neurol Assoc, 1979, 104: 261–4

Fine, P. E., Chen, R. T.: Confounding in studies of adverse reactions to vaccines. Am J Epidemiol, 1992, 136(2): 121–135

Fisher, P.: Enough nonsense on immunisation (Editorial). Br Homoeopathic J, 79, 198–200, 1990

Fisher, S. G., Weber, L., Carbone, M.: Cancer risk associated with simian virus 40 contaminated polio vaccine. Anticancer Res, 1999, 19(3B): 2173–2180

Forsey, T.: Mumps vaccines-current status. J Med Microbiol 1994, 41: 1–2

Fujimaki, H., Ozawa, M., Imai, T., et al.: Adjuvant effects of aluminium silicate on IgE and IgG1 antibody production in mice. Int Arch Allergy Appl Immunol 1984, 75(4): 351–356

Fulgitini, V. A.: A pertussis vaccine myth dies. Am J Dis Children 1990, 144: 860–861

Geissler, E.: SV-40 and human brain tumors. Progress in Medical Virology 1990, 37: 211–222

Glassman, P.: Western J of Med 1999, 171: 234–239. Zitiert bei: Whale: Journal article and peer review. www.whale.to/journals1.html

Göttler, M., et al.: Unerwünschte Arzneimittelwirkungen – Zu viele Ärzte sind »meldemüde«. Deutsches Ärzteblatt 1999, 96, 25: 1704–1706

Griffin, M. R., et al.: Risk of seizures and encephalopathy after immunization with the Diphteria-Tetanus-Pertussis vaccine. J Am Med Association 1990, 263: 1641–1645

Guardian, The: Medical studies rubbish. 24. 8. 1998.

Hahnemann, S.: Organon der Heilkunst, 6. Auflage, Richard Haehl 1921, Neuauflage Karl Haug, Heidelberg 1987

Heeg, K.: DNA-Impfstoffe: Möglichkeiten und Gefahren. Kinderärztl Prax 1999, 6: 365-376

Herberhold U.: Umfunktionierung des Grünen Kreuzes. pp 2001, 60: 180

Hess, U.: Mumpsimpfstoffe: Impfversager aus immunologischer Sicht. Soz Präventivmed 1995; 40(2): 110–115

Hitzig, W. H.: Die Entwicklung des Immunsystems beim Menschen. In: Wahn, U., et al. (Hg.): Pädiatrische Allergologie und Immunologie in Klinik und Praxis. Gustav Fischer Verlag, Oxford 1997: 207–238

Holt, P. G., Sly, P. D.: Allergic respiratory disease: strategic targets for primary prevention during childhood [editorial]. Thorax 1997, 52(1): 1–4

Hurwitz, E. L., Morgenstern, H.: Effects of diphtheria-tetanus-pertussis or tetanus vaccination on allergies and allergy-related respiratory symptoms among children and adolescents in the United States. J Manipulative Physiol Therap Feb 2000, 23(2): 81–90

Hussey, G. D., Goddard, E. A., Hughes, J., et al.: The effect of Edmonston-Zagreb and Schwarz measles vaccines on immune response in infants. J Infect Dis 1996, 173(6): 1320-6

Huynh, H. K., Dorovini-Zis, K.: Effects of interferon-gamma on primary cultures of human brain microvessel endothelial cells. Am J Pathol 1993, 142(4): 1265–1278

IM (Institute of Medicine): From Adverse Events Associated with CHILDHOOD VACCINES Evidence Bearing on Causality (ISBN 0-309-04895-8). National Academy Press Washington DC, 1994: 316

Imani, F., Kehoe, K. E.: Infection of human B lymphocytes with MMR vaccine induces IgE class switching. Clin Immunol 2001, 100(3): 355-61

Jaber, L., Shohat, M., Mimouni, M.: Infectious episodes following diphtheria-pertussis-tetanus vaccination. A preliminary observation in infants. Clin Pediatr (Phila) 1988; 27(10): 491-494

Kemp, T., et al.: Is infant immunization a risk factor for childhood asthma or allergy? Epidemiology 1997, 8: 678–680

Kimman, T. G.: Risks connected with the use of conventional and genetically engineered vaccines. Veterinary Quarterly, 1992, 14/3: 110–118

Kinnersley, P.: Attitudes of general practitioners towards their vaccination against hepatitis B. BMJ 27 1990, 300(6719): 238

Koskiniemi, M., Korppi, M., Mustonen, K., Rantala, H., Muttilainen, M., Herrgard, E., et al.: Epidemiology of encephalitis in children. A prospective multicentre study. Eur J Pediatr 1997, 156(7): 541–545

Krimsky, S., Rothenberg, L. S., Stott, P., Kyle, G.: Financial Interests of Authors in Scientific Journals: A Pilot Study of 14 Publications. Science and Engineering Ethics 1996, 4: 395. www.usatoday.com/life/health/hcare/docs/ lhhdo007.htm

Kummer, K. R.: Zur Impfung gegen Hämophilus-Influenzae-B. Der Merkurstab 1994, 2: 170–181

Kyle, W. S.: Simian retroviruses, poliovaccine and origin of AIDS. Lancet 1992, 339: 600–601

Lancet: Public Health Laboratory's Service, Lancet 1995, 345: 567/569

Law, J.: Scrip Magazine, Sept. 1999, 33

Leduc, H.: Kranke Kinder homöopathisch behandeln. Droemer Knaur, München 1990

Lehrke, P.: Impfkonzepte in der Homöopathie. Eine Erhebung zum Impfverhalten homöopathischer Ärzte. Edition Forschung. Hippokrates Verlag, Stuttgart 1998

Liese, J. G.: Bewertung der neuen hexavalenten Impfstoffe – eine Erleichterung für die Praxis? Vortrag, gehalten am 25. 10. 2000 auf dem 6. Münchner Impftag

Lieu, T. A., Black, S. B., Ray, G. T., Martin, K. E., Shinefield, H. R., Weniger, B. G.: The hidden costs of infant vaccination. Vaccine 2000, 10(1): 33–41

Lindblad, E. B., Elhay, M. J.:, Silva, R., et al: Adjuvant modulation of immune responses to tuberculosis subunit vaccines. Infect Immun Feb 1997, 65(2): 623-9

Llewellyn, L. J., Harvey, I.: Hepatitis B vaccination: how many doctors are fully covered? J Public Health Med 1994, 16(3): 352-356

Madara, J. L., Stafford, J.: Interferon-gamma directly affects barrier function of cultured intestinal epithelial monolayers. J Clin Invest 1989, 83(2): 724-727

Mansoor, O., Pillans, P. I.: Vaccine adverse events reported in New Zealand 1990–1995. N Z Med J 1997, 110(1048): 270–272

Markuzzi, A., Schlipkoter, U., Weitkunat, R., Meyer, G.: Masern-, Mumps- und Rötelnimpfstatus bei Münchner Schulanfängern. Soz Präventivmed 1997; 42(3): 133–143

Meinecke, C.: Hepatitis-B-Impfung – Gegenwärtige Indikationsstellung und Problematik eines Konzepts. Der Merkurstab 1999, Sonderheft Hepatitis: 68–77

Minekawa, Y., Ueda, S., Yamanishi, K., et al.: Studies on live rubella vaccine. V. Quantitative aspects of interference between rubella, measles and mumps viruses in their trivalent vaccine. Biken J (Japan) 1974, 17(4): 161-167

MMWR (Morbidity and Mortality Weekly Report): Combination vaccines for childhood diseases. MMWR 1999/48(RR05): 1–15.

Montgomery, S. M., Morris, D. L., Pounder, R. E., et al.: Paramyxovirus infections in childhood and subsequent inflammatory bowel disease. Gastroenterology 1999, 116(4): 796–803

Montinari, M.: Role of Immunogenetics in the Diagnosis of Postvaccinal CNS Pathology. Vorgestellt am 9. 5. 1996 in Neapel bei der Associazione per la Libera Universita Internazionale de Medicina Omeopatica »Samuel Hahnemann« (LUIMO). http://www.trufax.org/vaccine/coulter 3.html

Mühlendahl, K. E.: Ärztliche Aufklärungspflicht bei extrem geringen Risiken. Pädiatr Prax 1996, 51: 322–324

Mußhoff, U., Madeja, M., Binding, N., Witting, U., Speckmann, E. J.: Effects of 2-Phenoxyethanol on N-methyl-d-aspartate (NMDA) receptor-mediated ion currents. Arch Tox 1999, 73(1): 55–59

Nanan, R., Chittka, B., Hadam, M., et al.: Measles virus infection causes transient depletion of activated T cells from peripheral circulation. J Clin Virol (Netherlands)1999, 12(3): 201–210

Neustaedter, R.: The Vaccine Guide – making an informed choice. North Atlantic Books, Berkeley, Kalifornien, 1996

Nilsson, L.: Lack of association between pertussis vaccination and symptoms of asthma and allergy. JAMA 1996, 275: 760

Nilsson, L., Kjellman, N. I., Bjorksten, B.: A randomized controlled trial of the effect of pertussis vaccines on atopic disease. Arch Pediatr Adolesc Med 1998, 152(8): 734–738

Nkowande, B. M., et al.: Vaccine-associated paralytic poliomyelitis. J Am Med Assoc 1987, 257: 1351–1356

NVIC: Juvenile Diabetes and Vaccination: New Evidence for a Connection. National Vaccine Information Center 1999. http://www.909 shot.com/juvenilediabetes.htm

Odent, M. R., et al.: Pertussis vaccination and asthma: is there a link? JAMA 1994; 272: 592–593

Owens, W.: Questionable science used in modern vaccinology. Immunization awareness society Juni 2000. http://www.ias.org.nz/question. htm

Pabst, H. F., Spady, D. W., Carson, M. M., et al.: Kinetics of immunologic responses after primary MMR vaccination. Vaccine 1997, 15(1): 10–14

Pattison, S.: Dealing with uncertainty. BMJ 2001, 323: 838–840

Petre, J., Pizza, M., Nencioni, L., Podda, A., De Magistris, M. T., Rappuoli, R.: The reaction of bacterial toxins with formaldehyde and its use for antigen stabilization: Dev Biol Stand 1996; 87: 125–134

Pollock, T. M.: Transcript of evidence, High Court of Justice/Dublin (Best vs. Wellcome et al.), 15. 6. 1989: 1–63

Poser, C. M., Behan, P. O.: Late onset of Guillain-Barré syndrome. Journal of Neuroimmunology 1982; 3: 27–41

Poser, C. M.: Neurological syndromes that arise predictably. Consultant, Jan 1987: 45–46

Pourcyrous, M., Korones, S. B., Crouse, D., et al.: Interleukin-6, C-reactive protein, and abnormal cardiorespiratory responses to immunization in premature infants. Pediatrics 1998, 101(3): E3

Pressegespräch »Fünf Jahre Pasteur Mérieux MSD: Von der europäischen Vision zum führenden Impfstoff-Experten«, Leimen, 2. 11. 1999, mit STIKO-Mitglied Dr. Jan Leidel. Jatros Päd 1999, 15: 16–19

Quak, T.: Impfung und Impffolgen. 1999,

Quast, U., et al.: Impfreaktionen. Hippokrates (2. Aufl.), Stuttgart 1997

Redhead, K., Quinlan, G. J., Das, R. G., Gutteridge, J. M.: Aluminium-adjuvanted vaccines transiently increase aluminium levels in murine brain tissue. Pharmacol Toxicol 1992; 70(4): 278–280

Renggli, F.: Selbstzerstörung aus Verlassenheit – die Pest als Ausbruch einer Massenpsychose im Mittelalter. Rasch und Röhring, Hamburg 1992: 246–247. Zitiert bei Albonico (1998a)

Renner, B., Barth, J.: Risiko und Risikokommunikation. 1997,

Reiber, H., Davey, B.: Desert-storm-syndrome and immunization. Arch Internal Med 1996, 156:217

Rivera, E.: A new method for rapidly removing contaminating micro-organism from porcine parvovirus or pseudorabies virus master-seed suspensions. Vaccine 1993, 11/3: 363–365. Zitiert bei Quak (1999)

Rook, G. A., Stanford, J. L.: Give us this day our daily germs. Immunol Today 1998, 19(3): 113–116

Roy, R.: Homöopathie – der sanfte Schutz vor Kinderkrankheiten. Der Homöopathie-Kurier 1988, 4: 5–15

Sanchez, P. J., et al.: Apnea after immunization of preterm infants. J Pediatr 1997, 130(5): 746–751

Scheibner, V., Karlson, L.: Association Between Non-Specific Stress Syndrome, DTP Injections, and Cot Death (2nd Immunization Conference, Canberra, Australien, 27. bis 29. 5. 1991). Zitiert bei Sudden Infant

Death Syndrome an Childhood Vaccines, http://www.thinktwice.com/sids.htm

Schlafly, P.: Whatever happened to informed medical choice? 1999, http://www.accessus.net/~eagle/column/1999/jan99/99-01-27.html

Schlund, G. H.: Grundsätze ärztlicher Aufklärungsverpflichtung generell und vor Impfungen. Kinderärztl Prax 1999, Sonderheft Impfen 2: 5–9

Schmitt, H. J.: Mündliche Äußerung bei einer Podiumsdiskussion am 14. 4. 1999 im Münchner Rathaus. 1999a

Schmitt, H. J., Hülßle, C., Raue, W. (Hg.): Schutzimpfungen. Infomed, Berlin 1999b.

Shirley's Wellness Café: Measles vaccine experiment litigation pending – was your child a victim of a covert experiment? 1999, http://www.geocities.com/HotSprings/1158/V-KAISER.htm

Siegmund-Schultze, N.: Impfen mit Erbmaterial. Wissenschafts-Beilage der Berliner Zeitung vom 10. 11. 1999. www.berlinonline.de/wissen/wissenschaftsarchiv/991110/.html/medizin1.html

Spiegel, Der: »Ich hasse die Person, die ich war« – Spiegel-Gespräch mit Ken Alibek, Top-Wissenschaftler des sowjetischen Biowaffen-Programms. 1999/15

Spiegel, Der: »Professor Coca-Cola«. 1999/45: 277

Spiegel, Der: Betrug am Zuschauer. 2000/33

Spiegel, Der: Spender aus der Kneipe. 2000/47

Stajich, G. V., Lopez, G. P., Harry, S. W., Sexson, W. R.: Iatrogenic exposure to mercury after hepatitis B vaccination in preterm infants. J Pediatr, Mai 2000; 136(5): 679–681

Statistisches Bundesamt 1998, Antwort der Bundesregierung auf eine schriftliche Anfrage der CDU/CSU-Abgeordneten Erika Reinhardt. www.adlerapotheke.com/apotheke/gestips/impfscha.htm

Stehr, K., Heininger, U.: Aktueller Stand der Keuchhustenschutzimpfung. Pädiatr Prax 1991, 4: 391–402

Steiner, R.: Die Offenbarung des Karma. 1910. Zitiert bei Albonico (1998)

Steiner, R.: Ärztezusammenkunft vom 22. 4. 1924. Zitiert bei Meinecke (1999)

Steinschneider, A., et al.: Effect of diphtheria-tetanus-pertussis immunization on prolonged apnea or bradycardia in siblings of sudden infant death syndrome victims. J Pediatr, 1991, 119(3): 411–414

Stelfox, H. A. T., et al.: Conflict of interest in the debate over calcium-channel antagonists. New Engl J Med 1998, 338: 101–106
Stratton, K. R., Howe, C. J., Johnston, R. B. (Hg.): Adverse Events Associated with childhood vaccines. Evidence Bearing on Causality. Vaccine Safety Committee, Institute of Medicine. National Academy Press Washington, D. C. 1994: 316
SZ (Süddeutsche Zeitung): Menschen in der Werkstatt. 8. 2. 2000a: 2
SZ (Süddeutsche Zeitung): Einseitige Lehrer. 8. 2. 2000b: V12
Temple, R.: The Genius of China – 3000 Years of Science, Discoveries and Inventions. Simon & Schuster, New York 1986. www.gilbert-ling.org/lp5.htm
Torch, W.: Diphtheria-pertussis-tetanus (DPT) immunization: A potential cause of the sudden infant death syndrome (SIDS). Neurology 1982, 32: A160
Truckenbrodt, H.: Impfungen bei chronischer Arthritis. Päd Prax 1997, 52: 42–43
Tsang, S. X., et al.: Centers for Disease Control and Prevention, Atlanta, Georgia, USA: Evidence of avian leukosis virus subgroup E and endogenous avian virus in measles and mumps vaccines derived from chicken cells: investigation of transmission to vaccine recipients. J Virol, Juli 1999; 73(7): 5843–5851
Tuomilehto, J., Karvonen, M., Pitkaniemi, J., et al.: Record-high incidence of Type I (insulin-dependent) diabetes mellitus in Finnish children. The Finnish Childhood Type I Diabetes Registry Group. Diabetologia 1999, 42(6): 655–660
Uno, M., Takano, T., Yamano, T., Shimada, M.: Age-dependent susceptibility in mumps-associated hydrocephalus: neuropathologic features and brain barriers. Acta Neuropathol 1997; 94(3): 207–215
VAERS (Vaccine adverse event reporting system): U.S. Food and Drug Administration, http://www.fda.gov/cber/vaers/vaers.htm
Valerian, V.: Developmental neurobiology contraindicates vaccine paradigm. The mechanism of encephalitic damage from vaccines. 2000, http://www.trufax.org/vaccine/myelin.html
Velimirovic: Impfgegner. in: Oepen I, Sarma, A. (Hg.): Paramedizin. Analysen und Kommentare. Band 2. Lit Verlag, Münster 1998: 196–200
Voss, H.: Impfen – Recht der Kinder auf Impfschutz – Rechtliche Ansprü-

che des Kindes auf die Durchführung von Impfungen. Kinderärztl Prax, 15. 3. 1998 – Sonderheft Impfen

Ward, B. J.: Vaccine adverse events in the new millennium: is there reason for concern? Bull World Health Organ 2000; 78(2): 205–215

WHO: Declaration of Riga. Genf 1988

WHO: Reverse transcriptase activity in chicken cell derived vaccine. Weekly epidemiologic record 1998a, 73: 209–210

WHO: Help our children breathe – first world asthma day launched. WHO 1998b. Press release 92. http://www.who.int/inf-pr-1998/en/pr98-92.html

WHO 2000: History of vaccination. http://www.who.int/gpv-dvacc/ history/history.htm

Zinke, M.: Fehlende Röteln-Impfung, die wahren Gründe eines Gerichtsurteils. Kinderarzt 1997, 28: 1089

DIE IMPFUNGEN IM EINZELNEN

Öffentlich empfohlene Impfungen

Tetanus

Die Tetanuserkrankung

Erreger des Tetanus ist ein Bakterium, Clostridium tetani, das über Wunden in die Haut eintritt. Durch Bildung von Sporen ist es sehr langlebig und widerstandsfähig gegen äußere Einflüsse. Die Sporen finden sich vor allem im Erdreich und besonders häufig im Stuhl von Weidetieren. Infektionsträchtig sind verschmutzte, infizierte oder schlecht durchblutete Wunden, etwa Stich-, Quetsch- oder Bisswunden und Verbrennungen, vor allem aber Verletzungen, bei denen ein nicht steriler Fremdkörper – etwa aus Holz, Glas oder Metall – in die Haut eindringt (Behrmann 1999).
Begünstigt wird die Infektion durch Durchblutungsstörungen des Wundbereichs – zum Beispiel bei Arteriosklerose oder Diabetes. Clostridium tetani kann sich nämlich bei niedriger Sauerstoffkonzentration besonders gut vermehren. Sein Gift, das Tetanustoxin, wandert die Nervenbahnen entlang ins zentrale Nervensystem. Je nach Nähe der Verletzung zu Gehirn und Rückenmark kommt es zwei Tage bis vier Wochen später zur Tetanuserkrankung: äußerst schmerzhaften Krämpfen aller Körpermuskeln bei vollem Bewusstsein mit Lebensgefahr durch Atem- oder Herzstillstand.
Die Erkrankung erfordert intensivmedizinische Behandlung mit Beatmung und starken Medikamenten wie Sedativa, Muskelrelaxantien, Antibiotika, Immunglobulinen und Antitoxin. Die früher sehr hohe Sterblichkeit bei Tetanus ist seit Jahren durch die verbesserten medizinischen Möglichkeiten rückläufig und lag zuletzt zwischen 2,3 Prozent bei Zwanzigjährigen und 18 Prozent bei über Sechzigjährigen (EB 1999). Bei den Überlebenden kommt es ein bis zwei Wochen nach Krankheitsausbruch zum

Nachlassen der Krampfneigung und schließlich zu völliger Wiederherstellung der Gesundheit.

Vor der Entwicklung des Tetanusimpfstoffes gab es in den USA jährlich etwa 600 Tetanusfälle (MMWR 1996). Für Deutschland existieren keine Statistiken. Sitzmann (1998) geht von einer »drei- bis vierstelligen Zahl von Tetanuskranken pro Jahr« aus, würde Tetanus bei uns nicht mehr geimpft werden. Dies dürfte jedoch übertrieben sein, denn obwohl ein bis zwei Drittel der über Sechzigjährigen keine schützenden Tetanusantikörper im Blut haben (Stark 1999, CDC 1985), ist das Tetanusrisiko selbst in dieser Altersgruppe nicht sehr hoch. Mögliche Erklärungen dafür sind, dass der Tetanuserreger seltener geworden ist – etwa durch die Mechanisierung in Landwirtschaft und Transportwesen – und dass der Impfschutz länger anhält, als bisher angenommen, trotz mit der Zeit abfallender Antikörperspiegel.

In Deutschland wurden 1996 nur siebzehn Fälle, 1997 elf Fälle und 1998 sieben Fälle von Tetanus gemeldet – darunter zwei Todesfälle –, was einer Sterblichkeit von 5,7 Prozent entspricht (EB 1999). 1999 und 2000 kam es zu je 8 Fällen (EB 2002). Alle Meldungen betrafen ältere Menschen. In den USA wurden zwischen 1995 und 1997 nur noch 124 Tetanusfälle gemeldet. Die Mehrzahl der Erkrankungen betraf, ebenso wie in Deutschland, alte Menschen: Lediglich sechs der Patienten waren unter zwanzig Jahre alt (Bardenheier 1998).

In Ländern der Dritten Welt gehört Tetanus allerdings zu den zehn häufigsten Todesursachen. Insbesondere kommt es durch ungenügende Nabelschnurhygiene oder durch das traditionelle Aufbringen von Erdpasten auf den Nabelstumpf zum Neugeborenen-Tetanus mit sehr hoher Sterblichkeit. In Sri Lanka etwa gibt es zwanzig Neugeborenen-Tetanusfälle pro 100 000 Einwohner (Bart 1987), weltweit treten jährlich 490 000 Todesfälle durch Tetanus bei Neugeborenen auf (WHO 2000). Beträchtlich ist unter anderem in Indien der Anteil an Kindern, die durch Ohrenentzündungen, Ohrentropfen oder Reinigung der Ohren eine Tetanuserkrankung erwerben, deren Verlauf wegen der Nähe zum Gehirn besonders bösartig ist (Tullu 2000).

Durch den Tetanusimpfschutz der Mutter wird auch für einen Zeitraum von in der Regel mindestens sechs Monaten das Neugeborene mit geschützt (Heininger 1999). Die WHO hat daher zu Beginn der 80er Jahre zu Tetanusimpfkampagnen für Frauen im gebärfähigen Alter und für werdende Mütter in Ländern der Dritten Welt aufgerufen (WHO 2000).

Tetanus ist übrigens teilweise, ebenso wie Polio oder Hepatitis A, eine »Zivilisationskrankheit«: Bei 89 Prozent ungeimpfter Erwachsener in Mali konnte man Tetanusantikörper finden, fast die Hälfte hatte einen sicheren Tetanusschutz, der im Fall einer Schwangerschaft auch für das Neugeborene wirksam wäre (Ehrengut 1983). Vermutlich sorgt unter den dortigen Lebensbedingungen die Aufnahme verschmutzter Nahrung vom Kindesalter an für häufigen unterschwelligen Kontakt von Tetanuserregern mit der Darmschleimhaut und damit für einen Aufbau und eine ständige Wiederauffrischung des Tetanusschutzes.

Die Tetanusgefahr kann auch beim Ungeimpften durch gute Wundversorgung und Desinfektion verringert werden. Infizierte oder verschmutzte Wunden dürfen auf keinen Fall genäht oder geklebt, sondern müssen offen behandelt werden.

Im Verletzungsfall kommt bei fehlendem Impfschutz die Tetanusimpfung zu spät. Vom behandelnden Arzt wird in einem solchen Fall eine Simultanimpfung vorgeschlagen – die zeitgleiche Verabreichung von Tetanusimpfung und Tetanus-Immunglobulinen (Tetagam). Die Immunglobuline werden aus dem Blut von gesunden Spendern gewonnen, die einen hohen Blutspiegel an Tetanusantikörpern aufweisen. Innerhalb von 72 Stunden nach der Verletzung gespritzt, können diese Antikörper die entstehenden Tetanusgiftstoffe abfangen und so den Ausbruch des Tetanus verhindern. Je mehr allerdings über die Übertragung des Rinderwahnsinns auf den Menschen und der Creutzfeldt-Jakob-Erkrankung von Mensch zu Mensch bekannt ist, desto zurückhaltender muss die Gabe von menschlichen Immunglobulinen gehandhabt werden (siehe das Kapitel über Masern). Die Impfung ist wohl doch die harmlosere Variante des Tetanusschutzes.

Für eine Prophylaxe durch homöopathische Medikamente, etwa Hypericum, gibt es keinen wissenschaftlichen Beleg – etwaige Erfolge können ebenso auf Zufall beruhen.

Die Tetanusimpfung

Zur Vorbeugung gegen Tetanus ist in allen Ländern der Welt ab dem dritten Lebensmonat die Tetanusimpfung empfohlen. Wirkprinzip ist das »entgiftete« Tetanusgift – das so genannte »Toxoid« –, das an Aluminiumhydroxid gebunden ist. Es werden also (im Gegensatz zu allen anderen außer dem Diphtherieimpfstoff) keine abgeschwächten oder abgetöteten Erreger verabreicht. Frei von Thiomersal sind derzeit der Einzelimpfstoff Tetanol pur, der ab dem 6. Lebensjahr zugelassene Kombinationsimpfstoff Td-pur sowie alle Mehrfachimpfstoffe.

Die Impfung sollte dreimal innerhalb eines Jahres durchgeführt werden (Grundimmunisierung), danach alle zehn Jahre. Durch dieses Vorgehen erhalten über 95 Prozent der Geimpften einen sicheren Schutz. Nur bei ausgesprochenen Risikoverletzungen, etwa großflächigen Wunden, Tierbisswunden oder Verbrennungen, ist eine Auffrischung angezeigt, wenn die letzte Impfung mehr als fünf Jahre zurückliegt.

Säuglinge haben ein extrem geringes Risiko, an Tetanus zu erkranken. Die Impfung kann ohne Risiko ins Krabbel- oder Laufalter verschoben werden. An eine Tetanusprophylaxe mit Immunglobulin, eventuell zeitgleich mit der ersten Tetanusimpfung, ist jedoch bei Tierbissen, Verbrennungen oder Unfällen mit verschmutzten Wunden zu denken.

Bei Kombinationsimpfstoffen mit Keuchhustenkomponente wird heute die viermalige Impfung empfohlen, da die Wirksamkeit schwächer ist. Ob allerdings wirklich so viele Injektionen notwendig sind, ist nach einigen Impfstudien fraglich: Bei Kindern in Entwicklungsländern konnte mit zwei Impfterminen – DTP und Polio im Alter von drei bis acht und neun bis vierzehn Monaten – ein genügender Schutz gegen Tetanus, Diphtherie,

Keuchhusten und Polio erzeugt werden (Cohen 1984). Das reifere Immunsystem älterer Kinder baut anscheinend einen besseren Impfschutz auf als das junger Säuglinge. Hierzu gibt es jedoch keine aktuellen Untersuchungen.

Will man sein Kind gegen Tetanus schützen, kommt nur der Einzelimpfstoff Tetanol pur in Frage, da nur dieser frei von Thiomersal ist.

Die Thiomersal-freien Kombinationsimpfstoffe mit Diphtherie (Td-pur) oder Diphtherie und Polio (Revaxis und Td-Virelon) sind erst ab dem 6. Lebensjahr zugelassen. Sie dürften zwar trotz der verringerten Diphtherie-Komponente ab dem sechsten Lebensmonat ausreichend wirksam sein (Sitzmann 2001), wegen der fehlenden Zulassung entsteht jedoch bei Impfkomplikationen ein juristisches Problem. In der Praxis des Autors haben sich die genannten Impfstoffe für die Grundimmunisierung in den ersten beiden Lebensjahren bewährt.

Ob die Tetanusimpfung tatsächlich alle zehn Jahre aufgefrischt werden muss, wird in letzter Zeit in Frage gestellt (Garnder 1995). In den USA wird gegenwärtig untersucht, ob bei Erwachsenen eine einzige Auffrischung um das 40. Lebensjahr ausreichend ist, die Tetanuserkrankungen im höheren Lebensalter zu verhindern.

Nach der Grundimmunisierung im Säuglings- und Kleinkindalter ist bei Sechs- bis Siebenjährigen die Immunität in der Regel noch hoch genug, um verstärkte Reaktionen auf den Impfstoff auszulösen. Die nächste Auffrischungsimpfung soll daher erst wieder nach zehn Jahren durchgeführt werden (Stickl 1985), danach frühestens alle zehn, eher alle fünfzehn Jahre (Mansoor 1999).

Ist der Impfstatus nicht bekannt und liegt die letzte Tetanusimpfung lange zurück, empfiehlt es sich, zunächst nur eine Tetanusimpfung durchzuführen. Danach kann dann aus dem Blut der Antikörperspiegel bestimmt werden, der Auskunft darüber gibt, ob noch weitere Impfungen notwendig sind.

Der Impfschutz scheint länger anzuhalten, als die Antikörperentwicklung im Blut vermuten lässt. 25 bis 30 Jahre nach der letzten Impfung lässt sich durch eine einzige Auffrischungsimpfung der

Antitoxinspiegel immer noch deutlich erhöhen. Liegt die letzte Immunisierung also mehr als zehn Jahre zurück, wurde aber bereits mindestens zweimal im Leben Tetanus geimpft, genügt im Verletzungsfall eine einfache Auffrischung – möglichst innerhalb von 72 Stunden.

Die Wirksamkeit der Tetanusimpfung

Die Impfung ist ohne Zweifel sehr wirksam (zum Beispiel Edsall 1959). Todesfälle treten nicht mehr auf, wenn irgendwann im Leben eine Grundimmunisierung mit drei Spritzen durchgeführt wurde (Gruber 1999). Die Durchimpfung der amerikanischen Soldaten im Zweiten Weltkrieg etwa führte zu einem markanten Rückgang von Tetanusfällen. Auch in Deutschland erfolgte nach der Einführung der Tetanusimpfung in den 50er Jahren ein deutlicher Rückgang der Erkrankungs- und Todesfälle (Allerdist 1981). Heute ist Tetanus, wie die erwähnten Zahlen zeigen, in Deutschland eine sehr seltene Erkrankung. Einen großen Anteil am Rückgang des Tetanus haben jedoch auch die Mechanisierung der Landwirtschaft und die Verbesserung der Lebensbedingungen (Dittmann 1981).

Nebenwirkungen der Tetanusimpfung

Der Tetanusimpfstoff wird allgemein als gut verträglich dargestellt. Da er in letzter Zeit fast ausschließlich in Kombination mit dem Diphtherieimpfstoff sowie weiteren Impfstoffen wie gegen Keuchhusten, Hib oder Polio verabreicht wird, gibt es kaum aktuelle Literatur oder differenzierte Meldungen zu Nebenwirkungen des Tetanusimpfstoffes allein. Nicht untersucht ist auch die Auswirkung des Aluminiums im Impfstoff auf das frühkindliche Nervensystem.

Lokalreaktionen, Fieber

Die häufigste Beschwerde nach Tetanusimpfung betrifft die Schwellung und Schmerzen an der Impfstelle. Dies tritt umso wahrscheinlicher auf, je häufiger Tetanus geimpft wurde, und wird hauptsächlich auf das Aluminiumhydroxid im Impfstoff zurückgeführt (Werner 1987). Bei 73 Prozent der schwedischen Schulkinder traten nach der Auffrischungsimpfung mit zehn Jahren lokale Beschwerden auf (Blennow 1994).
Nicht selten bilden sich an der Impfstelle Granulome oder Zysten, die zu einer tastbaren, mehrere Wochen bleibenden Schwellung führen. Häufig reagieren auch die nächstgelegenen Lymphknoten etwa in der Achsel oder in der Leiste mit einer Schwellung und Druckschmerzhaftigkeit. Sogar sterile Abszesse, verursacht durch Bestandteile des Impfstoffs, kommen vor.
Viele Säuglinge sind am Tag nach der Impfung im Allgemeinbefinden beeinträchtigt, reizbar oder weinerlich. Fieber ist eine bekannte, aber nicht sehr häufige Akutnebenwirkung, meist verbunden mit Krankheitsgefühl, Übelkeit und Kopfschmerzen.

Allergische Reaktionen

Selten kommt es durch die Tetanusimpfung, meist in Kombinationsimpfstoffen mit der Diphtherie- und Pertussiskomponente, zu allergischen Reaktionen. Dies führt gelegentlich sogar zu bedrohlichen Zwischenfällen wie zu einem allergischen Schock, im Extremfall mit Todesfolge (Staak 1973, IM 1994, MMWR 1996). Ein solch tragisches Ereignis tritt bei einem von 2,5 Millionen Geimpften ein, ist also äußerst selten und bei einer Bevölkerungsstärke wie in Deutschland nur alle zwei bis drei Jahre einmal zu erwarten (Stallkamp 1974).
Relativ häufig kommen verzögerte allergische Reaktionen vor. Hierzu zählen in erster Linie Hautreaktionen wie chronische Urticaria (Nesselsucht), scharlachartiger Hautausschlag oder chronischer Juckreiz. Berichtet werden aber auch schwerere Störun-

gen wie Asthma, Blutgerinnungsstörungen und Serumkrankheit. Sehr selten kann in den zwei Wochen nach der Tetanusimpfung eine Glomerulonephritis, eine nichteitrige Nierenentzündung, auftreten (Quast 1997) – erste Symptome sind starkes Krankheitsgefühl, Rückenschmerzen und dunkel oder blutig gefärbter Urin. Die Klinikeinweisung ist in der Regel erforderlich.
Die Tetanusimpfung trägt sehr wahrscheinlich auch zur weltweiten Zunahme an allergischen Erkrankungen und Asthma bei. E. L. Hurwitz (2000) konnte in einem Vergleich zwischen tetanusgeimpften und -ungeimpften Kindern zeigen, dass die Ersteren bis zum sechzehnten Lebensjahr doppelt so häufig allergische Erkrankungen entwickelten.

Thrombozytopenie

Eine seltene Komplikation nach der Tetanusimpfung ist die Thrombozytopenie, ein Blutplättchenmangel, der je nach Intensität auch lebensbedrohlich werden kann. Bei Blutungssymptomen ist die Klinikeinweisung daher in jedem Fall angezeigt.

Neurologische Komplikationen

Nervenentzündungen und schwerere neurologische Komplikationen wie Guillain-Barré-Syndrom, transverse Myelitis oder Enzephalitis werden gelegentlich im Anschluss an eine Tetanusimpfung beobachtet, und zwar typischerweise zwischen dem vierten und vierzehnten Tag nach der Impfung. Der Zusammenhang dieser Komplikationen mit der Impfung ist gesichert (Schwarz 1988). In Deutschland wurden mindestens sechs Fälle als Impfschäden anerkannt (Ehrengut 1994). Ursache könnte ein Immunkomplex-Mechanismus (Quast 1997) oder eine Überempfindlichkeit gegen Tetanustoxoid sein (Stallkamp 1974).
Nach S. Dittmann (1981) ereignen sich periphere Nervenschäden, also außerhalb des zentralen Nervensystems, nach etwa einer von

700 000 Impfungen. Häufigste Komplikationen sind Armmuskellähmungen durch Schädigung des Plexus brachialis oder des Nervus medianus. Seltener sind Hirnnerven und Nervenwurzeln (Radikulitis) oder mehrere Nervenbahnen (Polyneuritis) betroffen. Die Symptome sind Muskelschwäche oder Lähmungen auch bleibender Art, häufig begleitet von starken Schmerzen (HRSA 1997, Read 1992, Topaloglu 1992, Pollard 1978, Schlenska 1977). Auch das Guillain-Barré-Syndrom wurde nach der Tetanusimpfung beobachtet (Newton 1987). Bei Multiple-Sklerose-Kranken kann durch die Tetanusimpfung ein Schub ausgelöst werden (Dittmann 1981).
Zu zentralnervösen Komplikationen gibt es einzelne Fallberichte. So beschreibt G. Schwarz (1988) ein akutes Mittelhirnsyndrom nach Tetanusimpfung, Gerhard Buchwald (1988) einen tödlich verlaufenden Fall einer Enzephalitis, J. Mancini (1996) die zweimalige Enzephalitis eines siebenjährigen Jungen in jeweils kurzem Abstand nach zwei DT-Polioimpfungen. Drei Fälle von Enzephalitis wurden bis 1981 in der ehemaligen DDR offiziell entschädigt (Dittmann 1981).

Zusammenfassung

- Tetanus ist eine potenziell tödliche Erkrankung.
- Der Erreger dringt über verschmutzte oder schlecht durchblutete Wunden ein.
- Die Tetanusgefahr kann durch gute Wundversorgung verringert werden; mit Tetanus-Immunglobulin können Ungeimpfte auch nach einer Verletzung vorübergehend geschützt werden.
- Mit Beginn der Verletzungsgefahr, also im Krabbel- oder spätestens Laufalter, ist eine Tetanusimpfung zu empfehlen.
- Mit drei Tetanusimpfungen wird ein sehr guter Schutz für mindestens zehn Jahre erzielt; Auffrischungen sind alle zehn bis fünfzehn Jahre zu empfehlen.
- Die Verträglichkeit des Impfstoffes ist im Allgemeinen gut, jedoch sind Lokalreaktionen häufig.

- Schwere Nebenwirkungen wie allergischer Schock oder Nervenschäden sind sehr selten, Langzeitfolgen sind nicht erforscht.
- Der Tetanus-Einzelimpfstoff Tetanol pur ist frei von Thiomersal. Alle Kombinationsimpfstoffe mit Diphtherie enthalten Thiomersal außer dem ab dem sechsten Lebensjahr zugelassenen Td-pur.

Referenzen

Allerdist, H.: Impfschutz gegen Tetanus: alters- und geschlechtsspezifische Unterschiede. Die gelben Hefte 1981, XXI(1): 26–31

Bardenheier, B., et al.: Tetanus surveillance – United States, 1995–1997. Mor Mortal Wkly Rep CDC Surveill Summ. 1998, 47(2): 1–13

Bart, K. J., Orenstein, W. A., Hinman, A. R.: The current status of immunization principles: recommendations for use of adverse reactions. J Allergy Cln Immunol 1987, 79: 296–315

Behrmann, R. E., Kliegman, R., Jenson, H. L. (Hrsg.): Nelson Textbook of Pediatrics 16th Edition, Philadelphia 1999

Blennow, M., Granström, M., Strandell, A.: Adverse reactions after diphtheria-tetanus booster in 10-year-old schoolchildren in relation to the type of vaccine given for the primary vaccination. Vaccine 1994, 12(5): 427–430

Buchwald, G.: Über Todesfälle nach der Wundstarrkrampf-Impfung. Erfahrungsheilkunde 1/88

CDC (Centers for Diasease Control): Tetanus – United States 1982–1985. MMWR 1985, 34: 602, 607–611

Cohen, H., Nagel, J.: Two injections of diphtheria-tetanus-pertussis-polio vaccine as the backbone of a simplified immunization schedule in developing countries. Rev Infect Dis 1984; 6 Suppl 2: 350–351

Dittmann, S.: Atypische Verläufe nach Schutzimpfungen. Johan Ambrosius Barth, Leipzig 1981: 156

Epid Bull 1888, 19(99): 199-141

EB (Epidemiologisches Bulletin): Zur Situation bei wichtigen Infektionskrankheiten. Epid Bull 1999, 19(99): 119–141

EB (Epidemiologisches Bulletin): Impfpräventable Krankheiten in Deutschland. Epid Bull 2002, 7: 1–12.

Edsall, G.: Specific prophylaxis of tetanus. J Am Med Assoc 1959. 171: 417–427

Ehrengut, W., Sarateanu, D. E., Ag Rhaly, A., Koumare, B., Simaga, S. Y., Diallo, D.: Über natürlich erworbene Tetanusantitoxine im Serum von Kindern und Erwachsenen in Mali. Immun Infekt 1983; 11(6): 229–232

Ehrengut, W.: Fehlerquellen bei der Begutachtung von Impfschäden. Der med Sachverst 1994, 90: 9–14

Garnder, P., LaForce, F. M.: Protecion against tetanus. New Engl J Med 1995, 333(9): 599

Gruber, B., Heimann, R., Klein, P. et al.: Impfen, Routine oder Individualisation; eine Standortbestimmung aus hausärztlicher Sicht. Bern 1999

Heininger, U.: Consilium Infectiorum 1999/38, Frage 2916 – zitiert bei Raabe, S., http://www.impf-info.de/Seiten/Tetanus.html

HRSA (Health Resources and Services Administration): Vaccine Injury Table March 24, 1997. http://www.hrsa.dhhs.gov/bhpr/vicp/table.htm

Hurwitz, E. L., Morgenstern, H.: Effects of diphtheria-tetanus-pertussis or tetanus vaccination on allergies and allergy-related respiratory symptoms among children and adolescents in the United States. J Manipulative Physiol Therap 2000, 23(2): 81–90

IM (Institute of Medicine): Adverse events associated with childhood vaccines: Evidence bearing on causality. Washington, D. C. National Academy Press 1994

Mancini, J., Chabrol, B., Moulene, E., Pinsard, N.: Relapsing acute encephalopathy: a complication of diphtheria-tetanus-poliomyelitis immunization in a young boy. Eur J Pediatr 1996, 6155(2): 136–138

Mansoor, O., Reid, S.: The future of the immunization schedule: recommendations of a workshop. New Zealand Med J 1999, 112(1082): 52–55

MMWR: Vaccine side effects, adverse reactions, contraindications, and precautions. Recommendations of the Advisory Committee on Immunization Practices (ACIP). MMWR Morb Mortal Wkly Rep. 1996, 45(RR-12): 1–35

Newton, N., Janati, A.: Guillain-Barré syndrome after vaccination with purified tetanus toxoid. Southern Medical Journal 1987, 80: 1053–1054

Quast, U., et al.: Impfreaktionen. Hippokrates (2. Aufl.), Stuttgart 1997: 122

Regamey, R. H.: Die Tetanus-Schutzimpfung. In: Herrlick (Hg.): Handbuch der Schutzimpfungen. Springer, Berlin 1965

Pollard, J. D., et al.: Relapsing neuropathy due to tetanus toxoid: Report of a case. J Neurol Science 1978, 37: 113–125

Read, S. J., et al.: Acute transverse myelitis after tetanus toxoid vaccination. Lancet 1992, 339: 1111–1112

Schlenska, G. K.: Unusual neurological complications following tetanus toxoid administration. Journal of Neurology 1977, 215: 299–302

Schwarz, G., et al.: Acute midbrain syndrome as an adverse reaction to tetanus immunization. Intensive Care Medicine 1988, 15: 53–54

Sitzmann, F. C., et al.: Impfungen – Aktuelle Empfehlungen. Hans Marseille, München 1998: 7

Sitzmann, F. C.: Consilium Infectiorum 2001/43 Frage 3447

Staak, M., Wirth, E.: Zur Problematik anaphylaktischer Reaktionen nach aktiver Tetanus-Immunisierung. Dtsch Med Wschr 1973, 98: 110–111

Stallkamp, B., et al.: Gegenwärtiger Stand der Tetanusprävention. Dtsch Med Wochenschr 1974, 99(50): 2579–2586

Stark, K., Schönfeld, C., Barg, J., Molz, B., Vornwald, A., Bienzle, U.: Seroprevalence and determinants of diphtheria, tetanus and poliomyelitis antibodies among adults in Berlin, Germany. Vaccine 1999, 17(7–8): 844–850

Stickl, H.: Impfungen in der Praxis. Hans Marseille, München 1985: 27

Topaloglu, H., et al.: Optic neuritis and myelitis after booster tetanus toxoid vaccination. Acta Paediatrica 1992, 81: 887–890

Tullu, M. S., Deshmukh, C. T., Kamat, J. R.: Experience of pediatric tetanus cases from Mumbai. Indian Pediatr, 2000, 37(7): 765–771

Werner, F., Grimm, J.: DT-Impfung. Pädiatr Prax 1987, 36(3): 433–434

WHO 2000: History of vaccination. www.who.int/gpv-dvacc/history/history.htm

Diphtherie

Die Diphtherieerkrankung

Diphtherie ist eine hoch ansteckende und gefährliche Erkrankung, die durch Corynebacterium diphtheriae hervorgerufen wird. Voraussetzung für den Ausbruch der Krankheit ist die Bildung eines Giftstoffes, des Diphtherietoxins. Dieser wird von den Bakterien nur abgesondert, wenn sie von einem bestimmten Virus befallen sind.

Das Diphtherietoxin führt zunächst zu einer Art Angina mit süßlichem Mundgeruch, Schluckschmerzen und Lymphknotenschwellung am Hals. Im Anschluss daran können sich dann lebensbedrohliche Komplikationen entwickeln: der Diphtherie-Krupp mit Behinderung der Atmung, Lähmungen von Gaumensegel oder Atemmuskulatur und Herzversagen. Die Sterblichkeit liegt auch heute noch bei mehr als 5 Prozent. Die Therapie besteht aus der sofortigen Verabreichung von Antibiotika und Antitoxinen schon beim Verdacht einer Diphtherieerkrankung. Hinzu kommen intensivmedizinische Maßnahmen je nach Art der Komplikation, des Weiteren seuchenhygienische Vorkehrungen wie Isolierung des Kranken, Desinfektion im Haushalt sowie Untersuchung, antibiotische Behandlung, Überwachung und Quarantäne enger Kontaktpersonen.

Die Sterblichkeit bei Diphtherie war von etwa 1900 bis zur Einführung der Diphtherieimpfung in den 30er Jahren um über 50 Prozent zurückgegangen – bedingt durch bessere medizinische Versorgung, seuchenhygienische Maßnahmen und die Steigerung des Lebensstandards (Mortimer 1978). Dennoch war sie bis in die Nachkriegszeit eine der häufigsten Todesursachen bei Kindern. Die Häufigkeitsangaben für Deutschland schwanken zwischen 40 000 Erkrankungen im Jahre 1925 und 200 000 Erkrankungen im Jahre 1941, bei einer Sterblichkeit von 5 bis 7 Prozent (Sitzmann 1998). Ein hoher Anstieg der Erkrankungszahlen war jeweils während und nach den beiden Weltkriegen zu verzeich-

nen, verursacht durch die schlechten Lebensbedingungen und die Flüchtlingsströme (Buchwald 1997).
Heute kommt Diphtherie fast ausschließlich in Ländern mit niedrigem Lebensstandard und schlechter medizinischer Versorgung vor. Zu rechnen ist mit Diphtheriekontakt vor allem in Nigeria, Brasilien, auf dem indischen Subkontinent, in Indonesien, auf den Philippinen und in der östlichen Mittelmeerregion (EB 2001). Meldungen kamen zuletzt auch aus China, Ecuador, Algerien und der Karibik (NCAI 1999). Die Diphtherieepidemie in den Nachfolgestaaten der Sowjetunion – Anfang der 90er Jahre kam es dort zu über 5000 Todesfällen – ist abgeklungen, wenn auch 1999 noch 727 der 730 in Europa gemeldeten Krankheitsfälle in der GUS auftraten. In Deutschland wurden in den letzten Jahren nur vereinzelt Diphtheriefälle registriert, meist nach Auslandsreisen: 1998 und 1999 je ein Fall, 2000 und 2001 kein Fall. 1995 gab es zuletzt zwei Todesfälle (EB 1999, EB 2002).
Trotz schlechten Impfschutzes bei Erwachsenen scheint damit die Immunität der Bevölkerung durch die etwa 97-prozentige Durchimpfungsrate bei Kindern und durch die guten sozioökonomischen Bedingungen sehr gut zu sein. Letztlich ist jedoch noch ungeklärt, warum es unter Erwachsenen kaum Erkrankungen gibt, obwohl nur 60 Prozent messbare Antikörper haben (Stark 1999).

Die Diphtherieimpfung

Seit 1936 sind bei uns Diphtherieimpfstoffe zugelassen. Der Impfstoff ist wie beim Tetanus ein Toxoid, also ein »entgifteter« Giftstoff, der an Aluminiumhydroxid gebunden ist. Die Impfung schützt somit nicht gegen den Befall durch Diphtheriebakterien, sondern führt zur Bildung von Antikörpern gegen die Diphtherietoxine und macht diese unschädlich. Geimpfte könnten also theoretisch Träger von Bakterien sein und diese weiterverbreiten. In der Praxis sind gesunde Bakterienträger jedoch kaum noch aufzufinden.

Die Grundimmunisierung umfasst zwei Injektionen im Abstand von mindestens vier Wochen, eine dritte nach sechs bis zwölf Monaten – bei Kombinationsimpfstoffen mit Keuchhustenkomponente muss viermal geimpft werden. Die Schutzrate beträgt über 90 Prozent. Eine Auffrischimpfung alle zehn Jahre ist empfohlen. Der Impfstoff wird in der Regel in Kombination eingesetzt, zum Beispiel zusammen mit Impfstoffen gegen Tetanus (DT), Tetanus und Keuchhusten (DTPa), als Fünffachimpfstoff gegen Diphtherie, Tetanus, Keuchhusten, Polio und Hib (Pentavac) oder als Sechsfachimpfstoff.
Bei der gegenwärtigen epidemiologischen Situation ist es nicht erforderlich, eine Immunisierung generell im frühen Säuglingsalter durchzuführen. Die Impfung kann auf den Zeitpunkt verschoben werden, zu dem auch die Tetanusimpfung für sinnvoll gehalten wird.
Nach dem fünften Geburtstag muss ein Diphtherieimpfstoff mit verringertem Toxoidgehalt (»d«-Impfstoff) eingesetzt werden, da es sonst zu starken Impfreaktionen kommt. Junge Säuglinge benötigen (und vertragen) wegen des unreiferen Immunsystems wesentlich mehr Toxoid, um die Bildung von Antikörpern anzuregen. Bereits ab dem sechsten Lebensmonat dürfte jedoch der niedrig dosierte d-Impfstoff wirksam sein (Shabad 1976, Sitzmann 2001), sodass bereits ab diesem Alter die Thiomersal-freien Impfstoffe Td-pur bzw. die Kombinationsimpfstoffe mit Polio (Revaxis, Td-Vaccinol) eingesetzt werden könnten. Eine offizielle Zulassung liegt hierfür allerdings nicht vor.
Alle Diphtherie-Einzelimpfstoffe enthalten Thiomersal, ebenso die Kombinationsimpfstoffe mit Tetanus (außer Td-pur). Alle Mehrfachkombinationsimpfstoffe sind Thiomersal-frei.

Nebenwirkungen der Diphtherieimpfung

Impfreaktionen sind meist nur schwer dem Diphtherieimpfstoff allein zuzuordnen, da er in der Regel in Kombination mit anderen Impfstoffen verabreicht wird. Viele der beobachteten Reaktionen kommen auch nach der alleinigen Gabe von Tetanusimpfstoffen vor.

Beschwerden an der Impfstelle

Beschwerden an der Impfstelle treten nach der alleinigen Tetanusimpfung etwa fünfmal seltener auf als nach der Kombinationsimpfung mit Diphtherie (Mansoor 1997). Bei versehentlich subkutaner anstatt intramuskulärer Verabreichung kommt es bisweilen zu starken Lokalreaktionen wie Zysten, Granulomen oder sterilen Abszessen. Dasselbe kann passieren, wenn Jugendliche oder Erwachsene mit dem Impfstoff für Säuglinge geimpft werden.

Allgemeinreaktionen, Allergien

Seltene Nebenwirkungen sind allergische Reaktionen bis hin zum allergischen Schock. Gelegentlich treten nach der Impfung kurzzeitig Fieber oder andere Allgemeinreaktionen wie Kopfschmerzen, Unwohlsein oder Hautreaktionen auf.

Blutungskrankheiten

In Einzelfällen kann innerhalb weniger Stunden nach der Impfung ein allergisch-toxischer Gefäßschaden mit Haut- und Schleimhautblutungen auftreten (Quast 1997). Die Ursache sind wahrscheinlich zirkulierende Immunkomplexe, die durch Reaktion des Impfstoffes mit bereits im Körper vorhandenen Antikörpern entstehen. Eine andere mögliche Ursache von Blutungen ist die toxische Schädigung von Blutplättchen.

Neurologische Erkrankungen

In Einzelfällen wird im Anschluss an die Diphtherieimpfung über neurologische Schäden wie Lähmungen, Krampfanfälle oder Enzephalitis berichtet. Die Ursache ist eine Überreaktion (»hyperergische Reaktion«) auf das Diphtherietoxoid, die an den Blutgefäßen des Nervensystems abläuft (Ehrengut 1986). Eine Enzephalopathie durch DTP-Impfung mit möglichem bleibenden Hirnschaden ist eine äußerst seltene, aber gesicherte und anerkannte Impffolge (MMWR 1996).

Zusammenfassung

- Diphtherie ist eine schwere und potenziell tödliche Erkrankung.
- Sie kommt vor allem noch in Afrika, Asien und Lateinamerika vor. Ein Impfschutz bei Reisen dorthin ist unbedingt empfehlenswert.
- In Deutschland wie im übrigen Europa gibt es nur noch wenige Diphtheriefälle pro Jahr; auch Ungeimpfte erkranken so gut wie nie.
- Bei einer Einstellung des Impfprogrammes könnte es jedoch auch bei uns wieder vermehrt zu Diphtherie kommen – die Impfung hat somit vor allem »sozialen Charakter«. Epidemien sind bei unserem gegenwärtigen Lebensstandard nicht zu erwarten.
- Der Impfstoff vermittelt nach dreimaliger Verabreichung einen guten Schutz für mindestens zehn Jahre. Die Kombination mit dem Tetanusimpfstoff hat sich bewährt
- Die Verträglichkeit der Impfung ist ähnlich gut wie die der Tetanusimpfung; Lokalreaktionen sind häufig, schwere Reaktionen sehr selten, Langzeitfolgen sind nicht untersucht.

Referenzen

Buchwald, G.: Impfen. Das Geschäft mit der Angst. Knaur, München 1997

EB (Epidemiologisches Bulletin): Zur Situation bei wichtigen Infektionskrankheiten. Epid Bull 1999, 19 (99): 119-141

EB (Epidemiologisches Bulletin): Impfpräventable Krankheiten in Deutschland. Epid Bull 2002, 7: 49-60

Ehrengut, W. : Neurale Komplikationen nach Diphtherie-Schutzimpfung und Impfungen mit Diphtherietoxoid-Mischimpfstoffen. Betrachtungen zur Ätiopathogenese. Dtsch Med Wochenschr, 1986 Jun 13; 111(24): 939–942

Mansoor, O., Pillans, P. I.: Vaccine adverse events reported in New Zealand 1990-5. N Z Med J 1997, 110(1048): 270–272

MMWR (Morbidity and Mortality Weekly Report): Vaccine Side Effects, Adverse Reactions, Contraindications, and Precautions Recommendations of the Advisory Committee on Immunization Practices (ACIP). 1996, MMWR 45(RR-12): 1–35

Mortimer, E. A.: Immunization against infectious diseases. Science 1978, 200: 902

NCAI (National Coalition for Adult Immunization): Facts About Diphtheria For Adults. 1999: http://www.nfid.org/factsheets/diphtadult.html

Quast, U., et al.: Impfreaktionen. Hippokrates (2. Aufl.), Stuttgart 1997: 42–44

Shabad, A. T. et al: Use of ADT-tocoid with decreased antigen content for the immunization against diphtheria and tetanus of children with contraindications to the inoculation of APDT vaccine. Zh Mikrobiol Epidemiol Immunobiol 176, 7: 80-5

Sitzmann, F. C., et al.: Impfungen – Aktuelle Empfehlungen. Hans Marseille, München 1998

Sitzmann, F. C.: Consilium Infectiorum 2001/43 Frage 3447

Stark, K., Schönfeld, C., Barg, J., Molz, B., Vornwald, A., Bienzle, U.: Seroprevalence and determinants of diphtheria, tetanus and poliomyelitis antibodies among adults in Berlin, Germany. Vaccine 1999, 17(7–8): 844–850

Polio

Die Polioerkrankung

Polio oder Kinderlähmung wird durch ein Virus aus der Familie der RNS-Viren hervorgerufen. Es wird von Mensch zu Mensch über Schmierinfektion übertragen. Infektiös ist hauptsächlich der Stuhl von Virusträgern. Über Mund oder Nase aufgenommen, vermehrt sich das Virus im Verdauungstrakt oder im Lymphsystem, kann von hier aus in den Blutkreislauf eindringen und dann Nervenzellen im Rückenmark befallen.
In den allermeisten Fällen verläuft die Infektion völlig symptomlos. Nur etwa 5 Prozent der Infizierten erkranken mit grippeartigen Symptomen und Durchfällen (»minor illness«). Bei weniger als 1 Prozent der Infizierten kommt es zu einer echten Polioerkrankung mit Muskelsteife, Muskelschmerzen und Lähmungen (»major illness«), die sich bei einem Teil der Erkrankten nicht zurückbildet und zu bleibenden Lähmungen und lebenslanger Behinderung führen kann. Auch Todesfälle durch Lähmung der Atemmuskulatur kommen vor. Eine schulmedizinische Behandlung der Erkrankung ist nicht bekannt, die Erfolge alternativer Heilmethoden wie Homöopathie sind wissenschaftlich nicht belegt.
Früher kam es unter den schlechteren hygienischen Verhältnissen meist schon im frühen Säuglingsalter zum ersten Kontakt mit dem Poliovirus. Die Kinder hatten in diesem Alter durch mütterliche Antikörper jedoch noch einen Schutz vor der Erkrankung. Die eigene Antikörperbildung setzte schleichend ein und wurde durch weiteren Viruskontakt im späteren Leben immer wieder aufgefrischt. Es kam daher nur zu einzelnen »zufälligen« Erkrankungen, nicht zu Epidemien. Solche Verhältnisse herrschen heute noch in einigen Ländern der Dritten Welt (Atkinson 1998).
Durch steigenden Lebensstandard und vor allem bessere sanitäre und hygienische Verhältnisse wurde der Kontakt mit dem Poliovirus seltener, und immer weniger Menschen entwickelten in der

frühen Kindheit schützende Antikörper. Dies war die Voraussetzung für epidemieartige Krankheitshäufungen, wie sie seit Anfang des 19. Jahrhunderts beobachtet wurden. Bis Mitte des 20. Jahrhunderts entwickelte sich Polio zu einer gefürchteten Erkrankung mit Seuchencharakter. 1952 registrierte man in den USA 22 000 Fälle von Kinderlähmung (Linda 1999), in Deutschland in den 50er Jahren zwischen 3500 und 9500 Erkrankungen pro Jahr (Sitzmann 1998). 80 bis 90 Prozent der Betroffenen waren unter fünfjährige Kinder – daher der Name »Kinderlähmung« –, meist aus sozioökonomisch besser gestellten Bevölkerungsgruppen in den Städten.

Die Polioschutzimpfung

Mitte der 50er Jahre führte man zunächst einen Impfstoff mit abgetöteten Polioviren (SALK) ein, der gespritzt wurde und die Antikörperbildung im Blut anregte. Das Herstellungsverfahren war jedoch nicht ausgereift. 1955 kam es durch einen nicht genügend inaktivierten Impfstoff in den USA zum so genannten »Cutter-Unglück«, benannt nach dem Impfstoffhersteller: 250 Menschen erkrankten nach der SALK-Impfung an Kinderlähmung, elf von ihnen starben. 1960 infizierten sich auch in Berlin bei einem ähnlichen Zwischenfall 25 Menschen mit Kinderlähmung (Beale 1992).

Ab 1962 etablierte sich die Schluckimpfung nach dem Bakteriologen Albert Sabin, bei der drei abgeschwächte Poliovirusstämme oral verabreicht wurden. Dies führte im Gegensatz zur Impfung mit abgetöteten Erregern zu einer Antikörperbildung auch auf der Darmschleimhaut und verhinderte dadurch, dass Geimpfte das Poliovirus im Darm beherbergen und Kontaktpersonen anstecken konnten.

Es zeigte sich sogar, dass das Impfvirus begann, in der Bevölkerung zu zirkulieren, und so auch Ungeimpfte »infizierte« und schützte. Zudem hatte die Schluckimpfung den Vorteil, dass sie leicht zu verabreichen war: »Schluckimpfung ist süß, Kinderlähmung ist bitter.« Sie war sehr effektiv und führte in Deutschland zu einem Rückgang der Kinderlähmung auf etwa sechzig Fälle pro Jahr in den späten 60er Jahren und nur noch einzelnen Erkrankungen in den 70er Jahren (Weise 1984). Der letzte einheimische Poliofall wurde 1990 gemeldet, seither registrierte man nur drei im Ausland erworbene Fälle.

Auch weltweit gehen die Erkrankungszahlen ständig zurück. Die WHO strebt an, die Polio in den nächsten Jahren auszurotten. Derzeit gibt es Polioerkrankungen praktisch nur noch in Afrika und Asien – mehr als 50 Prozent aller Fälle weltweit treten in Indien, Pakistan und Afghanistan auf – abgesehen von gelegentlichen Ausbrüchen in ungeimpften Bevölkerungsgruppen, zum Beispiel in einer holländischen Gemeinschaft orthodoxer Kalvinisten im Jahr 1993, in den Kriegsgebieten des Balkan oder 2001 unter bulgarischen Zigeunern. Im Jahr 2000 kam es auch zu Polioerkrankungen in Haiti und der Dominikanischen Republik.

Je seltener die Kinderlähmung wurde, desto mehr rückte eine gravierende Nebenwirkung der Schluckimpfung in den Vordergrund: die »impfassoziierte Poliomyelitis« (VAPP = »vaccine associated paralytic poliomyelitis«). Bei ihr wird durch ein Impfvirus, das wieder aktiv geworden ist, eine Kinderlähmungserkrankung hervorgerufen. Die Häufigkeit liegt nach der ersten Schluckimpfung bei etwa eins zu 700 000 bis eins zu 800 000; das heißt, in Deutschland kam es jährlich zu mindestens einem Fall. Neunzehn wurden zwischen 1977 und 1990 gemeldet (Maass 1996), zwölf Fälle von 1990 bis 1997 (EB 1999). In den USA wurden zwischen 1980 und 1992 118 Fälle registriert (Weibel 1996). In Rumänien kam es, vermutlich durch zeitgleiche Verabreichung von intramuskulärem DT-Impfstoff, zu besonders vielen Impfpoliofällen, nämlich zu einem auf 85 000 Impfungen (Strebel 1994).

In den 90er Jahren gab es in Europa und den USA bereits mehr Impfpoliofälle als »echte« Polioerkrankungen. Es kam auch immer wieder zu Berichten über Impfpolio bei Menschen, die sich bei Impflingen mit dem Virus infiziert hatten (Kontakt-Poliomyelitis). Daher wurde empfohlen, alle Mitglieder einer

Familie gleichzeitig zu impfen. Dennoch entstand unter den Ärzten große Unsicherheit über die Größe des Risikos einer Kontakt-Poliomyelitis und darüber, wie erschöpfend die Aufklärung vor der Schluckimpfung auszusehen hatte.
Ein weiteres Problem der Polioimpfung lag im Herstellungsprozess begründet: Das Impfvirus wurde auf Affennieren-Zellkulturen angezüchtet, und es war nicht zu verhindern, dass Viren aus den Zellkulturen in den Impfstoff gelangten. Polioimpfstoff durfte etwa in den USA noch in den Verkehr gelangen, wenn hundert Fremdviren pro Impfdosis nachweisbar waren. Noch 1976 konnten im Polioimpfstoff der Firma Lederle 1000 bis 10 000 Affenviren pro Dosis nachgewiesen werden (Kyle 1992). Zwischen 1953 und 1963 wurden auf diesem Weg zehn bis dreißig Millionen US-Amerikaner und mehrere hundert Millionen Menschen weltweit mit dem Simian-Virus 40 (SV40) infiziert (Shah 1976). Dieses Virus kann in Hirntumoren nachgewiesen werden und wird auch mit anderen Krebsformen in Zusammenhang gebracht. Es zeigte sich tatsächlich in den darauf folgenden Jahren, dass mit dem SV40 kontaminierte Personen ein höheres Erkrankungsrisiko für Hirntumoren hatten (Geissler 1980). Sogar die Kinder infizierter Frauen wiesen ein bis zu dreizehnfach erhöhtes Risiko für Hirntumoren auf (Rosa 1988).
Durchaus wahrscheinlich wird unter diesen Umständen, dass die Ausbreitung von Aids mit der möglichen Kontamination von Polioimpfstoffen zu tun hat. Ausgangspunkt der Aidsepidemie ist ja bekanntermaßen die Übertragung des HIV-Virus von Schimpansen, bei denen es jedoch keine Krankheit erzeugt, auf Menschen. Unter anderem auf Schimpansennieren wurde nach Aussage von Zeugen ein Polioimpfstoff gezüchtet, mit dem im heutigen Zaire, Ruanda und Burundi in den Jahren 1957 bis 1959 Massenimpfungen an mehr als einer Million Menschen durchgeführt wurden. Über Entzündungen und Verletzungen im Mund oder in der Speiseröhre könnte das HIV-Virus dann in den Körper eingedrungen sein. In der seit 1959 aufbewahrten Blutprobe eines der Geimpften konnte tatsächlich das HIV-Virus nachge-

wiesen werden (Hooper 1999). Ein Untersucher der Umstände meinte: »Es ist schwer zu glauben, dass der Ausbruch der HIV-Infektion in Afrika zur selben Zeit und am gleichen Ort wie dieser Massenimpfversuch ein Zufall ist.« (Elswood 1993) Der Hersteller dieses Impfstoffes, die US-amerikanische Firma Wistard, hat inzwischen eine Untersuchung veröffentlicht, nach der ein Teil der noch erhaltenen Impfstoffproben aus den 50er Jahren keine HIV-Viren enthält. Es wurden jedoch keineswegs alle Proben untersucht.
R. Neustaedter (1996) berichtet darüber hinaus über ein in den Zellkulturen und Schluckimpfstoffen nachgewiesenes Virus aus der Gruppe der Zytomegalieviren, das häufig auch bei Patienten mit »chronischem Müdigkeitssyndrom« anzutreffen ist.

Der inaktivierte Polioimpfstoff

Erst nach jahrelanger Diskussion und weiteren Opfern der Schluckimpfung gab die STIKO 1998 den Lebendimpfstoff endlich zu Gunsten eines neuen, »verstärkten« Totimpfstoffes (IPV) auf, der keine Impfpolio erzeugen kann und auch nicht infektiös ist. Er erwies sich in den Impfstudien als gut verträglich, Langzeitstudien in Finnland und Holland haben die Schutzwirkung bei über 95 Prozent der Impflinge bewiesen. Ein Problem des Impfstoffes ist jedoch, dass er möglicherweise nur zu einer ungenügenden Darmimmunität führt und das echte Poliovirus daher weiter im Umlauf sein könnte (Herremans 1999). Ungeimpfte würden also durch Impfprogramme nicht im gleichen Maße mitgeschützt wie bei der Schluckimpfung. Inzwischen hat sich jedoch umgekehrt die Schluckimpfung als größeres Hindernis bei der Ausrottung der Kinderlähmung herausgestellt: Einer der drei Impfvirusstämme mutiert in Abwässern und Flüssen in einem hohen Prozentsatz (bis zu 91 Prozent) zurück zu einem krank machenden Polioerreger (Yoshida 2000). Im Jahr 2000 führte dies zu einer Polioepidemie in Haiti und der Dominikanischen Republik.

Die inaktivierten Polioimpfstoffe enthalten das Konservierungsmittel 2-Phenoxyethanol sowie Spuren von Formaldehyd und mehrerer Antibiotika. Thiomersal ist in keinem Impfstoff mit Poliokomponente enthalten. Der Impfstoff IPV-Virelon hat den Vorteil, dass er nur zweimal im Abstand von sechs Monaten verabreicht werden muss. Für die Kombinationsimpfstoffe mit Tetanus und Diphtherie, Revaxis und Td-Vaccinol, gibt es wegen des reduzierten Diphtherie-Anteils eine Zulassung erst ab dem fünften Geburtstag. Sie dürften jedoch schon ab dem sechsten Lebensmonat ausreichend immunisieren (Sitzmann 2001). Leider gibt es bisher erst für Kinder ab dem sechsten Lebensjahr einen Kombinationsimpfstoff mit Tetanus und Diphtherie (Revaxis). Er wäre zwar auch für Kleinkinder verträglich, immunisiert aber zumindest in den ersten sechs Lebensmonaten nur unvollständig gegen Diphtherie.
Weitere Kombinationsimpfstoffe mit Poliokomponente sind Quatrovirelon (DT-Keuchhusten-Polio), Infanrix-Hib (DT-Keuchhusten-Hib), Pentavac (DT-Hib-Keuchhusten-Polio) und die Sechsfachimpfstoffe Hexavac und Infanrix Hexa (DT-Hib-Polio-Keuchhusten-Hepatitis B).

Nebenwirkungen der Polioimpfung

Die Nebenwirkungen des Totimpfstoffes (»inaktivierter Impfstoff«) waren in den Impfstudien eher harmloser Natur. Selten kam es zu Fieber oder Beschwerden an der Impfstelle. Die Verträglichkeit dürfte gut sein, doch ist die Dokumentation von Nebenwirkungen dadurch sehr erschwert, dass das Präparat fast ausschließlich in Mehrfachimpfstoffen verwendet wird.
Da der Impfstoff geringe Spuren von Antibiotika (Streptomycin und Neomycin) enthält, sind allergische Reaktionen möglich. Allergischer Schock nach Polioimpfung ist in den USA ein anerkannter Impfschaden (HRSA 1997). Dem *Arznei-telegramm* wurden im Zusammenhang mit der Impfung bisher gemeldet: eine Vaskulitis (Blutgefäßentzündung mit Blutaustritt), eine Blutge-

rinnungsstörung (Purpura), zwei Krampfanfälle, eine Facialisparese (Gesichtsnervenlähmung), mehrere Fälle unklarer Schmerzzustände und Gefühlsstörungen (Parästhesien), zwei Fälle von anhaltendem schrillem Schreien und ein Fall von Gelenkerguss (AT 1999).
Mehr Augenmerk ist künftig auf mögliche neurologische Nebenwirkungen zu richten, da das Poliovirus eine besondere Beziehung zum Nervensystem hat. Aus demselben Grund ist zu überlegen, ob man nicht die Ausreifung des Nervensystems abwartet und das erste Lebensjahr verstreichen lässt, bevor man Kinder gegen Polio impft.

Zusammenfassung

- Polio ist eine schwere und häufig zur körperlichen Behinderung führende Erkrankung.
- Seit Einführung der Impfung ist Polio weltweit selten geworden, es gibt jedoch noch Fälle in Afrika und Asien. In Europa, Australien und Amerika besteht auch für Ungeimpfte derzeit keine Poliogefahr.
- Bei einem Stopp des Polioimpfprogrammes sind erneute Epidemien möglich – die Impfung hat eindeutig »sozialen Charakter«.
- Der neue, inaktivierte Polioimpfstoff ist gut verträglich, schwere Nebenwirkungen sind sehr selten.
- Im ersten Lebensjahr kann ohne Risiko auf die Polioimpfung verzichtet werden.
- Langzeitstudien zu Nebenwirkungen existieren nicht.

Referenzen

Atkinson, W., Humiston, S. G., Pollard, B., et al.: The Pink Book: Epidemiology and Prevention of Vaccine-Preventable Diseases, ed 4. Public Health Service. Department of Health & Human Services, 1998: 81–99

AT (Arznei-telegramm) – Netzwerk der gegenseitigen Information: Poliomyelitis-Impfstoff nach SALK. 23. 11. 1999

Beale, A. J.: Hazards of vaccine production. FEMS microbiol let 1992, 100: 469–474

CDC (Centers for Disease Control) Update: Eradication of paralytic poliomyelitis in the Americas. MMWR 1991(a), 41: 681–683

EB (Epidemiologisches Bulletin): Zur Situation bei wichtigen Infektionskrankheiten. 1999, 19(99): 119–141

Elswood, B. F., Stricker, R. B.: Polio vaccines and the origin of AIDS. Research in Virology 1993, 42: 347–354

Geissler, E.: SV 40 and human brain tumors. Progress in Medical Virology 1980, 51: 171–177

Herremans, T. M. et al.: Induction of mucosal immunity by inactivated poliovirus vaccine is dependent on previous mucosal contact with live virus. J Immunol, 1999, 162(8): 5011–5018

Hooper, E.: The River: A Journey back to the Source of HIV and AIDS. Penguin Books, London 1999

HRSA (Health Resources and Services Administration): Vaccine Injury Table March 24, 1997. www.hrsa.dhhs.gov/bhpr/vicp/table. htm

Kyle, W. S.: Simian retroviruses, poliovaccine and origin of AIDS. Lancet 1992, 339: 600–601

Linda, K., et al.: Polio – will we soon vanquish an old enemy? Drug Benefit Trend 1999, 11(6): 41–44

Maass, G.: Impfpoliomyelitis. Pädiatr Prax 1996, 51: 407–408

Neustaedter, R.: The Vaccine Guide. North Atlantic Books Berkeley, 1996: 113–116

Quast, U., et al.: Impfreaktionen. Hippokrates (2. Aufl.), Stuttgart 1997: 122

Rosa, F. W., Sever, J. L., Madden, D. L.: Response to: Neurologic tumors in offspring after inoculation of mothers with killed-poliovirus vaccine. New England J Med 1988, 319: 1226

Shah, K., Nathanson, N.: Human exposure to SV 40. Am J Epidemiol 1976, 103: 1–12

Sitzmann, F. C., et al.: Impfungen – Aktuelle Empfehlungen. Hans Marseille, München 1998: 43

Sitzmann, F. C.: Consilium Infectiorum 2001/43 Frage 3447

Stark, K., Schönfeld, C., Barg, J., Molz, B., Vornwald, A., Bienzle, U.: Seroprevalence and determinants of diphtheria, tetanus and poliomyelitis antibodies among adults in Berlin, Germany. Vaccine 1999, 17(7-8): 844–850

Strebel, P. M., et al.: Paralytic poliomyelitis in Romania, 1984–1992; evidence for a high risk of vaccine associated disease and reintroduction of wild-virus infection. Am J Epidemiol 1994, 140: 1111–1124

Weibel, R. E., Benor, D. E.: Reporting vaccine-associated paralytic poliomyelitis: Concordance between the CDC and the National Vaccine Injury Compensation Program. Am J Public Health 1996, 86: 723–727

Weise, H. J., Pöhn, H. P.: Epidemiologie der Poliomyelitis in der Bundesrepublik Deuschland und Berlin (West) 1978–1982. Münch Med Wschr 1984, 126: 296-274

Yoshida H., Horie H., Matsuura K., Miyamura T.: Characterisation of vaccine-derived polioviruses isolated from sewage and river water in Japan. Lancet 2000, 365: 1461-1463

Keuchhusten

Die Keuchhustenerkrankung

Erreger des Keuchhustens ist Bordetalla pertussis, ein Bakterium. das ausschließlich beim Menschen vorkommt und außerhalb des menschlichen Organismus schnell abstirbt. Es dringt nicht in den Blutkreislauf ein, sondern infiziert lediglich die Zellen der Bronchialschleimhaut, was zur Schwellung der Schleimhaut und zur Produktion dicken, zähen Schleims führt.

Nach Ende der Inkubationszeit von einer bis zwei Wochen treten zunächst leichte grippale Erscheinungen mit zunehmendem Husten auf, das so genannte Stadium catarrhale. In dieser Zeit ist der Patient über Tröpfcheninfektion am ansteckendsten. Bereits das Anhusten auf eine Entfernung von weniger als zwei Metern genügt zur Keimübertragung. Ist eine Ansteckung bekannt, so kann der Versuch gemacht werden, den Keuchhusten mit einem Antibiotikum zu verhindern. Dies hat jedoch nur Erfolgsaussichten, solange der Patient noch nicht hustet.
In der zweiten Krankheitswoche beginnt im typischen Fall das Stadium convulsivum mit krampfartigen Keuchhustenanfällen über wenige Tage bis vier Wochen: heftige Hustenanfälle mit Würgen oder Erbrechen, beim Einatmen ein ziehendes Geräusch (»Keuchen«), gefolgt von längeren Pausen mit völligem Wohlbefinden. Die Hustenanfälle werden nach zwei bis vier Wochen allmählich seltener und treten schließlich nur noch bei körperlicher Belastung auf (Stadium decrementi).
Der Husten wird durch Giftstoffe der Pertussiserreger verursacht, daher bringt die Eliminierung der Bakterien durch antibiotische Behandlung keine Besserung, wenn der Husten schon einmal angefangen hat. Doch so lange der Patient noch nicht hustet, hat der Versuch, den Keuchhusten mit einem Antibiotikum zu verhindern, gewisse Erfolgsaussichten. Häufig verläuft der Keuchhusten übrigens ohne die typischen Anfälle – die Patienten haben einfach nur einen hartnäckigen Husten.
Komplikationen des Keuchhustens sind Lungenentzündung und in seltenen Fällen eine Gehirnerkrankung (Enzephalopathie) mit Krampfanfällen, Koma und möglichen bleibenden Hirnschäden. Beide Komplikationen können auch zu Todesfällen führen. In Deutschland wurden von 1974–1989, also vor Einführung des azellulären Impfstoffes, jährlich sieben bis acht Todesfälle registriert (EB 1999), nach Einführung des Impfstoffes von 1993 bis 1996 fünf Todesfälle (Herzig 1998). Hauptproblem des Keuchhustens ist die Erkrankung junger Säuglinge bis zum vierten Lebensmonat. 50% der Komplikationen und 75% der Todesfälle durch Keuchhusten betreffen diese Kinder, die selbst durch die Impfung

nicht geschützt werden können (Wortis 1996, Herzig 1998). Sie neigen auch zu Atemstillstand während oder anstelle eines Hustenanfalls und müssen oft in ein Krankenhaus eingewiesen und am Monitor überwacht werden. Erhöhtes Risiko für einen schweren Keuchhustenverlauf haben Frühgeborene und Kinder sehr junger Mütter (Wortis 1996). Nach dem sechsten Lebensmonat nimmt die Gefahr von Komplikationen deutlich ab. Es gibt jedoch auch bei Erwachsenen dokumentierte Fälle von Keuchhusten-Enzephalopathie.

Säuglinge von Müttern, die selbst schon Keuchhusten durchgemacht haben, verfügen über einen gewissen, wenn auch nicht sicheren Nestschutz: einerseits über Antikörpervermittlung via Plazenta und Nabelschnur, andererseits über Antikörper in der Muttermilch. Das Risiko einer schweren Keuchhustenerkrankung haben daher vor allem Säuglinge, die nicht gestillt werden oder deren Mütter keinen Keuchhusten durchgemacht haben bzw. gegen Keuchhusten geimpft wurden. Dies wird durch die Praxis bestätigt, die zeigt, dass sich der Säugling in den meisten Fällen den Keuchhusten von der Mutter holt, die selbst als Kind nicht daran erkrankt war.

Vor Einführung der Impfung bekamen pro Jahr etwa 150 von 100 000 US-Amerikanern Keuchhusten; die Sterblichkeit betrug sechs auf 100 000 Erkrankte (CDC 1992). In Deutschland lag in den Jahren nach 1974, als der Ganzkeimimpfstoff wegen der Nebenwirkungen nicht mehr empfohlen wurde, die Erkrankungshäufigkeit bei über 80 000 Erkrankungen pro Jahr, darunter etwa 4000 Krankenhauseinweisungen (EB 1996/47, Scholz 1997). Bis 1998, also nach Einführung des azellulären Impfstoffes, gingen die Krankenhauseinweisungen auf tausend pro Jahr zurück.

Die Keuchhustenimpfung

Die Geschichte der Keuchhustenimpfung ist sehr interessant und exemplarisch für den Umgang mit Impfungen. Sie soll daher hier etwas detaillierter dargestellt werden.

Ende der 30er Jahre wurde in Europa und den USA die Keuchhustenimpfung aus abgetöteten Keuchhustenerregern eingeführt, der so genannte Ganzkeimimpfstoff. Die Verbesserung der hygienischen und sozioökonomischen Verhältnisse, die mögliche Behandlung der Keuchhustenkomplikationen mit Antibiotika und auch die Keuchhustenimpfung ließen die Sterblichkeit bis in die 60er Jahre sehr stark absinken (Sitzmann 1998). Seit Anfang der 70er Jahre geriet der Ganzkeimimpfstoff jedoch immer mehr in die Kritik, weil man im Zusammenhang damit Krampfanfälle und Hirnschäden beobachtete. Ab 1974 wurde er aus diesem Grund in Deutschland nicht mehr öffentlich empfohlen.

Nach W. Ehrengut (1974) trat nach 2200 Diphtherie-Tetanus-Keuchhusten-Impfungen (DTP) ein Krampfanfall auf, im Gegensatz zu nur einem Krampfanfall nach 73 445 Diphtherie-Tetanus-Impfungen (DT). Mehrere epidemiologische Studien und Hunderte von Fallberichten über Krampfanfälle und Hirnschäden nach der Keuchhustenimpfung sind in den Folgejahren publiziert worden. In Deutschland wurden zwischen 1970 und 1978 101 Dauerschäden und neun Todesfälle nach der Keuchhustenimpfung als Impfschäden anerkannt – das ist ein Dauerschaden auf 25 350 Geimpfte (Ehrengut 1986). Im Zusammenhang mit der Keuchhustenimpfung und wahrscheinlich durch sie begünstigt traten auch Gehirnentzündungen durch Herpesviren auf. Fünf Fälle wurden von Ehrengut (1991) veröffentlicht.

H. L. Coulter kam zu der Vermutung, dass das nach der Impfung häufig zu beobachtende Fieber, die Schläfrigkeit und das schrille Schreien die ersten Symptome eines Hirnschadens markieren, der nach Jahren in Konzentrationsstörungen, Teilleistungsstörungen oder Verhaltensstörungen mündet (Coulter 1991). Belege dafür finden sich in der National Childhood Encephalopathy Study, in der die Entwicklung von Kindern bis zehn Jahre nach der Keuchhustenimpfung verfolgt wurde und bei der man überzufällig häufig Todesfälle, neurologische Störungen sowie Lern- und Verhaltensauffälligkeiten fand (Miller 1993).

1982 erschien in den USA eine Studie von William C. Torch, dem Direktor der neuropädiatrischen Abteilung der Universitätskin-

derklinik von Nevada, in der er einen Zusammenhang der DTP-Impfung mit plötzlichem Kindstod nachweist (Torch 1982). Seine Schlussfolgerung lautet: »Diese Daten zeigen, dass die DTP-Impfung eine weithin nicht erkannte häufigere Ursache des plötzlichen Kindstodes sein kann und dass die Impfrisiken den potenziellen Nutzen aufwiegen. Diese Studie macht eine Neueinschätzung und möglicherweise eine Veränderung des gegenwärtigen Impfvorgehens notwendig.« Es kam in der Folge zu einer erbitterten Kontroverse zwischen Gegnern und Befürwortern der Keuchhustenimpfung. In den 90er Jahren erschienen in den USA und Deutschland mehrere Untersuchungen, die den Ganzkeimimpfstoff als Verursacher von Hirnschäden ablehnten. Der Einfluss der Impfindustrie in der Debatte war aber unübersehbar. Trotz warnender Stimmen (zum Beispiel Gale 1990, Wentz 1991) wurde die Keuchhustenimpfung mit Ganzkeimimpfstoff von der STIKO wieder für Deutschland ab Juli 1991 empfohlen. War in den 80er Jahren der Keuchhusten selbst von Impfbefürwortern noch als gut behandelbar bezeichnet worden, mit einer nur geringen Sterblichkeit (Spiess 1986), so wandelte sich in den 90er Jahren die Darstellung in den Veröffentlichungen drastisch: »Pertussis ist eine schwerwiegende, potenziell tödliche Erkrankung. Angesichts der gravierenden klinischen Symptomatik, besonders aber wegen der lebensbedrohlichen Komplikationen, ist allen Eltern mit großer Dringlichkeit anzuraten, ihre Kinder gegen Keuchhusten impfen zu lassen.« (Sitzmann 1998)
Tragisch ist es für die Familien impfgeschädigter Kinder, dass seit den erwähnten Studien (zum Beispiel Stehr 1994) kaum mehr ein Keuchhustenimpfschaden anerkannt wurde. Im Gegensatz zur deutschen Impfkommission gab die US-Behörde Institute of Medicine 1994 zu, dass es ein Fehler war, die schweren Nebenwirkungen der Keuchhustenimpfung zu leugnen (Ehrengut 1995).

Der azelluläre Keuchhustenimpfstoff

Mit der Zulassung neuer »azellulärer« Keuchhustenimpfstoffe, die nicht mehr die ganze Bakterienzelle, sondern nur noch bestimmte Zellbestandteile enthalten, wurde Mitte der 90er Jahre die Diskussion um die Akutnebenwirkungen entschärft. Der azelluläre Impfstoff ist besser verträglich und führt seltener zu Nebenwirkungen. Er muss, ebenso wie der frühere Ganzkeimimpfstoff, viermal verabreicht werden: dreimal in kürzerem Abstand (Wiederholung nach vier und acht Wochen) und dann nach einem Jahr. Bei älteren Kindern reichen wahrscheinlich zwei Impfungen im Abstand von vier bis acht Wochen – zumindest ist das ab dem vierzehnten Lebensjahr so empfohlen (*Impftelegramm* 2000).

Es gibt den Keuchhustenimpfstoff auch kombiniert mit Diphtherie- und Tetanuskomponente (Infanrix), als Vierfachimpfstoff zusätzlich mit Poliokomponente (Quatro-Virelon), mit Hib-Komponente (Infanrix-Hib), als Fünffachimpfstoff zusätzlich mit Hib-Komponente (Pentavac) und als Sechsfachimpfstoff zusätzlich mit Hepatitis-B-Komponente (Hexavac und Infanrix Hexa). Bei Kombinationsimpfstoffen wird durch den Keuchhustenanteil die Wirksamkeit der anderen Bestandteile, etwa der Diphtherie-, Tetanus- oder Hib-Komponente, herabgesetzt, sodass für einen sichereren Schutz alles viermal geimpft werden muss. Ab dem 10. Lebensjahr ist der Impfstoff Repevax zugelassen – ein Vierfachimpfstoff zur Auffrischung gegen Tetanus, Diphtherie, Polio und Keuchhusten. Thiomersal befindet sich nur noch in den Einzelimpfstoffen und im Kombinationsimpfstoff Acel-Imune (mit Td).

Die Wirksamkeit der Keuchhustenimpfung

Eine Keuchhustenerkrankung in der Kindheit hinterlässt eine lang dauernde, aber oft nicht lebenslang anhaltende Immunität. Wiedererkrankungen sind vor allem bei älteren Menschen beschrieben. Die Immunität, die durch die Impfung erzeugt wird, ist

jedoch von erheblich schlechterer Qualität als diejenige nach der Erkrankung. Unter anderem werden nach der Impfung keine Abwehrstoffe auf der Schleimhaut (IgA) gebildet, da der Impfstoff ja »an der Schleimhaut vorbei« gespritzt wird.
Die Schutzrate durch den Keuchhustenimpfstoff ist daher bedenklich schlecht: Lediglich 70 bis 85 Prozent der Impflinge sprechen auf die Impfung an und sind zudem nur vorübergehend geschützt (AAP 1997).
Die Schutzdauer wird von den Herstellern mit mindestens fünf Jahren angegeben. S. Lugauer (1999) beobachtete jedoch bereits im vierten Jahr nach der Impfung eine Zunahme von Keuchhustenerkrankungen auf Grund nachlassenden Impfschutzes. Nach fünf Jahren haben nur noch wenig geimpfte Kinder schützende Antikörper (Esposito 2001). Nach einer amerikanischen Studie erkrankten 95 Prozent der angesteckten Personen, deren Impfung länger als zwölf Jahre zurücklag (Lambert 1965). Sogar frisch Geimpfte können nach Kontakt mit Keuchhusten andere infizieren (RKI 1999). Dies führt zu der Empfehlung der STIKO, auch geimpfte Kontaktpersonen von Keuchhustenpatienten vierzehn Tage antibiotisch zu behandeln (EB 2001).
Wie man inzwischen weiß, zirkuliert der Keuchhustenerreger ungeachtet einer hohen oder niedrigen »Durchimpfung« in gleichem Maße in der Bevölkerung (Cherry 1995). Gerade in Ländern mit hohen Keuchhusten-Durchimpfungsraten sind Erwachsene und junge oder ungeimpfte Säuglinge zurzeit ein wichtiges Erregerreservoir für Keuchhustenbakterien (Hoppe 1999). Die Gefährdung junger Säuglinge durch Keuchhusten ist daher heute kaum geringer als vor Einführung der Impfung.
Vor der Einführung der Impfung waren nur 2 Prozent der Keuchhustenpatienten Erwachsene. Bei hohen Durchimpfungsraten sind es 12 bis 16 Prozent (Wirsing von König 1991), nach neueren Untersuchungen in Ostdeutschland sogar an die 50 Prozent der Fälle (Heininger 2000). Bei jedem vierten Erwachsenen, der länger als zwei Wochen hustet, ist mit Keuchhusten zu rechnen (Mink 1992), wobei es bei Erwachsenen ebenso häufig zu schweren oder komplizierten Verläufen wie bei Kindern kommt (Postels-Multani 1995).

Auffrischungsimpfungen bei Erwachsenen werden bereits gefordert, obwohl zumindest die frühere Ganzkeimvakzine bei Erwachsenen ein hohes Nebenwirkungsrisiko hatte (Hewlett 1992). Der azelluläre Impfstoff scheint bei ihnen besser verträglich zu sein. B. Stück schlägt die Keuchhustenimpfung für alle werdenden Eltern und Großeltern vor (in Sitzmann 1998), J. D. Cherry (1998) mahnt ein generelles Impfprogramm für Jugendliche und Erwachsene an.

Es verdichten sich die Anzeichen, dass für die Keuchhustenimpfung in Zukunft eine lebenslange Wiederauffrischung empfohlen werden wird, was das Nebenwirkungsrisiko vervielfacht. Ein entsprechender Impfstoff ist schon auf dem Markt (TdPa für Jugendliche und Erwachsene: Boostrix). Seit Januar 2000 ist in Deutschland die Auffrischung der Keuchhustenimpfung für alle Jugendlichen zwischen dem elften und achtzehnten Lebensjahr empfohlen. Bei dieser Impfempfehlung muss die kritische Frage gestellt werden, ob es nicht besser wäre, ältere Kinder und Jugendliche würden den Keuchhusten durchmachen, um dann als Erwachsene eine stabile Immunität zu besitzen und nicht zur Ansteckungsgefahr für junge Säuglinge zu werden.

Neuere Untersuchungen zeigen, dass ein zunehmender Teil der Erkrankungen bei Geimpften durch genetisch veränderte Keuchhustenerreger ausgelöst werden, das heißt durch eine Anpassung der Erreger. Auf längere Sicht kann dadurch der Erfolg der Impfkampagne überhaupt in Frage gestellt sein, wie die Keuchhustenepidemie 1996/97 in den Niederlanden zeigte (van Loo 1999). Auch Kanada und die USA registrieren trotz hoher Durchimpfungszahlen wieder eine Zunahme von Keuchhusten (Milord 1995, Guris 1999). Insbesondere kam es zu einer deutlichen Zunahme der Keuchhustenerkankungen im ersten Lebensjahr (MMWR 2002).

Eine Keuchhustenimpfung wird sinnvoll sein bei chronisch kranken Kindern, die durch eine länger anhaltende Erkrankung oder Komplikationen wie Lungenentzündung gefährdet werden könnten. Auch die Berufstätigkeit beider Elternteile kann eine Indikation für die Impfung sein, da ja im Krankheitsfall eine mehrere Wochen dauernde Pflege des Kindes gewährleistet sein muss. Bei

Säuglingen in Kinderkrippen oder -heimen ist die Impfung ebenfalls in die Überlegungen einzubeziehen und gegen die Nebenwirkungen abzuwägen.

Nebenwirkungen des Keuchhustenimpfstoffs

Nach der Impfung mit den neuen azellulären Impfstoffen (»Pa«) kommen weiterhin auch schwere Impfreaktionen vor. Schon 1993 wurden folgende DTPa-Impfreaktionen an das Paul-Ehrlich-Institut gemeldet: unter anderem zwölfmal unstillbares schrilles Schreien, 21 allergische Reaktionen, fünf Thrombozytopenien (Blutplättchenmangel), viermal Lymphknotenschwellung, 34 Krampfanfälle, sieben Nervenschädigungen (Gefühlsstörung, Lähmung), fünf Gehirnhaut- oder Gehirnentzündungen, zwölf Todesfälle, 21-mal plötzlicher Kindstod (*Impfreaktionen* 1995).
Die Kieler Gruppe um H. J. Schmitt beobachtete nach 67 000 DTPa-Impfdosen 157 »ernste Nebenwirkungen« (Häufigkeit eins zu 426), schrieben aber davon nur dreizehn (Häufigkeit eins zu 5150) »möglicherweise« oder sicher dem Impfstoff zu (Weigl 1997). Selbst bei dieser heruntergerechneten Nebenwirkungsquote hätte die Durchimpfung eines ganzen Jahrgangs mit jeweils vier Impfdosen DTPa in Deutschland jährlich mehr als 600 ernste Nebenwirkungen zur Folge.

Lokalreaktionen, Fieber

Lokalreaktionen mit Rötung, Schwellung und Schmerzen an der Impfstelle sind umso häufiger, je mehr Impfungen verabreicht werden. Nach der dritten Impfung treten diese Beschwerden bei einem von sechs Impflingen auf (Bell 1999). Fieber ist nach der Keuchhustenimpfung häufig (0,6 Prozent nach Bell 1999) – extrem hohe Temperaturen über 40,5 °C werden nach der azellulären Impfung bei einem von 15 000 Impflingen beobachtet, nach der Ganzkeimvakzine bei einem von 5000 (Überall 1997).

Krampfanfälle

Eine fieberhafte Impfreaktion kann zu Krampfanfällen im Sinne eines Fieberkrampfs führen. Nach dem Ganzkeimimpfstoff kommt es bei einer von 4000, nach dem azellulären Impfstoff bei etwa einer von 16 000 Impfdosen zu einem Krampfanfall, wobei sich das Risiko bei vier Impfdosen entsprechend vergrößert (Überall 1997).

Anhaltender Husten

In Einzelfällen kommt es im Anschluss an die Keuchhustenimpfung zu wochenlang anhaltendem trockenem, teils sogar keuchhustenartigem Husten. In der medizinischen Literatur gibt es hierzu keine Häufigkeitsangaben.

Schrilles Schreien

Schrilles Schreien oder »Cri encéphalique« ist eine bereits vom Ganzkeimimpfstoff her bekannte Nebenwirkung, die auch nach dem azellulären Impfstoff auftritt – bei etwa einer von 500 Impfdosen (Überall 1997). Vom Typ des Schreiens her ist zu vermuten, dass es sich um ein enzephalitisches Schreien, also eine zentralnervöse Impfreaktion handelt. Inwieweit dies Spätschäden hinterlässt, ist nicht untersucht. H. L. Coulter befürchtet unter anderem Konzentrations- und Verhaltensstörungen als Folgeschäden der Keuchhustenimpfung (Coulter 1991).

Hypotone-hyporesponsive Episoden (HHE)

Unter solchen Episoden versteht man kollapsartige Zustände, die durch folgende Symptome innerhalb von 48 Stunden nach der Impfung charakterisiert werden: verminderte Ansprechbarkeit,

muskuläre Schlaffheit und blasse oder bläuliche Verfärbung der Haut.
HHEs kommen relativ häufig nach dem Keuchhusten-Ganzkeimimpfstoff vor, sie werden jedoch auch nach den azellulären Impfstoffen beobachtet – nach einer kanadischen Studie nur etwa viermal seltener (Scheifele 1999). U. Quast spricht von einer Häufigkeit von eins zu tausend bis eins zu 100 000 »je nach Impfstoff« und führt die Nebenwirkung trotz bisher nicht geklärter Entstehungsmechanismen verharmlosend auf »kollapsähnliche Reaktionen« zurück.
Die Bewusstseinstrübung und die verminderte Ansprechbarkeit lassen jedoch eher eine neurologische Impfreaktion vermuten, deren mögliche und wahrscheinliche Spätfolgen auf das zentrale Nervensystem bisher nicht untersucht wurden. In den USA macht man sich jedenfalls darüber mehr Sorgen als in Deutschland, wie eine Konferenz zeigt, die das US-Gesundheitsministerium 1998 speziell zum Thema HHE und Spätfolgen abhielt – zwar ohne eindeutige Ergebnisse, aber mit der Forderung nach weiteren Untersuchungen und Langzeitstudien (Braun 1998).

Enzephalitis

Ebenso wie bei dem Ganzkeim- kann es auch beim azellulären Impfstoff, wenn auch seltener, zu einer echten Impfenzephalitis, also einer Gehirnentzündung mit möglichen bleibenden Schäden, kommen. Die Häufigkeit wurde bisher nicht beziffert. In den USA gilt »Encephalopathy« innerhalb von drei Tagen nach der azellulären Keuchhustenimpfung als anerkannter Impfschaden (HRSA 1997).

Allergische Reaktionen, Urticaria

Urticaria (Nesselfieber) als Hinweis auf eine Allergie gegen einen der Inhaltsstoffe scheint nach der azellulären Keuchhustenimpfung relativ häufig zu sein (Sakaguchi 1998). Auch allergische Schocks kommen vor (HRSA 1997).

Asthma

Die Keuchhustenimpfung ist diejenige, die am häufigsten im Zusammenhang mit der weltweiten Zunahme allergischer Erkrankungen genannt wird. Zwar beziehen sich die bisherigen Anhaltspunkte auf den alten Ganzkeimimpfstoff, doch gibt es keine Untersuchungen, die den neuen Präparaten in dieser Beziehung Harmlosigkeit bescheinigen.
In einer englischen Studie hatten keuchhustengeimpfte Kinder ein fünffach erhöhtes Risiko, Asthma zu erwerben (Odent 1994). Auch in den USA fand sich ein deutlicher Zusammenhang zwischen der DTP-Impfung und der Zunahme allergischer Erkrankungen bis zum sechzehnten Lebensjahr (Hurwitz 2000). In einer weiteren britischen Untersuchung wurden drei Risikofaktoren für allergische Erkrankungen bei Kindern identifiziert: Allergien bei der Mutter, Behandlung mit Antibiotika in den ersten zwei Lebensjahren und Keuchhustenimpfung mit dem Ganzkeimimpfstoff (Farooqi 1998). In einer neuseeländischen Untersuchung entwickelte mehr als jedes vierte von 1232 DTP-geimpften Kindern eine allergische Erkrankung: Bei 23 Prozent der Geimpften ereigneten sich Asthmaanfälle, bei 30 Prozent kam es zu Arztkontakten wegen allergischer Beschwerden. In der allerdings sehr kleinen Vergleichsgruppe von 23 ungeimpften Kindern gab es keine solche Erkrankung (Kemp 1997).

Diabetes

Aus den Studien von D. C. Classen (1997) geht hervor, dass durch die Einführung der Hib-Impfung und einer Ganzkeim-Keuchhustenimpfung in Finnland zwischen 1974 und 1976 die Diabeteshäufigkeit bei Kindern um 64 Prozent anstieg. In mehreren Tierversuchen führte auch ein niedrig dosierter Keuchhustenimpfstoff zu einem deutlich erhöhten Diabetesrisiko (Classen 1999). Das Diabetesrisiko nach der azellulären Keuchhustenimpfung kann bisher nicht eingeschätzt werden.

Zusammenfassung

- Keuchhusten ist eine langwierige und lästige Erkrankung, die jedoch meist harmlos verläuft. Für Säuglinge in den ersten vier Lebensmonaten und chronisch kranke Kinder ist er bedrohlich.
- Die Keuchhustenimpfung schützt frühestens nach der dritten Injektion, also nicht im ersten Lebenshalbjahr.
- Die Wirksamkeit der Keuchhustenimpfung ist schlecht und verschiebt lediglich die Krankheit: Jeder macht früher oder später »seinen« Keuchhusten durch, viele Geimpfte im Schul- oder Erwachsenenalter. Junge Säuglinge werden meist durch die Eltern angesteckt.
- Antibiotika können in den Tagen nach der Ansteckung einen Krankheitsausbruch verhindern. Bei ungeimpften Säuglingen ist diese Prophylaxe zu empfehlen.
- Der neue »azelluläre« Keuchhustenimpfstoff ist deutlich besser verträglich als der frühere Ganzkeimimpfstoff. Er kann dennoch neurologische Schäden verursachen, und es fehlen Langzeituntersuchungen, insbesondere was das Risiko von Asthma und Diabetes betrifft.
- Die Impfung muss erwogen werden bei chronisch kranken Kindern, Säuglingen in Krippen oder Heimen, ehemaligen Frühgeborenen und bei Berufstätigkeit beider Elternteile.
- Keuchhusten-Einzelimpfstoffe enthalten Thiomersal und sollten nicht verabreicht werden.

Referenzen

AAP (American Academy of Pediatrics): Pertussis. In: Peter, G. (Hrsg.): 1997 Red Book: Report of the Committee on Infectious Diseases. 24. Aufl. Illinois 1997: 394-408

Bell, F., et al.: Adverse effects and sero-responses to an acellular pertussis/diphtheria/tetanus vaccine when combined with Haemophilus influenzae type b vaccine in an accelerated schedule. Eur J Pediatr, 1999, 158(4): 329–236H

Braun, M. M., et al.: Report of a US public health service workshop on hypotonic-hyporesponsive episode (HHE) after pertussis immunization. Pediatrics 1998, 102(5): E52

CDC (Centers for Disease Control): Pertussis surveillance – United States, 1989–1991. MMWR 1992, 41(SS-8): 11–19

Cherry, J. D.: Comparison of values of antibody to Bordetella pertussis antigens in young German and American men. Clin Infect Dis 1995, 20: 1271–1274

Cherry, J. D.: Pertussis and adults (Editorial). Ann Intern Med 1998, 128: 64–66

Classen, D. C., Classen, J. B.: The timing of pediatric immunization and the risk of insulin-dependant diabetes mellitus. Infectious Diseases in Clinical Practice 1997; 6: 449–454

Classen, D. C.: Mice Graph 2, 1999. http://www.vaccines.net/newpage 51.htm

Coulter, H. L., Fisher, B. L.: A Shot in the Dark. Avery Publishing Group Inc, Garden City, New York, 1991

EB (Epidemiologisches Bulletin des Robert-Koch-Institutes): Pertussis in Deutschland. Epidemiol Bulletin 1996/47: 323–327

EB (Epidemiologisches Bulletin): Zur Situation bei wichtigen Infektionskrankheiten. Epidemiol Bull 1999, 19(99): 119–141

EB (Epidemiologisches Bulletin): Fragen und Antworten zu verschiedenen Impfungen. EB 2001/8: 58-59

Ehrengut, W.: Über konvulsive Reaktionen nach Pertussis-Schutzimpfung. Dtsch Med Wschr 1974, 99: 2273–2279

Ehrengut, W.: Impfschäden nach Pertussis-Schutzimpfung in der Bundesrepublik Deutschland (1970–1978). Pädiatr Prax 1986, 32(4): 674–676

Ehrengut, W.: Biases in evaluating CNS complications following pertussis immunization. In: Fukuyama, Y., et al. (Hg.): Modern perspectives of child neurology. The Japanese Society of Child Neurology, 1991: 131–135

Ehrengut, W.: Pertussis-Impfenzephalopathie. Wende in der Akzeptanz in den USA. Der Kinderarzt 1995, 26: 489–490

Esposito S., Agliardi T., Giammanco A., et al.: Long-term pertussis-specific immunity after primary vaccination with a combined diphtheria, tetanus, tricomponent acellular pertussis, and hepatitis B vaccine in comparison with that after natural infection. Infect Immun 2001, 69(7): 4516-20

Farooqi, I. S., Hopkin, J. M.: Early childhood infection and atopic disorder. Thorax 1998, 53(11): 927–932

Gale, J. L., et al.: Acute neurological illness and DTP: Report of a case-control study in Washington and Oregon. In: Manclark, C. R. (Hg.): Sixth International Symposium on Pertussis, Abstracts. Bethesda, Maryland: Dpt. Health and Human Services, 1990: 228–229

Guris, D., Strebel, P. M., Bardenheier, B., Brennan, M., Tachdjian, R., Finch, E., et al.: Changing epidemiology of pertussis in the United States: increasing reported incidence among adolescents and adults, 1990–1996. Clin Infect Dis 1999, 28: 1230–1237

Heininger, U.: Pertussis. Erlanger Expertentagung zur Pertussisimpfung. Impftelegramm Pasteur Mérieux 2000,1

Herzig, P., Harmann, C., Fischer, D., Weil, J., von Kries, R., Schroten, H., Wirsing von König, C. H.: Pertussis complications in Germany – 3 years of hospital-based surveillance during the introduction of acellular vaccines. Infection 1998, 26(4): 227-31

Hewlett, E. L.: Pertussis in adults: significance for disease transmission and immunization policy. J med Microbiol 1992; 36: 141–142

Hoppe, J. E.: Keuchhusten ist bei Erwachsenen keineswegs selten, jedoch oft verkannt. Pädiat Prax 1999; 56: 291–295

HRSA (Health Resources and Services Administration): Vaccine Injury Table March 24, 1997. http://www.hrsa.dhhs.gov/bhpr/vicp/table.htm

Hurwitz, E. L., Morgenstern, H.: Effects of diphtheria-tetanus-pertussis or tetanus vaccination on allergies and allergy-related respiratory symptoms among children and adolescents in the United States. J Manipulative Physiol Therap Feb 2000, 23(2): 81–90

Impfreaktionen, Impfkomplikationen. Kilian-Verlag 1995

Impftelegramm: Fragen zur Pertussis-Schutzimpfung. Impftelegramm Aventis Pasteur MSD 2000, 3: 1

Kemp, T., et al.: Is Infant Immunization a Risk Factor for Childhood Asthma or Allergy? Epidemiology 1997, 11(8): 678

Lambert, H. J.: Epidemiology of a small pertussis outbreak in Kent County, Michigan. Publ Hlth Rep 1965, 80: 365–369

Loo, I. H. van, Heide, H. G van der, Nagelkerke, N. J., et al.: Temporal trends in the population structure of Bordetella pertussis during 1949–1996 in a highly vaccinated population. J Infect Dis 1999, 179(4): 915–923

Lugauer, S., Heininger, K., Stehr, J., Cherry, D.: Untersuchung zur Schutzdauer nach Pertussis-Grundimmunisierung mit Ganzkeim- bzw. azellulärer Vakzine (abstract). Kinderärztl Praxis 1999, Abstracts zur 7. Jahrestagung der DGPI: 442

Milord, F.: Resurgence of pertussis in Menteregie, Quebec 1990–1994. Can Commun Dis Rep 1995, 21: 40–44

Miller, D., Madge, N., Diamond, J., et al.: Pertussis immunization and serious acute neurological illnesses in children. BMJ (England) 1993, 307(6913): 1171–1176

Mink, C. M., et al.: A search for Bordetella pertussis in university students. Clin Infect Dis 1992, 14: 464–471

MMWR (Morbidity and Mortality Weekly Report): Pertussis – United States 1997–2000. MMWR 2002, 51(4): 73-76

Nelson, J. D.: The changing epidemiology of pertussis in young infants. The role of adults as reservoirs of infection. Am J Dis Child 1978, 132: 371–373

Odent, M. R.: Pertussis vaccination and asthma: is there a link? JAMA 1994, 272(8): 592–593

Postels-Mutani, S., Schmitt, H. J., Wirsing von König, C. H. A., Bock, H. L., Bogaerts, H.: Symptoms and complications of pertussis in adults. Infection 1995, 23(3): 139–142

Quast, U., et al.: Impfreaktionen. Hippokrates (2. Aufl.), Stuttgart 1997: 94–95

RKI (Robert-Koch-Institut): Merkblatt für Ärzte – Empfehlungen für die

Wiederzulassung in Schulen und sonstigen Gemeinschaftseinrichtungen. 1999.
Sakaguchi, M., Nakayama, T., Inouye, S.: Cases of systemic immediate-type urticaria associated with acellular diphtheria-tetanus-pertussis vaccination. Vaccine 1998, 16(11–12): 1138–1140
Scheifele, D. W.: Marked reduction in febrile seizures and hypotonic-hyporesponsive episodes with acellular pertussis-based vaccines: results of Canada-wide surveillance, 1993–1998. Presented at the 37th Annual Meeting of the Infectious Diseases Society of America; Philadelphia, Pa; November 18–21, 1999. Session 36, Abstract 31
Scholz, H., et al. (Hg.): DGPI-Handbuch 1997. Infektionen bei Kindern und Jugendlichen. Deutsche Gesellschaft für pädiatrische Infektiologie: Keuchhusten. Futuramed (2. Aufl.), München 1997: 357–363
Sitzmann, F. C., et al.: Impfungen – Aktuelle Empfehlungen. Hans Marseille, München 1998
Spiess, H.: Kommentar zu Ehrengut (1986). Pädiatr Prax 1986, 32(4): 677
Srugo, I., Benilivi, D., Madeb, R., Shapiro, S., Shohat, T., Somekh, E., et al.: Pertussis infection in fully vaccinated children in day-care centers, Israel. Centers for Disease Control – Emerging Infect Dis 2000, 6(5). www.medscape.com/govmt/CDC/EID/2000/v06.n05/e0605.07.srug/e0605.07srug-03.html
Stehr, K., et al.: Rehabilitation der Pertussisimpfung. Pädiatr Prax 1994, 47: 175-183
Torch, W.: Diphteria-pertussis-tetanus (DPT) immunization: A potential cause of the sudden infant death syndrome (SIDS). Neurology 1982, 32: A160
Überall, M. A., Stehr, K., Cherry, J. D., Heininger, U., Schmitt-Grohe, S., Laussucq, S., Eckhardt, T.: Severe adverse events in a comparative efficacy trial in Germany in infants receiving either the Lederle/Takeda acellular pertussis component DTP (DTaP) vaccine, the Lederle whole-cell component DTP (DTP) or DT vaccine. The Pertussis Vaccine Study Group. Dev Biol Stand 1997, 89: 83–89
Weigl, J. A., Schmitt, H. J., et al.: Safety and efficacy of acellular pertussis vaccines: the Mainz study and other recent studies. Ann Acad Med Singapore, 1997, 26(3): 320–325
Wentz, K. R., Macruse, E. K.: Diphteria-tetanus-pertussis vaccine and

serious neurologic illness: an updated review of the epidemiologic evidence. Pediatrics 1991, 87: 287–297
Wirsing von König, C. H. A., et al.: Keuchhusten bei Erwachsenen. Dtsch Med Wschr 1991, 116: 649–653
Wortis, N., Strebel, P. M., Wharton, M., et al.: Pertussis deaths: report of 23 cases in the United States, 1992 and 1993. Pediatrics 1996, 97(5): 607-12

Hib

Die Hib-Erkrankung

Haemophilus influenzae b (Hib) ist ein Keim, der häufig bei Gesunden in der Nasen- und Rachenflora gefunden wird und nur ausnahmsweise zu schweren Krankheiten führt. Etwa 2 bis 5 Prozent der Bevölkerung sind gesunde Keimträger. Die meisten akuten Fälle werden durch Ansteckung von nichtkranken Hib-Trägern hervorgerufen (Moxon 1986). Von anderen Keimen der Gruppe Haemophilus unterscheidet sich Hib durch eine Kapsel, die ihn für das noch unreife Immunsystem kleiner Kinder schwer erkennbar und angreifbar macht. Hib neigt daher dazu, schwere Erkrankungen bei ihnen hervorzurufen.

Etwa ein Drittel der Hib-Symptome sind Kehldeckelentzündungen, zwei Drittel Gehirnhautentzündungen. Ferner kann Hib eitrige Gelenks-, Bindegewebs- und Knochenmarksentzündungen verursachen. Die Erkrankungen sind, wenn sie rechtzeitig erkannt werden, mit Antibiotika behandelbar.

Erste Symptome einer Gehirnhautentzündung sind hohes Fieber, Erbrechen, Kopfschmerzen, Berührungsempfindlichkeit und Nackensteifigkeit – auch bei angewinkelten Beinen kann der Mund nicht auf das Knie gebracht werden (»Kniekuss«). Die Kinder wirken schwer krank und werden zunehmend apathisch. 2 bis 5 Prozent der Meninigitisfälle verlaufen trotz antibiotischer Therapie tödlich, etwa 4 Prozent der Patienten behalten schwere Behinderungen oder Krampfanfälle und 3 Prozent Hörstörungen (McIntyre 1993). Die Hib-Meningitis war in den späten 80er Jahren die häufigste Ursache erworbener Hirnschäden.

Auch die Kehldeckelentzündung ist eine schwere Erkrankung, bedarf immer intensivmedizinischer Behandlung und kann zum Ersticken führen. Sie beginnt mit hohem Fieber, starken Halsschmerzen und so massiver Schluckstörung, dass die Kinder den Speichel aus dem Mund laufen lassen. Hinzu kommen kloßige Sprache und vor allem zunehmende Atemnot – jedoch im Unterschied zum Pseudokrupp kein Husten.

90 Prozent der Hib-Fälle treten bei Kindern unter fünf Jahren auf, 60 Prozent im ersten Lebensjahr mit einem Gipfel im sechsten bis siebten Lebensmonat. Schwedische Forscher fanden ein signifikant geringeres Hib-Risiko für gestillte Kinder, wobei jede Woche ausschließlicher Muttermilchgabe das Risiko weiter verringerte (Silfverdal 1997). Dieser Effekt hielt auch nach Ende des Stillens bis ins zehnte Lebensjahr an. Die Autoren empfehlen, das Stillen unter diesem Aspekt in Ländern zu propagieren, in denen die Impfung aus finanziellen Gründen nicht durchführbar ist.

Bekannt ist das erhöhte Risiko von Krippenkindern, eine Hib-Erkrankung zu erwerben – etwa 50 Prozent der erkrankten Kinder gehörten nach einer amerikanischen Untersuchung zu dieser gefährdeten Gruppe (Cochi 1986). Auch Frühgeborene scheinen ein etwas erhöhtes Krankheitsrisiko zu haben (Ward 1994).

Ist es in einem Haushalt zu einer schweren Hib-Infektion gekommen und befindet sich dort noch ein Kind bis zum Alter von zwölf Monaten oder ein ungeimpftes bis zum Alter von 48 Monaten, wird für alle Mitglieder des Haushaltes die Gabe des Antibiotikums Rifampicin über vier Tage empfehlen. Dieselbe Prophylaxe soll in einem Kindergarten durchgeführt werden, wenn zwei oder mehr Kinder innerhalb von zwei Monaten schwer an Hib erkrankt sind und sich dort noch weitere ungeimpfte Kinder befinden (Schmitt 1999).

Seit dem 1. Januar 2001 müssen in Deutschland Erkrankungen namentlich gemeldet werden, wenn Hib im Blut oder im Rückenmarkswasser nachgewiesen wurde.

Die Hib-Impfung

Im Jahr 1990 wurde in Deutschland die Hib-Impfung eingeführt. Es handelt sich um einen Totimpfstoff aus Bestandteilen der Bakterienkapsel. Die Entwicklung des Impfstoffes war kompliziert, da Kinder in den ersten achtzehn Lebensmonaten zunächst nicht auf die Impfung mit Bruchstücken der Bakterienkapsel ansprachen. Sie enthalten nämlich kein Eiweiß und sind für die Abwehrzellen deshalb schlecht zu erkennen. Erst ein Kunstgriff überlistet das noch unreife Immunsystem und macht die Impfung ab dem dritten Lebensmonat wirksam: Das Antigen der Hib-Bakterien wird an ein Trägereiweiß aus Tetanustoxoid, Diphtherietoxoid oder Meningokokkenbakterien gebunden (»Konjugatimpfstoff«).

Es gibt drei Einzelimpfstoffe: Hib TITER, Pedvac HIB und ACT-HIB. Hib TITER enthält Reste von Rinderhirneiweiß, Pedvac HIB enthält Aluminiumhydroxid. Empfehlenswert ist einzig ACTHIB, das zudem den Vorteil hat, bereits ab dem ersten Geburtstag mit einer einzigen Injektion einen Schutz vor HibErkrankungen zu bieten. Kombinationsimpfstoffe gibt es nur mindestens als Vierfachimpfstoff, zusammen mit dem Keuchhusten-, Diphtherie- und Tetanusimpfstoff. Die sehr nützliche Dreifachkombination mit Diphtherie- und Tetanuskomponente wurde im Frühjahr 2000 ohne Begründung vom Markt genommen; sie enthielt allerdings Thiomersal. Wünschenswert wäre eine thiomersalfreie Variante dieser Kombination.

Die Impfung ist in Deutschland ab dem dritten Lebensmonat empfohlen, mit Auffrischung im fünften und im zwölften bis fünfzehnten Monat. Kombinationsimpfstoffe müssen viermal verabreicht werden. Bei Impfbeginn nach dem vierten Lebensmonat reichen wahrscheinlich zwei Impfdosen, nach dem zwölften bis fünfzehnten ist je nach Präparat eine einzige Impfung ausreichend (RKI 1998). Ab dem Alter von fünf Jahren gibt es keine Impfempfehlung mehr, da Hib-Erkrankungen dann nur noch äußerst selten auftreten.

Die Wirksamkeit der Hib-Impfung

Die Wirkung geht über den Schutz der geimpften Bevölkerung hinaus und erfasst auch ungeimpfte Gruppen, denn die Hib-Träger werden seltener, und damit sinkt allgemein die Ansteckungswahrscheinlichkeit. In den USA gab es vor der Einführung der Impfung jährlich etwa 20 000 schwere Hib-Infektionen, zwei Drittel davon Gehirnhautentzündungen. Betroffen waren insbesondere die Eingeborenen Alaskas mit einem zehnmal so hohen Risiko wie die übrige Bevölkerung. Im Jahr nach Einführung der Impfung, 1995, wurden nur noch 259 Erkrankungen bei Kindern unter fünf Jahren gemeldet, darunter zehn Todesfälle (CDC 1999b). In Deutschland waren vor Einführung der Impfung pro Jahr mehr als 1500 Kinder von einer schweren Hib-Erkrankung betroffen, seit 1995 sind es weniger als fünfzig Fälle pro Jahr - ein Beweis für die Wirksamkeit der Impfung (von Kries 1995).

Interessant ist, dass ab diesem Zeitpunkt jedoch vermehrt schwere Erkrankungen mit anderen Erregern, vor allem Pneumokokken, beobachtet werden. In Schweden etwa verdreifachte sich die Zahl an schweren Pneumokokkeninfektionen zwischen 1981 und 1996 (Ekdahl 1998). Die Gesamthäufigkeit an bakteriellen Hirnhautentzündungen hat kaum abgenommen (Weber 1999, Müschenborn-Koglin 2000). Offensichtlich gelingt es mit Impfprogrammen auf Dauer nicht unbedingt, ein ökologisches Gleichgewicht zu kippen.

Die Zunahme von Bakterienstämmen, die im Impfstoff nicht berücksichtigt sind (»serotype replacement«), die aber ebenso schwere Erkrankungen hervorrufen können, wird in jüngster Zeit beobachtet (ESPED 1998). In den Jahren 1998 und 1999 wurden in Deutschland bereits bei 39% der Hämophilus-Erkrankungen und zwei der fünf Todesfälle solche Erregerstämme gefunden (Schmitt 2001).

Noch abzuwarten ist, ob nicht durch die Impfung Hib-Erkrankungen in ein höheres Lebensalter verschoben werden. Schwere akute Fälle werden in den letzten Jahren gehäuft bei älteren Menschen und geschwächten oder immunsupprimierten Erwachsenen beobachtet (Farley 1992, Timothy 1997).

Die Impfung bietet keinen 100-prozentigen Schutz. Derzeit liegt das Risiko einer Hib-Erkrankung für ungeimpfte Kinder nur etwa 23-mal über dem von geimpften (Eurosurv 2000). Der Hib-Impfstoff leidet in seiner Wirksamkeit vor allem unter der Kombination mit anderen Impfstoffen, besonders dem gegen Keuchhusten. Die Antikörperspiegel liegen nach der Impfung mit Fünffachimpfstoffen nicht einmal halb so hoch wie nach der Immunisierung mit dem Einzelpräparat (Kondler-Budde 1999).
In Alaska fand man bei 10 Prozent der geimpften Kinder noch Hib-Bakterien im Rachenabstrich, und seit 1996 kommt es dort wieder zu einer Zunahme von Hib-Infektionen (Galil 1999). M. A. Breukels (1998) berichtet über fünf Kinder in den Niederlanden, die trotz voller Impfung schwere Hib-Erkrankungen erlitten. Auch bei den Hib-Erkrankungen in Deutschland ist regelmäßig ein relativ hoher Prozentsatz vollständig Geimpfter betroffen: 1997 waren sechs der 27 gemeldeten Erkrankten vollständig, zwölf teilweise geimpft (Schmitt 1999).
Vermutlich sind unter anderem genetische Faktoren für das Versagen der Impfung verantwortlich. G. Sierig (1999) fand bei einem zweieinhalbjährigen Jungen, der im Anschluss an eine zweimalige Hib-Impfung an Hib-Meningitis erkrankte, eine angeborene Erkrankung des Immunsystems (Hypogammaglobulinämie und IgG-Subklassendefekte). Kinder mit Asthma scheinen ein etwas erhöhtes Risiko für Impfversagen zu haben (Muhlemann 1996).

Nebenwirkungen der Hib-Impfung

Bei jedem vierten Impfling kommt es zu einer Rötung, Schwellung oder Überwärmung an der Impfstelle. Bei einem von hundert treten Fieber, Erbrechen, Durchfall oder anhaltendes Schreien auf (CDC 1999a). Vor allem nach Verabreichung von Kombinationsimpfstoffen werden Erbrechen, Nesselfieber und Krampfanfälle beobachtet. Hierbei hat sich der kombinierte Impfstoff jedoch als noch besser verträglich erwiesen als die getrennte

Verabreichung eines Hib- und eines DTP-Impfstoffes am selben Tag (DeNoon 1998).
Meldungen an das Paul-Ehrlich-Institut betrafen unter anderem allergische Reaktionen, Blutgerinnungsstörungen und neurologische Komplikationen wie Gefühlsstörungen, Krampfanfälle, Lähmungen, Meningitis, Enzephalitis oder Guillain-Barré-Syndrom. Auch Todesfälle, vor allem plötzlicher Kindstod, wurden gemeldet (*Impfreaktionen* 1995). Der ursächliche Zusammenhang dieser Vorfälle mit der Impfung ist allerdings nicht erwiesen. Die ausführliche Beschreibung eines impfbedingten Guillain-Barré-Syndroms mit stark erhöhten Antikörpern gegen das Impfstoffeiweiß findet sich bei P. E. Klass (1992).
Einer der zugelassenen Hib-Impfstoffe, HibTITER von der Firma Lederle, kam ins Gerede, weil in den Nährböden für die Impfstoffherstellung eine Herz-Hirn-Infusion von Rindern enthalten ist. Das italienische Gesundheitsministerium hatte den Impfstoff im Januar 1997 wegen des theroretischen Risikos einer BSE-Übertragung vom Markt genommen. Der Hersteller hält das BSE-Risiko für ausgeschlossen, da eventuelle Erreger durch hochgradige Verdünnung (»eins zu einer Million«) und mehrfache Reinigungsschritte eliminiert würden (DÄ 1997).

Schwere Hib-Infektion

Wird ein Kind Hib-geimpft, während es gerade mit Hib-Bakterien Kontakt bekommen hat, so kann es in den Stunden oder Tagen nach der Impfung zu einem dramatischen Antikörperabfall mit der Möglichkeit einer besonders schweren Hib-Erkrankung kommen. Jedes Fieber im Anschluss an die Impfung muss an eine solche Erkrankung denken lassen (Basson 1996). In den USA ist sie ein anerkannter Impfschaden (HRSA 1997).

Diabetes

Die Hib-Impfung erhöht nach epidemiologischen Studien deutlich das Risiko, an Diabetes zu erkranken (Dokheel 1993, Gardner 1997, Classen 1997). In den USA und mehreren westeuropäischen Ländern ist das Erkrankungsrisiko parallel zur Einführung der Hib-Impfung signifikant angestiegen, in Finnland beispielsweise um 60 Prozent, in den USA um 20 000 bis 27 000 Fälle innerhalb von zehn Jahren (NVIC 1999). In den Vereinigten Staaten ließ sich sogar beobachten, dass der Diabetes umso wahrscheinlicher wurde, je mehr Impfdosen verabreicht worden waren (Classen 1998). Die Autoren der Studien fordern finanzielle Mittel für weitere Untersuchungen, so genannte Fallkontrollstudien, um die Ergebnisse zu untermauern: »Die Resultate zeigen, dass frühere Impfstudien mangelhaft sind, denn ihr Design erlaubt nicht, Zusammenhänge zwischen Impfung und Autoimmunerkrankungen wie Diabetes aufzudecken.« (NVIC 1999) Auch im Tierversuch führen Impfungen nach dem zweiten Lebensmonat zu einem vermehrten Auftreten von Diabetes (Classen 1996).

Das Risiko einer Diabeteserkrankung nach Hib-Impfung wird mit eins zu 1724 angegeben, was rein statistisch den Nutzen der Impfung aufwiegt (Classen 1999a/b). Derzeit liegt in Deutschland das Risiko einer Hib-Erkrankung bei nur eins zu 15 000 bis eins zu 30 000; die Bedrohung durch den Diabetes bekommt also noch mehr Gewicht. Das Dilemma besteht darin, dass bei einem Stopp des Impfprogramms die Hib-Erkrankungen wieder zunähmen. Es bleibt noch viel zu klären, und letztlich erhebt sich wieder die ethische Frage, wer für die Kinder die Entscheidung treffen soll: der Staat oder die Eltern?

Die renommierte Fachzeitschrift *Arznei-telegramm* fordert die Aufklärung der Eltern über das mögliche Diabetesrisiko für ihre zu impfenden Kinder (AT 1999). In der sofortigen Replik der deutschen Impf-Hardliner wird die Nebenwirkung heruntergespielt: Es handle sich bei den fraglichen 260 Diabetesfällen zusätzlich pro Jahrgang nur um eine »marginale« Erhöhung. Und es wird Stillhalten gefordert: »Eine Aufklärung der Eltern darüber, dass ›die Hib-Impfung Diabetes verursachen könnte‹, ist auf Grund der derzeitigen Datenlage die Verbreitung einer falschen Information.« (von Kries 1999)

Zusammenfassung

- Hib-Erkrankungen sind schwer und potenziell lebensbedrohlich.
- Das Krankheitsrisiko besteht vor allem in den ersten zwei Lebensjahren.
- Ein erhöhtes Risiko haben Krippenkinder, ehemalige Frühgeborene und nicht gestillte Kinder.
- Durch die Impfung hat sich das Erkrankungsrisiko erheblich reduziert – auch für die nicht geimpften Kinder.
- Ist ein umfassender Schutz gewünscht, dann muss die Grundimmunisierung ab dem dritten Lebensmonat durchgeführt werden. Nach dem zwölften bis fünfzehnten Monat genügt eine einmalige Impfung.
- Der Schutz ist nicht 100-prozentig: Auch geimpfte Kinder können noch erkranken.
- Als Einzelimpfstoff empfiehlt sich ACT-HIB.
- Nebenwirkungen sind relativ selten, doch stehen die HibImpfstoffe in starkem Verdacht, Diabetes auszulösen.
- Weitere Langzeitfolgen der Impfung sind nicht untersucht.

Referenzen

Adams, W. G., Deaver, K. A., Cochi, S. L., et al.: Decline of childhood Haemophilus influenzae type b disease in the Hib vaccine era. JAMA 1993, 269: 221–226

AT (Arznei-telegramm) 1999: Diabetes Mellitus nach Impfung gegen H. Influenzae Typ B. AT 11/99: 120

Basson, E., et al.: Haemophilus influenzae meningitis following vac-

cination. Consequence or coincidence. Arch Pediatr 1996, 3(4): 342–344
Breukels, M. A., et al.: Invasive infection with Haemophilus influenzae type b in spite of complete vaccination. Ned Tijdschr Geneeskd. 1998, 142(11): 586–589
CDC 1997: FAQs about Hib. Meningitis Foundation of America, 1997. http://www.musa.org/Hib2.htm
CDC 1999a: Healthtouch: Haemophilus Influenza Typ B Vaccine. http://www.healthtouch.com/level1/leaflets/cdc/cdc182.htm
CDC 1999b: What would happen if we stopped vaccinations? http://www.cdc.gov/nip/vacsafe/valuefs.htm
Classen, J. B.: The timing of immunization affects the development of diabetes in rodents. Autoimmunity 1996c, 24: 137–145
Classen, D. C., Classen, J. B.: The timing of pediatric immunization and the risk of insulin-dependent diabetes mellitus. Inf Dis Clin Pract 1997, 6: 449–454
Classen, D. C.: Letters: Public should be told that vaccines may have long term adverse effects. BMJ 1999b, 318: 193
Classen, J. B., Classen D. C.: Association between type 1 diabetes and Hib vaccine: causal relation is likely. BMJ 1999a, 319: 1133
Classen Immunotherapies, Inc. 1998: Increased Risk of Childhood Diabetes Following Immunization Receives National Recognition.
Cochi, S. L., Fleming, D. W., Hightower, A. W., et al.: Primary invasive Haemophilus influenzae type b disease: a population-based assessment of risk factors. J Pediatr 1986, 108(6): 887–896
DÄ (Deutsches Ärzteblatt). Haemophilus influenzae Typ B: Vakzine weist kein BSE-Risiko auf (Editorial). Deutsches Ärzteblatt 1997, 94(7): 336
DeNoon, D. J.: DTAP and Hib combination vaccine. Conference Coverage (ICAAC); CDC Finds Hib and DTP Vaccines Safer When Combined. 1998. http://www.vaccinetwork.org/archivio/varie/274.10.98.html
Dokheel, T. M.: An epidemic of childhood diabetes in the United States. Diabetes Care 1993, 16: 1606–1611
Ekdahl, K., Martensson, A., Kamme, C.: Bacteraemic pneumococcal infections in Southern Sweden 1981–96: trends in incidence, mortality, age-distribution, serogroups and penicillin-resistance. Scand J Infect Dis 1998, 30(3): 257–262

ESPED (Erhebungseinheit für seltene pädiatrische Erkrankungen in Deutschland) - Jahresbericht 1998. http://www.public.rz.uni-duesseldorf.de/~esped/jabe1998.htm

Eurosurveillance Weekly: Active surveillance of rare and serious diseases in children. 28. 9. 2000. www.eurosurv.org/update/news.html

Farley, M. M., et al.: Invasive Haemophilus influenzae disease in adults. A prospective, population-based surveillance. CDC Meningitis Surveillance Group. Ann Intern Med 1992, 116: 806–812

Galil, K., Singleton, R., Levine, O. S., et al.: Reemergence of invasive Haemophilus influenzae type b disease in a well-vaccinated population in remote Alaska. J Infect Dis 1999, 179(1): 101–106

Gardner, S., et al.: Rising incidence of insulin dependent diabetes in children under 5 years in Oxford region: time trend analysis. BMJ 1997, 315: 713–716

HRSA (Health Resources and Services Administration): Vaccine Injury Table March 24, 1997. www.hrsa.dhhs.gov/bhpr/vicp/table.htm

Impfreaktionen, Impfkomplikationen. 1995, Kilian-Verlag: 40

Klass, P. E., et al.: Therapy of bacterial sepsis, meningitis and otitis media in infants and children: 1992 poll of directors of programs in pediatric infectious diseases. Pediactric Infectiol Dis J; 1992, 11: 702–705

Kries, R. von, Heinrich, B., Böhm, O., Windfuhr, A., Helwig, H.: Systemische Hämophilus-influenzae-Erkrankungen in Deutschland: 1992–1995. Monatsschr Kinderheilkd 1997, 145: 136–143

Kries, R. von, Schmitt, H. J.: Diabetes mellitus nach Hib-Impfung? Kinderärztl Prax 1999, 8: 589

Kondler-Budde, R.: Neue IPV-Empfehlung: Umsetzung im Kindesalter. Kinderärztl Prax 1999, Sonderheft Impfen 2: 37

McIntyre, P., Jepson, R., Leeder, S., Irwig, L.: The outcome of childhood Haemophilus influenzae meningitis. A population based study. Med J Aust 1999, 159(11-12): 766–772

Moxon, E. R.: The carrier state: Haemophilus influenzae. J Antimicrob Chemotherap 1986, 18 (Suppl A): 17–24

Müschenborn-Koglin, S., Weiss, M., Reinhardt, D.: Säuglinge und Kleinkinder mit unklarem Fieber. Pädiatrie hautnah 2000, 1: 8–12

Muhlemann, K., Alexander, E. R., Weiss, N. S., et al.: Risk factors for invasive Haemophilus influenzae disease among children 2–16 years of age in the vaccine era, Switzerland 1991–1993. The Swiss H. Influenzae Study Group. Int J Epidemiol 1996, 25(6): 280–285

NVIC (National Vaccine Information Center) 1999: Juvenile Diabetes and Vaccination: New Evidence for a Connection. http://www.909shot.com/diabetes.htm

RKI (Robert-Koch-Institut): Anmerkungen zu den im Impfkalender aufgeführten Impfungen. Stand: März 1998. yellow-fever.rki.de/PRAEV/IMPFEN/STIKO/STI_F11.HTM

Schmitt, H. J.: DTaP-Hib-Kombinationen sind effektiv. Kinderärztl Prax 1999, 4: 242

Schmitt, H. J., von Kries, R., Hassenpflug, B., Hermann, M., Siedler, A., Niessing, W.: Epidemiologie invasiver Hib-Infektionen in Deutschland. Kinderärztl. Prax. 2001 (2): 85-89

Sierig, G., et al.: Meningitis durch Haemophilus influenzae b trotz zweimaliger Hib-impfung bei einem Kleinkind. Kinderärztl Prax – Abstracts zur 7. Jahrestagung der DGPI 1999: 442

Silfverdal, S. A.: Protective effect of breastfeeding on invasive Haemophilus influenzae infection: a case-control study in Swedish preschool children. Int J Epidemiol, 1997, 26(2): 443–450

Timothy, C., et al.: Invasive haemophilus influenzae type b disease in elderly nursing home residents: two related cases. Emerg Infect Dis 1997, 3(2): 179–182

Ward, J.: Haemophilus Influenzae vaccines. In: Plotkin, S. A., Mortimer, E. A. (Hg.): Vaccines. W. B. Saunders, Philadelphia 1994: 337–386

Weber, T.: Haemophilus influenzae B (Hib), in: Gruber, R., Heimann, R., Jenni, P., et al.: Impfen, Routine oder Individualisation. Eine Standortbestimmung zur Impfproblematik aus hausärztlicher Sicht« Bern 1999. Zu beziehen über: Postfach CH-3000 Bern 9

Hepatitis B

Die Hepatitis-B-Erkrankung

Die Hepatitis B ist eine Viruserkrankung, die durch kontaminierte Genitalsekrete und Blut übertragen wird. Zur Virusübertragung kommt es vor allem beim Geschlechtsverkehr und durch unsauberes Operations- oder Spritzbesteck. Ein weiterer wichtiger Übertragungsweg ist die Geburt, bei der Viren von der Mutter auf das Neugeborene übertreten können.

Wechselnde sexuelle Kontakte und der Gebrauch intravenöser Drogen spielen in Deutschland als Übertragungsweg die Hauptrolle. Hepatitis B ist daher in erster Linie eine Erkrankung von Jugendlichen und jüngeren Erwachsenen. Risikogruppen sind promiskuitive Erwachsene, Homosexuelle und Drogenabhängige. Auch Beschäftigte im Gesundheitswesen sind gefährdet, wenn sie beruflich mit menschlichem Blut Kontakt bekommen; 3 bis 5 Prozent der Neuinfektionen betreffen diesen Personenkreis.

Einer der Wegbereiter der Hepatitis B war sicher die moderne Medizin durch unkritische Verabreichung von Blutprodukten an Patienten. Gelegentlich kommt es bei operativen Eingriffen zur Übertragung des Virus durch Ärzte, die sich mit dem Operationsbesteck verletzen. Die Übertragung während der Geburt wird in Deutschland weitgehend durch Untersuchung aller Schwangeren auf Hepatitis B und im Bedarfsfall durch die sofortige Impfung des Neugeborenen verhindert.

Eine Übertragung über virushaltigen Speichel ist nicht möglich, obwohl dies bei Hepatitis-B-Impfkampagnen behauptet wurde: Das Virus wird nämlich im Verdauungstrakt inaktiviert.

Das Risiko für Kinder, sich in Gemeinschaftseinrichtungen anzustecken, ist extrem gering (Hurwitz 1994). Gelegentlich kommt es zur Übertragung durch Bisse in Gemeinschaftseinrichtungen mit Behinderten (Stück 1997). Nur vereinzelt wird von Neuinfektionen aus Kindergärten mit einem hohen Anteil an Kindern aus

Gegenden mit erhöhtem Hepatitis-B-Vorkommen wie Südostasien berichtet (Schuster 1994).
Ist ein Familienmitglied infektiös, so erhöht sich das Ansteckungsrisiko für die anderen Familienmitglieder. Eine Impfung ist in solchen Fällen zu empfehlen. Auch Säuglinge, deren Mütter eine übertragbare Hepatitis B haben, gehören zur Risikogruppe und sollten sofort nach der Geburt geimpft werden, und zwar zeitgleich mit der Verabreichung schützender Antikörper gegen Hepatitis B (Hepatitis-B-Immunglobulin). So kann eine Infektion des Säuglings mit hoher Sicherheit verhindert werden.

Erkrankungsverlauf und Chronifizierung

Der Verlauf der Hepatitis B ist von vielen Faktoren abhängig, unter anderem von Alter, Geschlecht, Gesundheitszustand und von der Funktion des Immunsystems (Bader 1995). Nur bei 20 Prozent der Infizierten kommt es nach einer sehr unterschiedlichen Inkubationszeit von vierzig bis 160 Tagen zur »klassischen« Leberentzündung mit vergrößerter und druckschmerzhafter Leber, Krankheitsgefühl, Übelkeit oder Erbrechen, Gelbfärbung der Haut und Augenbindehaut, entfärbtem Stuhl und dunkelfarbigem Urin.
Etwa 80 Prozent der infizierten Erwachsenen erwerben Immunität ohne zu erkranken oder mit nur mit leichten grippalen Beschwerden. Besonders im Gesundheitswesen Beschäftigte gehören zu dieser Gruppe, vielleicht wegen des häufigen »unterschwelligen« Kontakts mit Hepatitis-B-Viren (Dienstag 1982, Barash 1999).
Einem Teil der Infizierten gelingt es nicht, das Virus zu eliminieren, sondern sie werden chronische Virusträger, die andere anstecken können.
Bei dieser so genannten Chronifizierung besteht eine starke Altersabhängigkeit: Mit Chronifizierung ist zu rechnen bei 90 Prozent der infizierten Neugeborenen, bei 60 Prozent der Einjährigen, bei 30 Prozent der Sechsjährigen und bei 1 bis 5 Prozent der Erwachsenen (Crawford 1994). Ein erhöhtes Risiko zur Chronifizierung haben auch Drogenkonsumenten (10 bis 20 Prozent),

Dialysepatienten (20 bis 30 Prozent) und Nierentransplantierte (40 bis 50 Prozent).

Die Zahl der chronischen Virusträger wird in Deutschland auf zirka 500 000 geschätzt, das sind etwa 0,7 Prozent der Bevölkerung (Thefeld 1994). Ein Drittel davon sind Kinder, die sich meist vor oder während ihrer Geburt von der Mutter angesteckt haben.

Drei Viertel der chronischen Virusträger haben eine völlig normale Lebenserwartung, etwa ein Viertel (also 0,25 bis 1,25 Prozent der infizierten Erwachsenen) entwickelt ein chronisches Leberleiden, etwa ein Viertel davon (also 0,06 bis 0,3 Prozent der Infizierten) eine lebensbedrohliche Erkrankung wie chronisches Leberversagen, Zirrhose oder Leberkrebs. Zu solchen Krankheiten tragen vor allem zusätzliche Faktoren wie die Belastung mit Nikotin und Pilzgiften (Aflatoxinen) oder eine Hepatitis-C-Infektion bei.

Einer von 500 Infizierten, darunter vor allem Säuglinge oder Personen mit geschwächtem Immunsystem, stirbt im akuten Stadium der Erkrankung an Leberausfall. Etwa 1 Prozent der Infizierten stirbt im Laufe des Lebens an den Folgen der Leberentzündung (Dunbar 1997, Meinecke 1998). Pro Jahr kommt es in Deutschland zu 150 bis 200 gemeldeten Todesfällen. In den USA sind nach Berechnungen von B. S. Dunbar (1999) bei 265 Millionen Einwohnern jährlich 116 bis 2400 Menschen von einem schweren oder tödlichen Hepatitis-B-Verlauf betroffen.

Die Komplikationsrate der Hepatitis B kann durch Behandlung mit Interferon oder dem virushemmenden Medikament Lamivudin um ein Mehrfaches gesenkt werden, bei bestimmten Formen der Erkrankung kann man damit sogar das Virus aus dem Blut entfernen (Lai 1998, Farrell 2000).

Die Häufigkeit der Erkrankung

Über die wirkliche Bedeutung der Hepatitis B in Deutschland gibt es kaum verlässliche Zahlen. Dies ist durch den Charakter der Erkrankung mit der hohen Anzahl beschwerdefreier Virusträger bedingt. Erstaunlich ist demgegenüber, mit welchen Zahlen bei der Werbung für die Impfung argumentiert wird. Ein Studium der Statistiken bleibt daher niemandem erspart, der sich ein genaueres Bild machen will.

Die Hepatitis B gehört zu den weltweit häufigsten Infektionskrankheiten. 10 bis 15 Prozent der Bevölkerung Afrikas, Asiens sowie Mittel- und Südamerikas sind Virusträger. Weltweit sollen es etwa 300 Millionen sein.

Deutschland gehört dagegen - ebenso wie die meisten anderen Länder Europas und die USA - zu den Gebieten mit niedrigem Risiko. 1998 etwa wurden in Deutschland 5154 Neuerkrankungen gemeldet (1997: 6085). Die Dunkelziffer ist umstritten, da Neuerkrankungen und chronische Erkrankungen bei den Meldungen nicht getrennt werden (EB 1999). Vielleicht ergibt sich künftig ein genaueres Bild, da Hepatitis-B-Fälle seit dem 1. Januar 2001 namentlich gemeldet werden müssen. Realistische Schätzungen gehen derzeit von 20 000 bis 30 000 Neuinfektionen pro Jahr aus (Stück 1996, Meinecke 1998). In den Medien und Kampfbroschüren der Impfindustrie wird mit der phantastischen Zahl von 50 000 Neuinfektionen und 1500 bis 2000 Todesfällen pro Jahr operiert - Schätzungen, die auf einer schlampig ausgeführten Studie namens ANOMO beruhen.

ANOMO war eine Stichprobenstudie, bei der von 1500 Ärzten die Hepatitis-B-Infektionen eines Vierteljahres abgefragt und dann hochgerechnet wurden - mit der Annahme einer 90-prozentigen Dunkelziffer (»underreporting«). Durch eine solche Hochrechnung kommt es jedoch eher zu einer Übertreibung (»overreporting«), da nicht nur Neuinfektionen, sondern auch chronische Hepatitis-B-Träger erfasst werden, und dies unter Umständen durch mehrere Ärzte (Sentinel 1994). Vor allem die Angabe der Todesfälle dürfte eine grobe Übertreibung sein, da ja nur 150 bis 200 jährlich gemeldet werden und selbst die ungünstigste Schätzung für die USA zwei- bis dreimal niedriger liegt als die der ANOMO-Studie.

Insgesamt ist die Datenlage eher dürftig. Auch in den USA - wie Deutschland ein Land mit niedrigem Risiko - gibt es Unsicherheit über die Anzahl der Neuerkrankungen, die auf bestenfalls 14 000,

schlimmstenfalls 300 000 pro Jahr geschätzt werden (Dunbar 1997).
Unsicher ist auch, wie hoch das Erkrankungsrisiko für Kinder ist. Laut Statistischem Bundesamt (zitiert nach Meinecke 1999) betreffen in Deutschland 10 Prozent aller Neuerkrankungen pro Jahr die unter Fünfzehnjährigen. Diese Zahlen müssen jedoch angesichts der US-amerikanischen Statistiken angezweifelt werden: Dort traten 1993 nur 3,6 Prozent der gemeldeten 13 361 Neuerkrankungen bei unter Fünfzehnjährigen auf, weniger als 2 Prozent bei Kindern unter neun Jahren und weniger als 0,5 Prozent bei Kindern im ersten Lebensjahr (CDC 1994). 1996 wurden in den USA bei unter vierzehnjährigen Kindern überhaupt nur 279 Fälle von Hepatitis B gemeldet (Noble 1997).

Die Hepatitis-B-Impfung

Der Hepatitis-B-Impfstoff besteht aus Antigen von der Oberfläche des Hepatitis-B-Virus (HBs-Antigen), das an Aluminiumhydroxid gebunden ist. Die ersten Impfstoffe wurden zu Beginn der 80er Jahre bei uns zugelassen. Sie waren zunächst nur für Risikogruppen empfohlen und wurden bald vor allem im Gesundheitssektor breit angewendet.
Da zur Herstellung der ersten Impfstoffe gemischtes Blutplasma US-amerikanischer Spender verwendet wurde, kam es zur Übertragung unerwünschter Viren, insbesondere des Mitte der 80er Jahre entdeckten HIV-Virus (AT 1992). Diese Gefahr ist ausgeschlossen, seit nur noch gentechnologisch hergestellte Hepatitis-B-Impfstoffe im Handel sind. Die beiden in Deutschland zugelassenen Präparate Engerix B und Gen-HB-Vax enthalten Aluminiumhydroxid, Gen-HB-Vax, außerdem Thiomersal. In den Kombinationsimpfstoffen Procomvax (Hib) und Twinrix (Hepatitis A) sowie in Hexavac und Infanrix Hexa befindet sich kein Thiomersal.
Die WHO mahnt weltweit die Ausrottung der Hepatitis B an und drängt zur generellen Einführung der Impfung für Säuglinge auch in Ländern mit niedrigem Risiko.

Bereits im Mai 1991 wurde sie in Italien zur Pflichtimpfung für alle Säuglinge erklärt. Im Hintergrund dieser politischen Entscheidung schwelt ein bereits zur Anzeige gebrachter Schmiergeldskandal: Drei Monate vor Bekanntgabe der Impfpflicht soll der Hersteller SmithKline Beecham (Engerix B) 600 Millionen Lire an den damaligen Gesundheitsminister De Lorenzo überwiesen haben (Orizzonti 1996). Die American Association of Pediatrics, die in den USA die Einführung der Hepatitis-B-Impfung für Kinder Mitte der 80er Jahre unterstützte, erhielt 1988 vom Hersteller Merck eine Zuwendung von 100 000 US-Dollar (Fosters 1999).

Seit 1995 ist die Hepatitis-B-Impfung in den deutschen Impfkalender aufgenommen, und zwar für Säuglinge und Jugendliche bis zum fünfzehnten Lebensjahr.

Die Einführung der Impfung für alle Säuglinge hatte mehr taktische als gesundheitliche Gründe: Jugendliche sind für vorbeugende Maßnahmen schlechter erreichbar als Säuglinge, die meist regelmäßig zu Vorsorgeuntersuchungen gebracht werden. Der Forderung der STIKO an die Hersteller, den Impfstoff quasi als Gegenleistung zu verbilligen, kamen diese erst mit großer Verzögerung nach, sodass die Krankenkassen extrem hohe Beträge investieren mussten: Im ersten Jahr nach der Einführung kostete die Hepatitis-B-Impfung mit 400 bis 500 Millionen DM ebenso viel wie alle anderen Impfstoffe zusammen (AT 1997).

Mit Vehemenz stürzten sich Behörden und Hersteller in die Vermarktung des Impfstoffes. Mit Presseveröffentlichungen wie »Hepatitis tödlicher als Aids« (AZ 1996) wurde die Impfung beworben. An den bayrischen Schulen finanzierte 1999 der Hersteller SmithKline Beecham, unterstützt vom Kultusministerium, die Aktion »Take Care« – eine verfassungsrechtlich bedenkliche »verkaufsfördernde Maßnahme«: Der Gang zum Arzt wurde dadurch belohnt, dass Schulen mit der höchsten »Durchimpfung« an einer Verlosung für Konzerte mit Guildo Horn und The Moffatts teilnahmen. Die Informationsblätter für Schüler und Eltern enthielten unter anderem die Fehlinformation, schwere Nebenwirkungen seien »bisher nicht beobachtet« worden. Zudem wurden die Schüler in trügerischer Sicherheit gewogen: »Dann kann euch nichts mehr passieren.« Das Aufklärungsziel der Anti-Aids-Kampagne, nämlich mit Barrieremethoden zu verhüten, wurde damit unterlaufen.

Die Wirksamkeit der Hepatitis-B-Impfung

C. Meinecke (1998) zeigt, wie schon durch die seit Mitte der 80er Jahre verfolgte Impfpolitik, lediglich die Risikogruppen zu impfen, die Hepatitis B kontinuierlich zurückging. Er widerlegt auch die Behauptung, ein Großteil der Neuerkrankten sei keiner dieser Risikogruppen zuzuordnen, womit die Einführung der generellen Impfung für alle Kinder begründet wurde. Bei einer anonymen Nachbefragung schwedischer Hepatitis-B-Infizierter konnten 100 Prozent einer Risikogruppe zugeordnet werden (Struve 1996). Nach Meinung englischer Epidemiologen war vierzehn Jahre nach Einführung der Impfung von Risikogruppen ein Erfolg oder Misserfolg dieser Impfpolitik noch gar nicht zu beurteilen (Williams 1996). Die Einführung der Säuglingsimpfung war daher voreilig und, wie sich zeigt, auch risikobehaftet.
Es gibt zahlreiche Untersuchungen über die Effektivität der Hepatitis-B-Impfung, die jedoch hauptsächlich auf der billigen, aber zweifelhaften Methode der Antikörpermessung im Blut beruhen. Langzeitbeobachtungen über die Dauer des Impfschutzes und die Verhütung von Krankheit, Komplikationen und Todesfällen fehlen. Eine der wenigen Studien zu diesem Thema verzeichnete in den USA in den sechs Jahren nach Einführung der Impfung keinen signifikanten Rückgang der Neuerkrankungen (McQuillan 1999).
Auch über die Qualität und Dauer des Impfschutzes bei Kindern weiß man bisher nichts. Die STIKO verzichtet auf die Empfehlung, den Impferfolg bei Kindern durch Blutuntersuchung zu kontrollieren, denn sie fürchtet, dadurch die Impfmotivation zu untergraben. Direkt nach der dritten Impfung haben 1,5 bis 4 Prozent der Neugeborenen, 2 bis 3 Prozent der Säuglinge und

5 bis 32 Prozent der Erwachsenen keinen Schutz, sind also Impfversager (CDC 1994). In einer Untersuchung an Beschäftigten im amerikanischen Gesundheitswesen hatten schon vier Jahre nach der Impfung annähernd 30 Prozent keine schützenden Antikörper mehr (AT 1992). Die Strategie, Säuglinge zu impfen, damit sie als junge Erwachsene geschützt sind, erscheint unter diesen Vorgaben fragwürdig. Die Krankenkassen finanzieren derzeit einen ethisch bedenklichen Langzeitversuch mit dem Impfstoff.

Eine Ausrottung der Hepatitis B erscheint in jedem Fall unrealistisch und wird selbst von Impfbefürwortern wie B. Stück (1997) erst für das Jahr 2100 erwartet. Stimmt die Vermutung von B. S. Dunbar (1997), dass vor allem solche Personen auf die Impfung nicht ansprechen, die zu einem schweren Hepatitis-B-Krankheitsverlauf neigen, dann wird die Impfung auch auf Todesfälle und Komplikationen durch Hepatitis B wenig Einfluss haben.

Nach C. Meinecke (1998) ist die allgemeine Hepatitis-B-Schutzimpfung im Kindesalter wissenschaftlich und volkswirtschaftlich nicht begründbar. Sie ist nur in Ländern mit hohem Risiko sinnvoll. In Deutschland sollten Risikogruppen erfasst, aufgeklärt und möglichst geimpft werden. Eine Untersuchung aus England zeigt, dass die Impfung all jener Patienten, die wegen Geschlechtskrankheiten zum Arzt kommen, innerhalb von fünfzig Jahren am kosteneffektivsten zu einer deutlichen Senkung der Hepatitis-B-Häufigkeit führen kann (Williams 1996).

Die generelle Impfempfehlung für Kinder und Jugendliche ist angesichts der unklaren Datenlage über die Krankheitsrisiken und die Wirkung und Nebenwirkungen der Impfung abzulehnen.

Nebenwirkungen des Hepatitis-B-Impfstoffs

Die Impfung birgt ein sehr hohes Nebenwirkungsrisiko. Beim US-amerikanischen Meldesystem VAERS gingen allein von Januar 1996 bis Mai 1997 18 000 Meldungen über Nebenwirkungen ein, darunter 54 Fälle von plötzlichem Kindstod (Belkin 1999). Etliche Beispiele sind im Internet veröffentlicht (Dunbar 1997). In den USA werden nur Meldungen über Nebenwirkungen aus den ersten fünf Tagen nach der Hepatitis-B-Impfung berücksichtigt (Abbas 1994), womit die Mehrzahl der chronischen Nebenwirkungen nicht erfasst wird: »Das Follow-up ist zu kurz, um seltene oder verzögerte Nebenwirkungen aufzudecken.« (Stratton 1994)

Die Meldungen an das Paul-Ehrlich-Institut im Jahr 1993, also vor der Einführung als Massenimpfung, betrafen unter anderem Krampfanfälle, Nervenschäden, Gehirnhaut- oder Gehirnentzündungen und mehrere Todesfälle, darunter acht von plötzlichem Kindstod (Maass 1995). C. Meinecke (1998) schätzt bei der derzeitigen Impfrate in Deutschland die Zahl schwerer neurologischer Komplikationen pro Jahr auf vierzig bis zweihundert.

Der Hepatitis-B-Impfstoff neigt insbesondere mehr als andere Totimpfstoffe dazu, Autoimmunerkrankungen hervorzurufen. Auch das Hepatitis-B-Virus kann solche Störungen herbeiführen; bekannt als Komplikationen der Hepatitis-B-Impfung sind beispielsweise Arthritis, Vaskulitis und neurologische Erkrankungen. Dies betrifft aber wesentlich weniger Menschen als bei einer Massenimpfung, die auf die gesamte Bevölkerung zielt.

Vermutlich tarnt sich das Hepatitis-B-Virus, indem das Antigen an seiner Oberfläche die immunologischen Eigenschaften menschlichen Gewebes imitiert und dadurch der Abwehr entgeht – man nennt dies »molekulare Mimikry« (Barnett 1993). Dasselbe Oberflächenantigen, nämlich das HBsAg, wird zur Impfstoffherstellung benutzt und kann bei empfindlichen Menschen Abwehrreaktionen hervorrufen, die dann auch körpereigenes Gewebe betreffen und zur Entzündung bringen.

Nach bisherigen Erkenntnissen sind von Autoimmunerkrankungen hauptsächlich Impfversager betroffen, also Personen, die trotz der Hepatitis-B-Impfung kaum oder keine Antikörper bilden und somit auch keinen Impfschutz haben (Dunbar 1997). Hierzu zählen 5 bis 10 Prozent der Bevölkerung. Derart disponierte Menschen werden durch die Impfung deutlich mehr ge-

fährdet als durch eine mögliche Hepatitis-B-Erkrankung, vor der sie die Impfung nicht einmal schützt. Zurzeit werden Studien durchgeführt, in denen die Vorhersagbarkeit von schweren Nebenwirkungen durch die Hepatitis-B-Impfung geprüft wird.
Auf Grund der hier vorgestellten Erkenntnisse muss man von einer allgemeinen Hepatitis-B-Impfung für alle Kinder und Jugendlichen abraten. Die Zielgruppe muss wieder auf Risikopersonen eingegrenzt werden. Diese Auffassung wird unter anderem von der Association of American Physicians and Surgeons unterstützt – sie hält die Gefahr, dass Kinder durch die Impfung schwere oder sogar tödliche Nebenwirkungen erleiden, für mehr als dreimal so groß wie ihr Risiko, ohne Impfung an Hepatitis B zu erkranken (Fosters 1999).

Akutnebenwirkungen

10 bis 15 Prozent der Impflinge entwickeln innerhalb der ersten vier bis fünf Tage örtliche Beschwerden an der Impfstelle, aber auch Fieber, Gelenkbeschwerden, Kopfweh oder Müdigkeit (Stratton 1994). Leider wurden Patienten, bei denen während der Impfstudien Allgemeinreaktionen auftraten, nicht nachuntersucht.
In einer israelischen Arbeit wird beklagt, dass Neugeborene nach der Impfung häufig Fieber entwickeln und eine Prozedur unnötiger Diagnostik und eventuell sogar unnötige Therapien über sich ergehen lassen müssen (Linder 1999).

Plötzlicher Kindstod

Nach einer Analyse des US-amerikanischen Meldesystems für Impfnebenwirkungen VAERS ist keine sichere Aussage darüber möglich, ob die Hepatitis-B-Impfung bei Neugeborenen plötzlichen Kindstod verursachen kann. Aus den Meldungen der Jahre 1991 bis 1998 wurden in den USA unter 1771 Berichten über Nebenwirkungen bei Neugeborenen achtzehn Fälle von plötzlichem Kindstod veröffentlicht (Manette 1999). Diese offiziellen Zahlen sind jedoch nur der Bruchteil einer erheblich höheren Anzahl von tatsächlichen Meldungen (»Rohdaten«): Pro Monat wurden mehr als drei Fälle von plötzlichem Kindstod nach der Hepatitis-B-Impfung gemeldet, also fast zwanzigmal mehr, als veröffentlicht wurden (Belkin 1999).

Allergische Reaktionen

Akute allergische Reaktionen auf Bestandteile des Impfstoffes sind eine gesicherte Impfnebenwirkung (MMWR 1996). Sie reichen von leichten Beschwerden wie Urticaria (Nesselfieber) bis hin zu akutem Asthma bronchiale oder lebensbedrohlichem allergischem Schock. Der impfbedingte allergische Schock hat ein Risiko von unter eins zu 100 000 und ist in den USA ein anerkannter Impfschaden (HRSA 1997). Ursache allergischer Reaktionen kann unter anderem der Gehalt an Hefeprotein aus den Impfkulturen sein (Quast 1997).

Autoimmunerkrankungen und neurologische Erkrankungen

In den letzten Jahren wurden in den USA Hunderte von ähnlich ablaufenden Impfnebenwirkungen gemeldet: Gelenkschmerzen und -entzündungen, Nervenentzündungen, degenerative Nervenerkrankungen wie multiple Sklerose und chronische Müdigkeit (Dunbar 1997). Vor allem die neurologischen Erkrankungen geben Anlass zur Sorge. Viele Meldungen und Berichte in der Literatur beziehen sich auf demyelinisierende Krankheiten, also Nervenerkrankungen durch Zerstörung der Nervenscheide.
Hierzu zählt beispielsweise das Guillain-Barré-Syndrom. F. E. Shaw (1988) berichtet über neun Fälle, die innerhalb von sieben Wochen nach der Impfung auftraten. Dem Institute of Medicine

in den USA wurden von 1990 bis 1992 weitere vierzehn Erkrankungen gemeldet (Stratton 1994). Auch L. Herroelen (1991) berichtet über mehrere Guillain-Barré-Syndrom-Fälle nach Hepatitis-B-Impfungen.

In der Literatur finden sich außerdem Fälle von Enzephalitis (Manna 1996), Meningitis (Marsaudon 1996) und transverser Myelitis (Senejoux 1996, Trevisani 1993, Tartaglino 1995, Renard 1999).

Häufig wird auch der Beginn einer multiplen Sklerose in zeitlichem Zusammenhang mit der Impfung beobachtet (Shaw 1988, Herroelen 1991, Nadler 1993, IM 1994, Tourbah 1999). Mehrere große Studien fanden trotz kurzer Nachbeobachtungszeit ein leicht erhöhtes, statistisch allerdings nicht signifikantes Risiko (Abenheim 1999, Fourrier 1999, Zipp 1999). In Frankreich wurden bis 1998 mehr als 600 Fälle von multiple-Sklerose-artigen Erkrankungen nach Hepatitis-B-Impfung registriert, in England und Kanada je etwa hundert Fälle (Schattenfroh 1999). Italienische Forscher halten es für möglich, dass drei von tausend geimpften Zwölfjährigen eine multiple Sklerose entwickeln, empfehlen jedoch trotzdem die Fortführung des Impfprogramms (Tosti 1999).

Im Oktober 1998 hat die französische Regierung die Hepatitis-B-Impfkampagne an Schulen wegen des Verdachts von demyelinisierenden Erkrankungen als Impfnebenwirkung ausgesetzt. Das Argument der Impfbefürworter, diese Erkrankungen kämen bei ungeimpften Kindern ebenso häufig vor, fußt auf einer statistischen Verzerrung: Bei den Ungeimpften wurde ein ganzer Jahrgang in die Untersuchung eingeschlossen, bei den Geimpften nur die fünf Wochen nach der Impfung (Classen 1999). Mehrere Pharmaproduzenten wurden in Frankreich bereits zu Schadenersatz für neurologische Erkrankungen als Impffolge verurteilt, etwa fünfzig weitere Prozesse stehen in Frankreich und Belgien an, unter anderem auch wegen rheumatischer Polyarthritis, Colitis ulcerosa und zwei Todesfällen als möglicher Impffolge. Der französische Multiple-Sklerose-Verband hat von der weiteren Verwendung des Hepatitis-B-Impfstoffes abgeraten (Orizzonti 1998).

Weitere Meldungen zu Autoimmunerkrankungen betreffen:

- Erythema nodosum: schmerzhafte bläuliche Hautknoten (Digiusto 1986, Rogerson 1990, Goolsby 1989),
- Vaskulitis: chronische Blutgefäßentzündung mit Organschäden (Cockwell 1990, Saadoun 2001),
- Thrombopenie: Blutplättchenmangel mit Blutgerinnungsstörung (Neau 1998, Neustaedter 1996, Maass 1995),
- nephrotisches Syndrom: Nierenentzündung mit Ödemen (Macario 1995),
- Kryoglobulinämie: kältebedingte Eiweißausfällung in der Blutbahn mit Blutgefäßverstopfung (Matthieu 1996),
- Myasthenia gravis: chronische Muskelerkrankung mit zunehmender Muskelschwäche bis hin zu Lähmungen (Biron 1988),
- Haarausfall (Wise 1997),
- verschiedene Hauterkrankungen (Noble 1997).

Rheumatische Erkrankungen

Arthritis (Gelenkentzündung) ist eine relativ häufige Nebenwirkung der Hepatitis-B-Impfung – U. Quast (1997) spricht von bis zu 1 Prozent der Impflinge. Die Beschwerden treten innerhalb von zwei Wochen nach der Impfung auf und können akut und kurz dauernd, aber auch chronisch verlaufen. Vor allem bei genetischer Vorbelastung kann der Hepatitis-B-Impfstoff eine chronisch-rheumatische Erkrankung hervorrufen (Pope 1998).
In den Jahren von 1990 bis 1992 wurden in den USA 57 gut dokumentierte Fälle von chronischer Arthritis gemeldet (IM 1994), 22 Fälle von rheumatischen Erkrankungen in Frankreich beschreibt J. F. Maillefert (1999), viele weitere gehen aus der medizinischen Literatur hervor (Rogerson 1990, Vaultier 1994, Biasi 1993, Hachulla 1990, Soubrier 1997). Auch mehrere Fälle von Lupus erythematodes, einer bösartigen rheumatischen Erkrankung mit Haut-, Gelenk- und Nierenbeteiligung, nach Hepatitis-B-Impfung wurden veröffentlicht (Guiserix 1996, Mamoux 1994, Tudela 1992). Beim Nationalen Rheumatologie-Kongress 1996

wurde in den USA ein viel beachteter Bericht vorgestellt mit dem Titel *An epidemic of rheumatoid arthritis caused by the hepatitis B vaccine* (»Eine Epidemie von rheumatoider Arthritis, verursacht durch den Hepatitis-B-Impfstoff« – Pope 1995).

Diabetes

Zwischen 1989 und 1991, parallel zur Einführung der Massenimpfung gegen Hepatitis B an sechs Wochen alten Kindern, kam es in Neuseeland zu einer Zunahme des insulinpflichtigen Diabetes um 60 Prozent – von 11,2 auf 18,2 unter 100 000 Kindern (Classen 1996). Auch die Centers for Disease Control in den USA haben 1998 Daten veröffentlicht, die für einen Zusammenhang zwischen der Hepatitis-B-Impfung und der Entwicklung von jugendlichem Diabetes sprechen: Zwei Monate nach der Impfung hatte sich das Risiko der Impflinge für Diabetes fast verdoppelt (CDC 1998, Poutasi 1996).

Augenerkrankungen, Hörstörungen

Opticusneuritis, also Entzündung des Sehnervs, ist eine bekannte Nebenwirkung der Hepatitis-B-Impfung (Riikonen 1989, Van de Gjin 1994, IM 1994, Berkman 1996, Albitar 1997, Dunbar 1997, Grotto 1998). Innerhalb von fünf Jahren wurden den Gesundheitsbehörden in den USA siebzehn Fälle gemeldet, in Deutschland elf zwischen 1995 und 1999 (Stück 1999). Sehstörungen bis zur Erblindung sind beschrieben, in Deutschland bei einem elfjährigen Jungen und einem zweijährigen Mädchen. Auch gibt es Berichte über Fälle von Erblindung durch einen Verschluss der Zentralvene des Auges (Devin 1996, Harle 1997) oder eine Entzündung der Regenbogenhaut (Fried 1987). A. B. Brezin (1993) berichtet über einen Patienten mit Sehverlust und auffälligem Blutbild nach der Impfung. Ein Fall von Hörstörung nach der Hepatitis-B-Impfung wird von P. Bonfils (1996) berichtet.

Chronisches Müdigkeitssyndrom

Mehrere Autoren vermuten einen Zusammenhang zwischen dem bisher von der Ursache her ungeklärten »chronischen Müdigkeitssyndrom« (»chronic fatigue syndrome«) und der Hepatitis-B-Impfung (Delage 1993, Salit 1996, Dunbar 1999).

Zusammenfassung

- Hepatitis B ist eine Viruserkrankung mit sehr unterschiedlichem Verlauf – problematisch ist vor allem die Chronifizierung, die gelegentlich schwere und im Extremfall auch tödliche Leberkomplikationen zur Folge haben kann.
- Hepatitis B wird bei uns hauptsächlich über Geschlechtsverkehr und unsauberes Spritzbesteck in der Drogenszene übertragen. Das Ansteckungsrisiko über normalen Kontakt ist extrem gering.
- Kinder erkranken bevorzugt durch Infektion während der Geburt: Schwangere sollten sich daher auf Hepatitis B untersuchen lassen. Bei Ansteckungsmöglichkeit muss das Neugeborene sofort geimpft werden.
- Die Impfung aller Säuglinge ist unnötig und teuer. Das Erkrankungsrisiko bei Kindern steht in keinem Verhältnis zu den potenziell schweren Nebenwirkungen.
- Die Impfung ist mit seltenen, aber schwerwiegenden neurologischen Impfreaktionen belastet. Au7ch die Auslösung von rheumatischen Erkrankungen und Diabetes wird der Impfung angelastet.
- Der Impferfolg ist unsicher. Die Impfung ersetzt in keinem Fall die Verhütung von Aids und anderen Geschlechtskrankheiten durch Barriere-Methoden.
- Mit Jugendlichen muss über die Gefahr der Hepatitis B und die Vorbeugungsmöglichkeiten gegen die Erkrankung gesprochen werden.
- Für Risikogruppen (zum Beispiel Drogenabhängige, Dialyse-

patienten, exponiertes medizinisches Personal, Wohngemeinschaften mit Virusträgern) ist die Impfung zu empfehlen. Eine vorherige Antikörperbestimmung ist zu erwägen, um unnötige Impfungen zu vermeiden.

- Vorzuziehen ist ein Thiomersal-freier Impfstoff (z. B. HBVAXPRO oder Energix B).

Referenzen

Abbas, A. K., et al.: Cellular and molecular immunology. 2nd Edition. W. B. Saunders Co, London 1994: 382–392

Abenheim 1999, zitiert bei Paul-Ehrlich-Institut: Multiple Sklerose und Impfungen – Hepatitis-B-Impfung. http://www.pei.de/professionals/ms_hbv.htm

Albitar, S., et al.: Bilateral retrobulbar neuritis with hepatitis B vaccination. Nephrol Dial Transplant 1997, 71: 53–56

AT (Arznei-telegramm): HIV-Infektionen nach Hepatitis-Impfstoff HEVAC. AT 1992, 10: 104

AT (Arznei-telegramm): Hepatitis-B-Impfung für alle Säuglinge? AT 1997, 3: 32–33

AZ (Abendzeitung) 10./11. 2. 1996

Bader, T. F.: Viral Hepatitis: Practical evaluation and treatment. Hogrefe & Huber, Seattle 1995: 52–78

Barash, C., et al.: Serologic hepatitis B immunity in vaccinated health care workers. Arch Intern Med 1999, 159(13): 1481–1483

Barnett, L. A., et al.: Enhancement of autoimmune disease using recombinant vaccinia virus encoding myelin proteolipid. J Neuroimmunol. 1993, 44(1): 15–25

Belkin, M.: Mindless Vaccination Bureaucracy. National Vaccine Information Center. 1996–99. http://www.909shot.com/belkin. htm

Berkman et al.: Bilateral neuro-papillitis after hepatitis B vaccination. Presse Medicale 1996, 25(28): 1301

Biasi, D., et al.: A new case of reactive arthritis after hepatitis B vaccination. Clinical and Exper. Rheumatol. 1993, 11(2): 215

Biron, P., Montpetit, P., Infante-Rivard, C., Lery, L.: Myasthenia gravis after general anaesthesia and hepatitis B vaccine. Arch Intern Med 1988, 148: 2685

Blum, H. E.: Hepatitisviren und Leberkarzinom. Dt. Ärzteblatt 1993, 90(B): 1832–1836

Bonfils, P., et al.: Fluctuant perception hearing loss after hepatitis B vaccine. Annales d'Oto-Laryng et de Chirur Cervico-Faciale 1996, 113 (6): 359–361

Brezin, A., Lautier-Frau, M., Hamedani, M., Rogeaux, O., Hoang, P. L.: Visual loss and eosinophilia after recombinant hepatitis B vaccine. Lancet 1993, 342: 563–564

CDC (Centers for Disease Control): Pharmacoepidemiology and Drug Safety 1998, 6 (suppl 2): 60

CDC (Centers for Disease Control): Morbidity and Mortality Weekly Report (MMWR) 1994, 42(53): 10

Classen, J. B.: Diabetes epidemic follows hepatitis B immunization program. New Zealand Medical Journal 1996, 109: 195

Classen, J. B.: Hepatitis B vaccine. 1999. http://www.vaccines.net/hepatitis.htm

Cockwell, P., Allen, M. B., Page, R.: Vasculitis related to hepatitis B vaccine. BMJ 1990, 301(6763): 1281

Crawford, J. M., et al.: The liver and the biliary tract. In: Robbins Pathologic Basis of Disease. 5th edition W. B. Saunders Co, Philadelphia: 1994: 844–845

Delage, G., et al.: Canadian Communicable Disease Report 1993, 19: 25–28

Devin, F., Roques, G., Disdier, P., Rodor, F., Weiller, P. J.: Occlusion of central vein after hepatitis B vaccination. Lancet 1996, 347(9015): 1626

Dienstag, J. L., Ryan, D. M.: Occupational exposure to hepatitis B virus in hospital personnel: infection or immunization? Am J Epidemiol 1982, 115(1): 26–39

Digiusto, C. A., Bernhard, J. D.: Erythema nodosum provoked by hepatitis B vaccine. Lancet 1986, 2(8514): 1042

Dunbar, B. S.: Breaking News 2 – research into autoimmunity and vaccine. Letter, Sept 1997. http://www.atschool.eduweb.co.uk/autism/autism9a.html

Dunbar, B. S. 1999: Hepatitits B vaccine. Letter. http://www.netlink.co.nz/~ias/dunbar.htm

EB (Epidemiologisches Bulletin): Zur Situation bei wichtigen Infektionskrankheiten. 1999, 19(99): 119–141

Farrell, G.: Hepatitis B e antigen seroconversion: effects of lamivudine alone or in combination with interferon alpha. J Med Virol 2000, 61(3): 374–379

Fosters Online: Health Briefs: Association says numbers show mandatory vaccinations not best for children. 1999 Cox News Service. http://www.fosters.com/health/articles/health_0506c.htm

Fourrier, A., Touze, E., Alperovitch, A. et al.: Association between hepatitis B vaccine and multiple sclerosis: a case control study. Pharmacoepidemiol Drug Saf 1999; 8: Suppl.: 140-141

Fried, M., Conen, D., Conzelmann, M., Steinemann, E.: Uveitis after hepatitis B vaccination. Lancet 1987, 2 (8559): 631–632

Goolsby, L. P. G.: Erythema nodosum after Recombivax HB hepatitis B vaccine. N Engl J Med 1989, 321: 1198–1199

Grotto, I., et al.: Major adverse reactions to yeast-derived hepatitis B vaccine – a review. Vaccine 1998, 16: 329–334

Guiserix, J.: Systemic lupus erythematosis following hepatitis B vaccine. Nephron 1996, 74(2): 441

Hachulla, E., et al.: Reactive arthritis after hepatitis B vaccination. Journal of Rheumatology 1990, 17: 1250–1251

Harle, J. R., Jouglard, J., Weiller, P.J. K.: Occlusion of the central retinal vein after vaccination against viral Hepatitis B with recombinant vaccines. 4 cases. Presse Medicale 1997, 26(2): 62–65

Herroelen, L., De Keyser, J., Ebinger, G.: Central-nervous system demyelination after immunization with recombinant hepatitis B vaccine. Lancet 1991, 338: 1174

HRSA (Health Resources and Services Administration): Vaccine Injury Table March 24, 1997. www.hrsa.dhhs.gov/bhpr/vicp/table.htm

Hurwitz, E. S., et al.: Hepatitis infections in the day-care setting. Pediatrics, 1994, 94(6): 1023–1024

IM (Institute of Medicine): Adverse effects associated with childhood vaccines: Evidence bearing on causality. National Academy Press, Washington, D. C., 1994

Lai, C. L., Chien, R. N., Leung, N. W., et al.: A one-year trial of lamivudine for chronic hepatitis B. Asia Hepatitis Lamivudine Study Group. N Engl J Med 1998, 339(2): 61–68

Linder, N., et al.: Arch Dis Child Fetal Neonatal Ed 1999, 81: F206–F207

Maass, G. (Hg.): Impfreaktionen, Impfkomplikationen. Kilian-Verlag 1995: 40

Macario, F., Freitas, L., Correia, J., Campos, M., Marques, A.: Nephrotic syndrome after recombinant Hepatitis B vaccine. Clinical Nephrology 1995, 43(5): 349

Maillefert, J. F., Sibilia, J., Toussirot, E., Vignon, E., Eschard, J.P., et al.: Rheumatic disorders developed after hepatitis B vaccination. Rheumatology 1999, 38(10): 978–983

Mamoux, V., Dumont, C.: Lupus erythematosus disseminatus and vaccination against hepatitis B virus. Archive de Pediatrie 1994, 1(3): 307–308

Manette, T. N., et al.: Neonatal Deaths After Hepatitis B Vaccine. Arch Pediatr Adolesc Med 1999, 153: 1279–1282

Manna, R., De Santis, A., Oliviero, A., Carnevale, A., Caputo, S., et al.: Leukoencephalitis after recombinant hepatitis B vaccine. J Hepatology 1996, 24(6): 764–765

Marsaudon, E., Barrault, M. F.: Meningeal reaction after vaccination against hepatitis B. (Letter) Presse Medicale 1996, 25(32): 1561–1562

Mattieu, E., Fain, O., Krivitsky, A.: Crioglobulinemia after hepatitis B vaccination. N England J Med 1996, 335(5): 355

McQuillan, G. M., et al.: HBV Prevalence is Unchanged by Hepatitis B Vaccine. posted 2/24/99 The John Hopkins University Division of Infectious Diseases. http://www.hopkins-id.edu/stories_99.html#19

Meinecke, C., Hildegard, D.: Allgemeine Hepatitis-B-Schutzimpfung im Kindesalter. Merkurstab 1998, 4: 220–229

MMWR (Morbidity and Mortality Weekly Report): Vaccine Side Effects, Adverse Reactions, Contraindications, and Precautions Recommendations of the Advisory Committee on Immunization Practices (ACIP). 1996, 45 (RR-12): 1–35

Nadler, J. P.: Multiple sclerosis and hepatitis B vaccination. Clin Infec Disease 1993, 17(5): 928–929

Neau, D., et al.: Immune thrombocytopenic purpura after recombinant hepatitis B vaccine: restrospective study of seven cases. Scand J Infekt Dis 1998, 30(2): 115–118

Neustaedter, R.: The vaccine guide – making an informed choice. North Atlantic Books, Berkeley 1996

Noble, J. P., et al.: Skin diseases related to Hepatitis B vaccine. Gastroenterologie Clinique et Biologique 1997, 21(1): 87

Orizzonti Nr. 71/1996: Die Multiple Sklerose greift um sich. www.groma.ch/news/multiple_sklerose.htm

Orizzonti Nr 77/1998: Hepatitis B: Erneute Gerichtsurteile. http://www.groma.ch/news/Hepatitis_B_Impfung.htm

Pope, J., et al.: An epidemic of rheumatoid arthritis linked to hepatitis B vaccination. Arthritis and Rheumatism 1995, 38(9): 667–681

Pope, J. E., Stevens, A., Howson, W., Bell, D. A.: The development of rheumatoid arthritis after recombinant hepatitis B vaccination. J Rheumatol 1998, 25(9): 1687–1693

Poutasi, K.: Immunization and diabetes. N Zealand Med J 1996, 109(1026): 283

Quast, U., et al.: Impfreaktionen. Hippokrates (2. Aufl.), Stuttgart 1997: 65

Renard, J. L., Guillamo, J. S., Ramirez, J. M., Taillia, H., Felten, D., Buisson, Y.: Myelite transverse aigue cervicale après vaccination contre le virus de l'hepatite B. Evolution serologique des anticorps anti-HBs. Presse Med 1999, 28(24): 1290–1292

Riikonen, R.: The role of infection and vaccination in the genesis of optic neuritis and multiple sclerosis in children. Acta neur Scand 1989, 80: 425–431

Rogerson, S. J., Nye, F. J.: Hepatitis B vaccine associated with erythema nodosum and polyarthritis. Br Med J 1990, 301(6747): 345

Saadoun, D., Cacoub, P., Mahoux, D., Sbai, A., Piette, J. C.: Vascularites postvaccinales: a propos de trois observations. Rev Med Interne 2001, 22(2): 172-6

Salit, I. E.: The chronic fatigue syndrome – a position paper. J Rheumat 1996, 23(3): 540–544

Schattenfroh, S.: Multiple Sklerose durch Hepatitis-B-Impfung – Studie entkräftet Verdacht. Dtsch Ärztebl 1999, 96(39): A2421

Schuster, B.: Gesundheitsscreening bei Asylbewerbern und epidemiologische Konsequenzen bei ihrer sozialen Integration (Abstract). Gesundhwes 1994, 56: 30–32

Senejoux, A., et al.: Acute myelitis after immunization against hepatitis B with recombinant vaccine (letter). Gastroenterologie Clinique et Biologique 1996, 20(4): 401–402

Sentinel-Surveillance von HIV und anderen sexuell übertragbaren Krankheiten – Ergebnisse der ANOMO-Studie 1988 bis 1994. Nomos, Baden-Baden: 92–93

Shaw, F. E., et al.: Postmarketing surveillance for neurologic adverse events reported after hepatitis B vaccination. Am J Epidemiology 1988, 127(2): 337–352

Soubrier et al.: Erosive polyarthritis triggered by vaccination against hepatitis B. Presse Medicale 1997, 26(2): 75

Stratton, K. R., et al., Institute of Medicine: Adverse events associated with childhood vaccines: evidence bearing on causality. National academy Press, Washington, D. C., 1994

Struve, J.: Utility of an anonymous questionnaire for the identification of a primary transmission route and possible secondary transmission in adults with acute Hb. Eur J of Epid 1996; 12: 319–322

Stück, B.: Die neue STIKO-Empfehlung – Hepatitis-B-Impfung bei Kindern und Jugendlichen. Fortbildungsveranstaltung des Berufsverbandes der Ärzte für Kinderheilkunde und Jugendmedizin e. V. am 6. 7. 1996 (Leonberg) – zitiert nach Meinecke (1999)

Stück, B.: Hepatitis-B-Impfung im Kindergartenalter. Pädiatr Prax 1997, 53: 336–338

Stück, B.: Fragliche Impfschäden nach Hepatitis-B-Impfung. Pädiatr Prax 1999, 56: 491–494

Tartaglino, L. M., et al.: MR imaging in a case of postvaccination myelitis. Am J Neuroradiol 1995, 16: 581–582

Thefeld, W., et al.: Hepatitis-B-Durchseuchung in der deutschen Bevölkerung. Bundesgesundheitsblatt 1994, 37: 372–377

Tosti, M. E., Traversa, G., Bianco, E., Mele, A.: Multiple sclerosis and vaccination against hepatitis B: analysis of risk benefit profile. Ital J Gastroenterol Hepatol 1999, 31(5): 388–391

Tourbah, A, et al.: Encephalitis after hepatitis B vaccination: recurrent disseminated encephalitis or MS? Neurology, 1999, 53(2): 396–401

Trevisani, F., et al.: Transverse myelitis following hepatitis B vaccination. J Hepatol 1993, 19: 317–318

Tudela, P., Marti, S., Bonal, J.: Systemic lupus erythematosis and vaccination against hepatitis B. Nephron 1992, 62(2): 236

Van de Gjin, E. J., et al.: Bilateral optic neuritis with branch retinal artery occlusion associated with vaccination. Documenta ophth 1994, 86: 403–408

Vaultier, G., Carty, J. E.: Acute sero-positive rheumatoid arthritis occurring after hepatitis vaccination. Brit J Rheumatol, 1994, 33: 991–998

Williams, J. R., et al.: The transmission dynamics of hepatitis B in the UK. A mathematical model for evaluating costs and effectiveness of immunization programms. Epidemiol Infect 1996, 166: 71–89

Wise, R. P., Kiminyo, K. P., Salive, M. E.: Hair loss after routine immunizations. JAMA 1997, 278(14): 1176–1178

Zipp, F., Weil, J. G., Einhaupl, K. M.: No increase in demyelinating diseases after hepatitis B vaccination. Nat Med 1999, 5(9): 964-5

Masern

Die Masernerkrankung

Die Masern sind eine hoch fieberhafte, extrem ansteckende Viruserkrankung. Nach einer Inkubationszeit von acht bis zwölf Tagen beginnen sie mit Fieber, Krankheitsgefühl, Schnupfen, Bindehautentzündung und intensivem Husten. An der Wangenschleimhaut gegenüber den Backenzähnen findet man anfangs oft weiße, kalkspritzerartige Flecken (»Koplik'sche Flecken«). Nach einem kurzen Fieberabfall am dritten bis vierten Tag kommt es erneut zu starkem Fieberanstieg und dem typischen Hautausschlag, der am Kopf beginnt und sich nach unten ausbreitet. Nach weiteren drei bis vier Tagen klingt das Krankheitsbild allmählich ab, sodass die Masern nach etwa einer Woche überstanden sind. Ansteckend sind die Masern von fünf Tagen vor bis vier Tage

nach Ausbruch des Ausschlags. Erwachsene zeigen in der Regel einen wesentlich schwereren Krankheitsverlauf als Kinder. Bei einem kleinen Teil der Infizierten können die Masern auch ohne Krankheitssymptome verlaufen (Kummer 1999).
Eine ursächliche Behandlung gibt es nicht. Empfohlen werden in den Lehrbüchern bei bakteriellen Komplikationen Antibiotika, ansonsten symptomatische Maßnahmen wie Fiebersenkung, was aber, wie weiter unten ausgeführt, problematisch sein kann.

Komplikationen der Masern

Typische Komplikationen der Masern sind Pseudokrupp, Ohrenentzündung, Bronchitis und Lungenentzündung. Sie entstehen zum Teil durch die vorübergehende krankheitsbedingte Immunschwäche. Gelegentlich kommt es zu Blutungen durch Blutplättchenabfall (Thrombozytopenie). Fieberkrämpfe sind bei Masern häufig (etwa eins zu 250 nach Allerdist 1979), aber – ebenso wie nach der Masernimpfung – meist gutartig.
Die gefährliche Masern-Enzephalitis (Gehirnentzündung) tritt bei Kindern in den ersten vier Lebensjahren bei einem von 15 000 Masernfällen, bei Fünf- bis Neunjährigen bei einem von 5500, bei über Zehnjährigen bei einem von 2500 auf (Conybeare 1956, Gritz 1999). Ist der Verlauf dieser Komplikation im Kindesalter oft mild, so wird sie für Säuglinge, Jugendliche und Erwachsene ernsthafter: Bei nur etwa 60 Prozent heilt sie folgenlos aus, bei zirka 25 Prozent hinterlässt sie Dauerschäden, 15 Prozent sterben (Schaad 1997). Erste Anzeichen der Enzephalitis, die meist innerhalb der ersten zwölf Tage nach Auftreten des Masernausschlags einsetzt, sind Schläfrigkeit, Kopfschmerzen, Nackensteife und Erbrechen. Später kann es zu Bewusstlosigkeit und Krampfanfällen kommen. Die Diagnose wird durch Analyse des Rückenmarkswassers (Liquor) und eine Hirnstromableitung (EEG) gestellt.
Eine sehr seltene Spätkomplikation nach Masern ist die SSPE (subakute sklerosierende Panenzephalitis), eine Gehirnentzün-

dung, die immer tödlich ausgeht. Einer von einer Million Masernkranken ist davon betroffen.

Die Sterblichkeit an Masern sank zwischen den Jahren 1900 und 1969 von einem Prozent auf 0,02 Prozent (Nightingale 1999) und lag Anfang der 90er Jahre in Deutschland bei 0,006 Prozent (27 gemeldete Todesfälle von 1991 bis 1995, bei etwa 100 000 Erkrankungen jährlich – EB 1999). Bei den Masernepidemien in den Niederlanden 1999, in Irland 2000 und bei einer Untersuchung in anthroposophischen Arztpraxen 1999 lag die Sterblichkeit mit 0,1 Prozent jedoch wieder deutlich höher (EB 2000, Kummer 1999). Ursache für diese Entwicklung sind die mit steigender Impfrate zunehmenden Erkrankungen unter Risikogruppen wie Säuglinge und Erwachsene (siehe Abschnitt »Zunehmende Gefährdung von Risikogruppen«). Häufigste Todesursache sind Enzephalitis und Lungenentzündung.

Die Masern sind also eine schwere Krankheit, die durchaus ernst genommen werden muss. Besonders gefährdet sind Säuglinge, chronisch kranke Kinder und Erwachsene. Mehr als jeder dritte Todesfall ereignet sich im ersten Lebensjahr.

Derzeit gibt es in Deutschland jährlich noch etwa 50–70 000 Masernerkrankungen (EB 1999). Seit dem 1. Januar 2001 besteht auf Grund des Infektionsschutzgesetzes bei einer Masernerkrankung eine namentliche Meldepflicht an das Gesundheitsamt.

In der Dritten Welt sind Masern wegen der schlechten sozioökonomischen Situation mit Unterernährung und Tuberkulose-Vorerkrankungen eine häufige Todesursache, verantwortlich für jährlich etwa 800 000 Todesfälle – davon 500 000 in Afrika – und 10 Prozent der Sterbefälle bei Kindern unter fünf Jahren (Christopher 1996). Bei unterernährten Kindern liegt die Sterblichkeit mindestens 400fach über der von Kindern in guten sozialen Verhältnissen. Bei über 85 Prozent der Kinder, die Masernkomplikationen erleiden, ist der Ernährungszustand ungenügend (Nightingale 1999). Leider fehlen Untersuchungen über die soziale Situation, den Ernährungszustand und die Altersstruktur der Patienten mit Masernkomplikationen in den entwickelten Ländern.

Vitamin-A-Mangel begünstigt einen schweren Masernverlauf

(Traoré 1998). Durch die Gabe von hochdosiertem Vitamin A kann die Sterblichkeit und Komplikationsrate um bis zu 66 Prozent reduziert werden (IVACG 1999). Die WHO empfiehlt je 200 000 IE Vitamin A an zwei aufeinander folgenden Tagen.
Laut einer Untersuchung aus Ghana starben siebenmal so viele Kinder an Masern, wenn das Fieber medikamentös gesenkt wurde (Witsenburg 1992). Unter diesem Aspekt müssten schwere oder tödliche Masernverläufe auch bei uns untersucht werden, und die Behandlungsstrategien der Masern sollte man überdenken.

Positive Aspekte der Masern

Bekannte positive Folge der Masernerkrankung ist die heilende Wirkung auf chronische Erkrankungen wie Schuppenflechte (Chakravati 1986) oder nephrotisches Syndrom, eine schwere chronische Nierenerkrankung. Die ärztliche Behandlungshäufigkeit infektanfälliger Kinder sinkt deutlich nach durchgemachten Masern (Kummer 1992). Kinder in der Dritten Welt neigen nach einer Masernerkrankung weniger zu Parasitenbefall und Malaria (Rooth 1992). Das Durchmachen von Kinderkrankheiten, insbesondere Masern, Röteln und Mumps, ergibt im späteren Leben ein vermindertes Krebsrisiko, einschließlich Brustkrebs – bei Masernpatienten sinkt es auf weniger als die Hälfte (Albonico 1998). Auch multiple Sklerose scheint bei Menschen seltener zu sein, die in der Kindheit Masern hatten (Kesselring 1990).
Masern verringern sehr wahrscheinlich das Risiko, im späteren Leben an Allergien zu erkranken. Eine finnische Studie mit Datenmaterial aus den 80er Jahren bestätigt diesen Zusammenhang zwar nicht (Paunio 2000). Nach einer größeren afrikanischen Untersuchung aber haben Kinder nach überstandener Masernerkrankung im späteren Leben ein um die Hälfte niedrigeres Risiko für allergische Krankheiten als geimpfte (Shaheen 1996). Heuschnupfen ist bei Kindern, die ältere Geschwister haben und Masern durchgemacht haben, seltener als bei solchen, die gegen Masern geimpft wurden (Lewis 1998).

Die Politik der Ausrottung von Masern

Die WHO hat sich die Ausrottung der Masern auf die Fahnen geschrieben – unbeirrt von der sehr unterschiedlichen Situation in Industrie- und Entwicklungsländern. Auch Deutschland hat sich in einer »Konsensuskonferenz«, die vom Impfstoffhersteller Chiron Behring veranstaltet worden war, gegenüber der WHO zur Ausrottung der Masern verpflichtet (EB 1998). Nach Meinung der WHO ist die weltweite Ausrottung technisch machbar, jedoch stehen dem organisatorische, politische und vor allem finanzielle Probleme entgegen (WHO 1996b).

Viele Fachleute halten das Ziel für unrealistisch (zum Beispiel Tschumper 1989). Gerade Länder mit hoher Masernsterblichkeit haben keine organisatorischen und finanziellen Ressourcen, die notwendige Durchimpfungsrate von 95 Prozent zu erzielen (CDC 1997). Teure Massenimpfprogramme könnten eher die sozioökonomische Situation der betroffenen Bevölkerungsschichten weiter verschlechtern. Die Entwicklungshilfe ist seit Jahren rückläufig, und über private Quellen ist eine globale Impfkampagne nicht finanzierbar. In Zentralafrika liegt die Impfrate gegen Masern beispielsweise unter 40 Prozent, in den meisten Entwicklungsländern außer Lateinamerika unter 60 Prozent (WHO 1996a,b). Nicht einmal die Länder Ost- und Südeuropas haben, wie das Robert-Koch-Institut klagt, genügend Mittel für eine ausreichende Maserndurchimpfung (RKI 1999). Der Zeitpunkt der endgültigen Ausrottung der Masern wird immer weiter verschoben.

Als weiteres Hindernis einer Masernausrottung zeichnet sich ab, dass auch bei weitgehender »Durchimpfung« einer Bevölkerung das Masernvirus weiter zirkuliert und sogar von Geimpften auf Geimpfte übertragen werden kann (Damien 1998). Ein Stopp des Impfprogrammes wäre also selbst bei anscheinendem Verschwinden der Masernerkrankung gefährlich. Insofern hängt, wie der Homöopath Hans-Jürgen Achtzehn sarkastisch anmerkt, bald die ganze Welt wie ein »Impfjunkie« am Tropf der Pharmaindustrie, die auf diese Weise Milliardengewinne einfährt (Achtzehn 1998).

Ein großes Problem der weltweiten Impfprogramme ist im Übrigen das hohe Erkrankungsrisiko durch unsterile Injektionen. In zwei Dritteln aller Länder der Welt ist etwa jede dritte Impfverabreichung unsteril. Dies birgt einerseits ein hohes Risiko von Krankheitsübertragung, vor allem von Hepatitis B, Hepatitis C oder Aids, deren Auswirkungen im Vergleich zum Nutzen der Impfprogramme nicht untersucht sind (WHO 1996c). Zum anderen kommt es häufig zu bakteriellen Infektionen bis hin zu Sepsis und Todesfällen, wie der Bericht über den Tod von 79 Kindern in Indien nach einer MMR-Impfung zeigt (Sood 1995). Ein möglicher Ausweg ist in Form einer Aerosolimpfung in Sicht, mit der seit 1984 experimentiert wird. Bei dieser Immunisierung wird das Impfvirus quasi eingeatmet. Neuere Studien versprechen gute Erfolge (Fernandez 1997, Dilraj 2000).

In den Industrieländern wären die zur Masernausrottung erforderlichen Impfraten nur durch Zwangsimpfungen und andere Eingriffe in die persönliche Freiheit wie Quarantänemaßnahmen oder Überwachung der Immunitätslage in der Bevölkerung zu erreichen. Das würde jedoch zumindest in Europa erhebliche politische Widerstände hervorrufen. In Deutschland liegt die Impfquote selbst in Großstädten wie München (mit 86 Prozent) weit unter den für eine Ausrottung der Krankheit erforderlichen 95 Prozent – ganz zu schweigen von den nur 5 bis 15 Prozent, die ein zweites Mal geimpft sind.

Aus den USA, von der Weltgesundheitsorganisation und von der deutschen »Arbeitsgemeinschaft Masern« kommen bereits Klagen über die schlechte Impfmoral in Europa, vor allem in Deutschland, Italien und Frankreich. Deutschland wird als »Masernnotstandsgebiet« bezeichnet (*Spiegel* 2000). Es ist bisher jedoch in keinem Land der Welt gelungen, die Masern auszurotten.

Das am 1. Januar 2001 in Kraft getretene Infektionsschutzgesetz sieht vor, in Fällen von Epidemien das Grundrecht auf körperliche Unversehrtheit aufzuheben und Zwangsimpfungen etwa gegen Masern durchzuführen (§ 20, 6–7). Grundlage hierfür ist die mit diesem Gesetz eingeführte Meldepflicht von Masern, ergänzt durch ein Meldesystem der »Arbeitsgemeinschaft Masern«, das die drei großen Impfstoffhersteller SmithKline Beecham, Pasteur Mérieux MSD und Chiron Behring gemeinsam mit dem Robert-Koch-Institut und dem Grünen Kreuz initiiert haben (EB 1999). Der Versuch, durch Zwangsmaßnahmen hohe Impfquoten durchzusetzen, ist die konsequente Fortsetzung einer Impfpolitik, die sich die Ausrottung von Krankheiten zum Ziel gemacht hat.

Die Masernimpfung

Die seit 1972 gebräuchlichen Masernimpfstoffe bestehen aus abgeschwächten Lebendviren, die auf Zellkulturen von Hühnerembryos oder Hühnerbindegewebe angezüchtet werden. Sie enthalten Gelatine und Spuren von Antibiotika, meist Neomycin, sowie je nach Präparat verschiedene weitere Hilfsstoffe wie Dextran, Humanalbumin, Polysorbat und Phenolsulfonphthalein. Es gibt den Masernimpfstoff auch in Kombination mit dem Mumpsimpfstoff (MM) oder dem Mumps- und Rötelnimpfstoff (MMR).
Die Masernimpfung wird in Deutschland seit 1974, die Masern-Mumps-Röteln-Impfung (MMR) seit 1980 von der STIKO für alle Kinder im zwölften bis fünfzehnten Lebensmonat empfohlen. Bei Kindern in Kinderkrippen ist die Impfung auch schon ab dem neunten Lebensmonat vorgesehen, soll jedoch wegen der möglichen Neutralisierung durch mütterliche Antikörper dann im zweiten Lebensjahr wiederholt werden. Seit 1991 wurde die Auffrischung der Masernimpfung im sechsten Lebensjahr empfohlen, seit 2001 ist diese Wiederholungsimpfung für das zweite Lebensjahr vorgesehen. Diese Empfehlung muss jedoch mit Skepsis betrachtet werden, da nicht gesichert ist, ob eine Impfung bei bereits vorhandenen Antikörpern unschädlich ist. In den USA wird hierzu von offizieller Seite mehr Forschung und Sicherheit gefordert (MMWR 1999).
Eine Altersbegrenzung besteht nicht. In der Fachliteratur gibt es

nach STIKO-Angaben keinen Hinweis auf Nebenwirkungen einer wiederholten Masern-, Mumps- oder Rötelnimpfung (STIKO 1997). Die Impfung verbietet sich in der Schwangerschaft, bei Personen, die gegen Gelatine oder Neomycin allergisch sind oder eine schwere Hühnereiallergie haben, bei angeborener oder erworbener Immunschwäche, bei Krebserkrankungen oder während der Krebstherapie. In den drei Monaten nach der Impfung sollte eine Frau nicht schwanger werden.

Die Wirksamkeit der Masernimpfung

Die Dauer des Impfschutzes durch die Masernimpfung ist umstritten. Hieß es früher, die Impfung schütze ein Leben lang, so wird von der STIKO inzwischen eine zweite Impfung im zweiten Lebensjahr empfohlen – mit dem Argument, es handle sich um eine »Auffangimpfung« für Impfversager oder bei Impflücken. Es wird unter anderem argumentiert, die erste Impfung ginge bei manchen wegen einer Unterbrechung der Kühlkette nicht an, es wäre also quasi der Impfarzt daran schuld, der den Impfstoff falsch aufbewahrt habe (Sitzmann 1998).
Inzwischen gibt es jedoch deutliche Hinweise darauf, dass die messbaren Antikörper bei den meisten Impflingen relativ schnell absinken. Haben schon direkt nach der Impfung etwa 15 Prozent der Einjährigen keinen Impfschutz (Singh 1997, Mitchell 1998), so haben fünf Jahre nach der Impfung nicht einmal mehr 80 Prozent der Impflinge messbare Antikörper (Tische 1999). Die Messung der Antikörper ist zudem nur ein sehr ungenaues Instrument, den Schutz vor Masern nachzuweisen: Bis zu 10 Prozent derer, die nach der Impfung schützende Antikörper im Blut haben, können dennoch an Masern erkranken. Grund für dieses Phänomen dürfte sein, dass die Impfung kaum eine zelluläre Immunität schafft (siehe das Kapitel »Natürliche und künstliche Immunisierung« im allgemeinen Teil).
In den USA betraf etwa die Hälfte der Masernfälle in den späten 80er Jahren Heranwachsende und Erwachsene, die als Kinder

geimpft worden waren (Severyn 1995). Hatten vor der Impfära 99 Prozent der Fünfzehnjährigen Masernantikörper durch eine vorausgegangene Masernerkrankung, so waren es sechzehn Jahre nach Einführung der Masernimpfung nur noch 86 Prozent. Im Jahre 2001 hatten etwa 25% der US-amerikanischen Schulkinder keine Antikörper mehr gegen Masern, Mumps oder Röteln (St. Sauver 2001). Mit dem Alter der Masernkranken steigt auch die Komplikationsrate der Erkrankung: in Deutschland von 4,2 Prozent Ende der 80er Jahre auf 11,4 Prozent Mitte der 90er Jahre (Windorfer 1999). In den USA stieg die Sterblichkeit durch Masern nach Beginn der Massenimpfungen um das Zehnfache an (NVAC 1991).

Es kommen inzwischen Zweifel auch am Impfschutz nach der Wiederholungsimpfung auf: »Die Wiederimpfung von Personen, deren Impftiter [von einer vorherigen Impfung] auf niedrige oder nicht mehr nachweisbare Werte abgesunken sind, scheint nur vorübergehenden Nutzen zu bringen. Bei solchen Personen fallen die Antikörper sehr schnell wieder auf die vorherigen Werte, auch wenn sie nach der Wiederimpfung ansteigen« (Cutts 1994), teilweise schon nach sechs Monaten (VIA 1996). Nur etwa jeder Zweite profitiert von einer Wiederholungsimpfung, wenn er auf die erste Impfung nicht ansprach (Cohn 1994). Auch bei kompletter »Durchimpfung« liegt der Impfschutz nach der zweiten Masernimpfung nicht über 95 Prozent (Klein 1999).

1,7 Prozent der Masernfälle in den USA treten bei zweimal Geimpften auf (CDC 1996). Bei einer Masernepidemie unter geimpften Schulkindern in Finnland kam es zu einem hohen Infektionsrisiko auch bei mehrfach Geimpften; in einem dieser Fälle wurden 22 Kinder während einer Schülerversammlung in einer »schlecht belüfteten Halle ohne Tageslicht« von einem Erkrankten angesteckt (Paunio 1998). Nach Meinung der Autoren kann es bei intensivem Kontakt zu »astronomischen Ansteckungsraten« kommen, wobei der Krankheitsverlauf durch die vorausgegangenen Impfungen nicht abgeschwächt wird.

Sekundäres Impfversagen, also der Verlust des einmal vorhandenen Impfschutzes, ist häufig, auch wenn Impfbefürworter wie B.

Stück behaupten (in: Sitzmann 1998), nur etwa 1 Prozent der Geimpften verliere den Impfschutz wieder. Nach der Zweitimpfung Jugendlicher oder Erwachsener beispielsweise fällt der Antikörpertiter bei 30 Prozent innerhalb eines Jahres wieder auf negative Werte (Cohn 1994). Wahrscheinlich wird der Verlust des Impfschutzes sogar noch weiter zunehmen, wenn die Geimpften ihn nicht mehr durch Kontakt mit dem Wildvirus auffrischen (»boostern«) können. Die anfangs euphorischen Erwartungen an die Masernimpfung gründeten sich wohl darauf, dass diese Boosterung damals durch den häufigeren Kontakt mit Wildmasern stattfand, so wie das in Ländern der Dritten Welt heute noch die Regel ist (Whittle 1999).
Fällt dieser Kontakt weg, wie es bei immer erfolgreicheren Impfprogrammen zu erwarten ist, sammelt sich ein wachsender Prozentsatz von Ungeschützten an – J. Mossong (1999) spricht von 80 Prozent der Geimpften –, die schließlich bei Infektion mit Wildviren explosionsartig in großem Ausmaß erkranken können.

Zunehmende Gefährdung von Risikogruppen

Ein zunehmendes Problem ist der fehlende Nestschutz bei Kindern maserngeimpfter Mütter. Die Empfänglichkeit gegenüber dieser Krankheit ist bei ihnen dreimal so hoch wie bei Kindern von Müttern, die Masern durchgemacht haben, denn die Impfung hinterlässt geringere Antikörperspiegel als die Erkrankung selbst (Kamat 1994, Maldonado 1995, Papania 1999). Auch Mütter, die die Krankheit durchgemacht, aber dann keinen Masernkontakt mehr haben, vermitteln übrigens einen schlechteren Nestschutz als Mütter vor der Impfära (CDC 1986). Während vor der Impfära Masern bei Säuglingen eine Ausnahme waren, war 1992 bereits jeder vierte daran Erkrankte in den USA unter zwölf Monate alt (Haney 1992). 1995 gehörte die Hälfte der in den USA offiziell gemeldeten 300 Masernfälle den Risikogruppen Säuglinge und Erwachsene an (Gold 1997).

Die Impfung immer weiter vorzuverlegen, ist nicht effektiv, da eine Masernimpfung im Alter von sechs Monaten bereits zu keiner genügenden Antikörperbildung mehr führt (Gans 1998). Säuglinge sind also weniger vor Masern sicher als je zuvor.
So wird durch die Masernimpfung zwar bei den meisten Impflingen zunächst ein individueller Schutz erzielt, für die Bevölkerung als Ganzes entstehen jedoch auf längere Sicht große Probleme. Es ist zu befürchten, dass durch die gegenwärtigen Impfprogramme die stabile natürliche Durchseuchung der Bevölkerung untergraben wird und in regelmäßigen Abständen gefährliche Epidemien mit Erkrankung gerade der Risikogruppen, nämlich der Säuglinge und Erwachsenen, auftreten. Nach einer mathematischen Modellrechnung ist dies für die USA etwa im Jahre 2050 zu erwarten, mit möglicherweise mehr als 25 000 Maserntoten (Levy 1985).
Das wichtigste Ziel der Masernimpfung, nämlich der Rückgang der Enzephalitis, wurde nach jüngsten Untersuchungen verfehlt. In Finnland gingen die Fälle von Masern-Enzephalitis zwar drastisch zurück, doch stiegen stattdessen die Fälle von Enzephalitis anderer Ursache an, sodass die Gesamthäufigkeit gleich blieb. Die heutigen Erreger der Erkrankung sind Viren des Atemtrakts und des Verdauungssystems oder andere Erreger wie Chlamydien, HHV6-, Ebstein-Barr- und Varizella-Zoster-Virus (Koskiniemi 1997). Diese Erreger haben sozusagen die ökologische Nische gefüllt, die das Verschwinden des Masernvirus hinterlassen hat – ein Beleg für die Tatsache, dass nicht so sehr der Erreger, sondern das »Terrain«, also die Krankheitsbereitschaft, die Hauptrolle spielt.

Masern- und MMR-Impfnebenwirkungen

Die meisten Studien, die sich mit der Sicherheit der Masern- oder der MMR-Impfung befassen, haben die Impflinge nur bis drei Wochen nach der Impfung beobachtet – ein längerer Zeitraum wird für unnötig gehalten, da das Impfvirus nur in der zweiten

Woche nach der Impfung im Blut erscheint (»Virämie«). Die meisten Sicherheitsstudien wurden lediglich mit dem Einzelimpfstoff durchgeführt, nicht mit den üblichen Kombinationspräparaten. Zudem gibt es praktisch nur epidemiologische, kaum experimentelle Studien zur Impfsicherheit (Howe 1993). Diese Situation ist völlig unzulänglich, da insbesondere bei Lebendimpfungen durch überlebende Viren (»Viruslatenz«), durch Virusmutation und durch mögliches Auftreten von Autoantikörpern mit Impfschäden noch nach Monaten oder Jahren gerechnet werden muss.

Problematisch ist allein schon die Verabreichung von Impfstoffen mit mehr als einem Lebendvirus, da auf verschiedene Weise Wechselwirkungen auftreten können. Eine Mischung auch abgeschwächter Viren hat durch möglichen Austausch von genetischem Material ein hohes Risiko für Veränderungen in den Viruseigenschaften. So kann es zur Entstehung neuer Krankheiten kommen (Javier 1986, De Long 1984, Odent 1996). Wird etwa durch eines der Impfviren eine Immunsuppression erzeugt, kann es durch die anderen Impfviren zu einer schleichenden Infektion kommen (Halsey 1993). Bei Patienten mit Autoimmun-Hepatitis beispielsweise, einer nicht infektiösen Leberentzündung, konnte noch Jahre nach der Masernimpfung das Impfvirus im Lebergewebe nachgewiesen werden (Kawashima 1996). Bei der Gewebeprobe eines Enzephalitiskranken fand man noch acht Monate nach der Masernimpfung das Impfvirus (Bitnun 1999).

Personen, in deren Blut Masernantikörper sind, die aber nie einen Masernausschlag hatten, erkranken im späteren Leben eher an Autoimmunerkrankungen wie multipler Sklerose, an degenerativen Knochen- und Knorpelerkrankungen und an Haut- oder Gebärmutterkrebs (Rönne 1985). Zu einer solchen Konstellation kann es kommen nach »still« durchgemachten Masern oder nach einer Masernimpfung. Offensichtlich kann das Immunsystem in diesen Fällen das Masernvirus nicht vollständig eliminieren. Es bleibt im Körper und kann chronische Krankheiten hervorrufen.

Noch unklar ist die Bedeutung der Verunreinigung praktisch aller

Masern- und Mumpsimpfstoffe mit dem Avian-leucosis- und dem Endogenous-Avian-Virus. Diese Erreger können bei Vögeln unter anderem Leukämie hervorrufen (Tsang 1999). Zu Folgen einer Übertragung auf den Menschen gibt es bisher keine Untersuchungen. Es existieren bisher auch keine weiteren Untersuchungen zu der beunruhigenden Feststellung russischer Forscher, dass der Masernimpfstoff, wenn er kurz nach anderen Lebendimpfungen verabreicht wird, im Mäuseversuch zu Chromosomenveränderungen führen kann (Cherkeziia 1979).
Ein weiteres Problem, das auch die Impfstoffe gegen Mumps, Röteln und Windpocken betrifft, ist die Verwendung von Humanalbumin. Es mehren sich in letzter Zeit die Hinweise, dass zumindest theoretisch auch durch Humanalbumin der infektiöse Auslöser des Rinderwahnsinns (BSE) übertragen werden kann, der beim Menschen eine Variante der tödlichen Creutzfeldt-Jakob-Erkrankung (CJE) hervorruft (Dealler 2000). Die BSE-Übertragung durch Blut konnte bei Schafen inzwischen bewiesen werden. A. Creange (1996) beschreibt die Creutzfeld-Jakob-Erkrankung bei einem Patienten, der sich möglicherweise durch Humanalbumin-Infusion aus der Blutspende eines späteren CJE-Patienten infiziert hat. Durch die verseuchte Charge eines Medikaments, das aus Humanalbumin eines anderen inzwischen an CJE verstorbenen britischen Blutspenders hergestellt worden war, wurden in Hongkong vermutlich Dutzende von CJE-Fällen ausgelöst (Dittberner 1998). In den USA, Kanada, Japan und Australien dürfen Menschen, die sich seit 1980 mehr als sechs Monate in Großbritannien aufgehalten haben, kein Blut mehr spenden. In Deutschland wird zwar direkt aus britischem Blutplasma kein Impfstoff mehr hergestellt, jedoch ist der Import von Spenderblut weiterhin möglich; zudem hat ein sicher nicht geringer Teil der einheimischen Blutspender in den letzten Jahren potenziell infektiöses Rindfleisch gegessen; niemand weiß, wie viele davon sich in der Inkubationszeit der Creutzfeldt-Jakob-Erkrankung befinden. Die Verabreichung von Millionen von Impfdosen mit Humanalbumin könnte sich eines Tages als verhängnisvoll erweisen. Noch ist unklar, ob der Übertritt des Rin-

derwahnsinns auf den Menschen eine Episode bleibt oder sich als Zeitbombe mit Katastrophencharakter entpuppt. Das Restrisiko einer BSE-Übertragung bei der Injektion von Humanalbumin muss einstweilen ins Kalkül gezogen werden: »Das Nichtvorhandensein eines Beweises ist kein Beweis für das Nichtvorhandensein.« (M. J. Ress)

In den USA liegen aus den Jahren 1990 bis 2000 mehr als 40 000 Meldungen von Nebenwirkungen nach der MMR-Impfung vor. In der medizinischen Literatur wird häufig über Komplikationen nach der MMR-Impfung berichtet, doch führt man schwere Nebenwirkungen selten auf die Impfung zurück, während Komplikationen nach Krankheiten immer der Krankheit angelastet werden. Das Komitee für Arzneimittelsicherheit in Großbritannien hat 1994 im zeitlichen Zusammenhang mit sieben Millionen MMR-Impfungen 530 schwere Impfreaktionen anerkannt, darunter mehrere Fälle von schwerer Meningoenzephalitis und chronischer Arthritis. Das errechnete Risiko schwerer Nebenwirkungen beträgt 1 zu 13 000 (Fletcher 1996, AT 1996). Die Durchimpfung weißrussischer Kinder mit MMR-Impfstoff der Firma Mérieux - bei uns unter dem Namen MMR Triplovax im Handel - im Jahr 1996 führte bei 1,3 Prozent zu »schweren Impfnebenwirkungen« (Samoilovich 1998). Auffallend ist bei den MMR-Impfnebenwirkungen die Bevorzugung des weiblichen Geschlechts, die sich auch in der erhöhten Sterblichkeit von Mädchen nach einem Hochdosis-Masernimpfstoff zeigte (Shohat 2000). In Finnland kam es zwischen 1982 und 1996 mit einer Wahrscheinlichkeit von 1:10 000 zu schweren Impfkomplikationen - darunter zu einem Todesfall (Patja 2000).

In einem englischen Patientenrückmeldesystem wurden von 1994 bis 1999 über 1500 Fälle von schweren Nebenwirkungen nach Masernkombinationsimpfungen gemeldet, darunter Autismus (678 Fälle), Morbus Crohn oder andere schwere Verdauungserkrankungen (235), Epilepsie (152), zentralnervöse Erkrankungen wie Meningitis oder Enzephalitis (88), Hör- und Sehstörungen (75), Gelenkschmerzen und Arthritis (50), Verhaltens- und Lernstörungen bei älteren Kindern (131), chronisches Müdigkeitssyndrom (43), Diabetes (27), Guillain-Barré-Syndrom

(9), subakute sklerosierende Panenzephalitis (4), multiple Sklerose (3) und neunzehn Todesfälle (SFTAH 1997, Barr 2000).

Die folgenden Nebenwirkungen finden wissenschaftliche Bestätigung oder werden als impfbedingt diskutiert.

Virusausscheidung

Das Masernimpfvirus kann bis zu zwei Wochen nach der Impfung ausgeschieden werden (Miller 1987) – Kontaktpersonen mit Krankheiten des Immunsystems könnten dadurch gefährdet werden. Gesunde Menschen können sich allerdings nicht infizieren.

Fieber und Impfmasern

Fieber tritt bei 5 bis 15 Prozent der Geimpften über mehrere Tage auf – meist ab dem siebten Tag nach der Impfung. Zwischen dem siebten und zwölften Tag kommt es bei 3 bis 5 Prozent der Impflinge zu leichten masernähnlichen Symptomen.

Krampfanfälle

Fieberkrämpfe treten in einer Häufigkeit von eins zu 2600 innerhalb von sechs bis vierzehn Tagen nach einer Masern- oder MMR-Impfung auf (Farrington 1995). Innerhalb der ersten beiden Wochen nach der Impfung ist das Risiko gegenüber Nichtgeimpften um etwa das Doppelte erhöht (Quast 1997). Die Gefahr, während einer Masernerkrankung einen Fieberkrampf zu erleiden, ist allerdings wesentlich größer. Die Bedeutung der Krampfanfälle für die weitere neurologische Entwicklung ist ungeklärt, jedoch dürfte es sich meist um eher harmlose Anfälle im Sinne eines Fieberkrampfes handeln. Gelegentlich sind sie jedoch Ausdruck einer milde ablaufenden Enzephalitis (Ehrengut

1965). Ishikawa (1999) berichtet von einem zweijährigen Kind, das 14 Tage nach der Masernimpfung eine schwere Epilepsie entwickelte. Ein erhöhtes Krampfrisiko haben Kinder, die bereits früher einen Fieberkrampf erlitten oder in deren engerer Verwandtschaft Krampfanfälle vorkommen. Hierüber sollte vor der Masernimpfung eine Aufklärung durch den Arzt erfolgen.

Allergische Reaktionen und Anaphylaxie

Masern- und MMR-Impfstoffe enthalten geringe Mengen des Antibiotikums Neomycin und als Stabilisator Gelatine. Zudem enthalten sie Spuren von Hühnerembryozellen, auf denen das Impfvirus angezüchtet wird. Auf jede der Komponenten ist eine Allergie möglich – mit Reaktionen von harmloser Nesselsucht bis hin zu akutem Asthma bronchiale und lebensbedrohlichem allergischem Schock. Bei einem von 65 000 Impflingen kommt es zu schwerwiegenden allergischen Reaktionen (AT 1996). Diese Nebenwirkung ist in dem Buch *Impfreaktionen* von Ute Quast et al. (1997), das von dem Impfstoffhersteller Chiron-Behring kostenlos an Arztpraxen verteilt wurde, im Kapitel »Masernimpfung« nicht einmal erwähnt. Inzwischen weiß man, dass durch die Impfung sogar anhaltende Allergien etwa gegen Gelatine und kreuzreagierende Nahrungsmittel wie Ei, Kuhmilch oder Hühnerfleisch erzeugt werden können (Patja 2001).

Früher wurde Hühnereiallergikern von dem in Deutschland erhältlichen Impfstoff abgeraten, da eine Kreuzallergie mit den Hühnerembryozellen möglich ist. Heute sind die Impfempfehlungen optimistischer und werten eine Eiallergie nicht mehr als Gegenanzeige, obwohl die Datenlage unsicher ist. Zurückhaltung ist auf jeden Fall am Platz, wenn jemand auf Hühnereigenuss schon stärkere Sofortreaktionen gezeigt hat oder wenn im Haut- oder Bluttest ein hoch positiver Befund auf Hühnerei zu erheben war. Der Impfstoff Triviraten Berna, der kein Hühnerprotein enthält, sondern auf menschlichen Zellen angezüchtet ist, kann aus der Schweiz importiert werden.

Thrombozytopenische Purpura

Bei einem von 22 000 Maserngeimpften kann es in den sechs Wochen nach der Impfung zu einer thrombozytopenischen Purpura kommen (Miller 2001), das sind Blutungen durch Schädigung der Blutplättchen. Blutplättchenmangel tritt allerdings häufig auch bei einer Masernerkrankung auf. Symptome sind Haut- oder Schleimhautblutungen und im Extremfall Hirnbutungen. Laut einer französischen Veröffentlichung hatten 58 Prozent der gemeldeten Fälle extrem wenig Thrombozyten (unter 10 000 pro mm^3), bei über 10 Prozent der Patienten war der Verlauf kompliziert (Jonville-Béra 1996).

Ataxie

In der zweiten Woche nach der Impfung kommt es in Einzelfällen zu einer Beeinträchtigung der Kleinhirnfunktion. Es entwickelt sich eine Störung von Bewegungsabläufen (Ataxie) mit Unsicherheit beim Gehen oder Greifen, die meist über mehrere Tage anhält. Nach einer dänischen Untersuchung tritt dies nach etwa acht von 100 000 Masern- oder MMR-Impfungen auf (Plesner 2000).

Neuritis, transverse Myelitis und Guillain-Barré-Syndrom

Mehrere Fälle von Entzündungen des Sehnervs (Opticusneuritis) nach Masernimpfungen wurden veröffentlicht, teils mit bleibenden Sehstörungen (Stevenson 1996, Marshall 1985). Auch Guillain-Barré-Syndrom und transverse Myelitis kommen nach der Impfung vor, siebzehn Fälle wurden zwischen 1979 und 1992 dem Institute of Medicine in den USA gemeldet (Grose 1976, IM 1994, Morris 1994, Joyce 1995).

Enzephalitis

Entzündung des Gehirns (Enzephalitis) ist eine anerkannte Komplikation der Masernimpfung. Typischer Zeitraum für die Impfenzephalitis ist der sechste bis fünfzehnte Tag nach der Impfung. Von 1991 bis 1996 wurden in den USA 166 Fälle von »Enzephalopathie«, also Impfenzephalitis, gemeldet, die in den zwei Wochen nach der Masernimpfung auftraten (CDC 1998). R. E. Weibel (1998) berichtet über 48 Kinder, die in den fünfzehn Tagen nach der Masernimpfung an einer »akuten Enzephalopathie« mit bleibendem Hirnschaden oder mit Todesfolge erkrankten, und hält den Zusammenhang mit der Impfung für sehr wahrscheinlich. Bleibender Hirnschaden wird nach den amerikanischen Centers for Disease Control als eine wahrscheinliche MMR-Impffolge eingestuft – juristisch wird er als Impfschaden anerkannt (HRSA 1997). Einer der 1998 in Deutschland gemeldeten Impfenzephalitispatienten verließ die Klinik mit schwerem Hirnschaden (ESPED 1999).

Ein spanisches Forscherteam vermutet eine wesentlich höhere Impfenzephalitisrate als gemeldet, da häufig nur milde Symptome auftreten (Martinon-Torres 1999). In einer deutschen Untersuchung wurde bei dem heute noch gebräuchlichen Impfvirusstamm »Schwarz« ein Enzephalitisrisiko von eins zu 17 650 gefunden (Allerdist 1979). Dieses Risiko liegt schon in der Größenordnung der Masern-Enzephalitis im Kindesalter; durch die übliche Impfauffrischung läge das Risiko eventuell sogar höher. Erst im Schulalter steigt das Masern-Enzephalitisrisiko an, sodass ab dem Zeitpunkt die Impfung vermutlich das geringere Risiko bedeutet. Zum Impfenzephalitisrisiko bei Schulkindern, Jugendlichen oder Erwachsenen gibt es jedoch keine genaueren Untersuchungen und keine Zahlen.

Die Häufigkeit der Impfenzephalitis wird in Veröffentlichungen der STIKO oder anderer Impfbefürworter mit nur etwa eins zu einer Million grob untertrieben (zum Beispiel Quast 1997). Die Zahl ist auch nach Ansicht der Deutschen Forschungsstelle für Kinderheilkunde deutlich zu niedrig gegriffen: Angesichts von nur drei gemeldeten MMR-Impfmeningitisfällen im Jahre 1998 fordert sie dazu auf, bei einer ungeklärten Meningitis oder Enzephalitis nach den Impfungen der letzten sechs Wochen zu fragen (ESPED 1998). Auch das ist noch eine zu kurze Zeitspanne, wie ein Fallbericht aus Kanada zeigt: Dort wurde eine Impfenzephalitis durch den Nachweis des Masernimpfvirus im Hirngewebe gesichert – die Komplikation trat über acht Monate nach der Impfung auf (Bitnun 1999).

SSPE

Subakute sklerosierende Panenzephalitis ist eine sehr seltene, aber dramatische und regelmäßig tödlich verlaufende Spätfolge von Masern, die praktisch zur Zerstörung des Gehirns führt. Begünstigend wirkt die Kombination von Masern mit bestimmten anderen Viruserkrankungen. Auch die Masernimpfung kann SSPE hervorrufen, jedoch etwa zwanzigmal seltener als eine Masernerkrankung (AT 1990). Nach einer polnischen Studie an 239 SSPE-Patienten (Milewska 1997) hatten 80 Prozent Masern, die meisten davon in den ersten beiden Lebensjahren, und 11,6 Prozent waren maserngeimpft – die Hälfte von diesen hatte allerdings trotzdem auch die Masern durchgemacht. Anerkannte Fälle von impfbedingter SSPE gibt es in Großbritannien (Fletcher 1996). J. T. Jabbour (1972) berichtet über 22 Fälle von SSPE nach der Masernimpfung.

So geht die Häufigkeit der SSPE seit der Einführung der Masernimpfung zwar zurück, der Anteil an SSPE als Impffolge steigt jedoch, mit übrigens auch kürzerer Inkubationszeit (Dyken 1989). Es wird vermutet, dass das Impfvirus unter Umständen einen »schlummernden« Masernvirus weckt (»triggert«). Ist dies der Fall, so müssten eigentlich alle Kinder vor der Impfung auf Masernantikörper getestet werden, um sie keiner SSPE-Gefahr auszusetzen. Trotz der Seltenheit der SSPE muss man darüber aufklären, dass die Impfung keinen sicheren Schutz vor der Krankheit bietet.

Chronische Darmentzündungen, Morbus Crohn

Morbus Crohn, eine Autoimmunerkrankung des Darms, wird in jüngster Zeit in Zusammenhang mit dem Masernvirus gebracht. Das Säuglingsalter scheint eine »verwundbare Phase« für das Entstehen dieser Krankheit zu sein: Kinder, die im Mutterleib – über eine Masernerkrankung der Mutter – oder in den ersten Lebenswochen Kontakt mit dem Masernvirus haben, unterliegen einem erhöhten Risiko, im späteren Leben an Morbus Crohn zu erkranken (Ekbom 1994).

Der immer weiter nach vorn verlegte Impfzeitpunkt für die Lebendimpfung mit Masernviren erhöht wahrscheinlich ebenfalls diese Gefahr. Seit den 60er Jahren, also seit Einführung der Masernimpfung, ist die Zahl der Kinder, die an Morbus Crohn erkranken, dramatisch angestiegen (Wakefield 1999, ESPED 1998). Eine Studie zu Masernimpfung und Morbus Crohn hält den Zusammenhang für wahrscheinlich (Thompson 1995). A. J. Wakefield (1998) berichtet von zwölf Kindern, die im zeitlichen Zusammenhang mit der MMR-Impfung chronisch-entzündliche Darmerkrankungen entwickelten; elf von ihnen wurden auch schwer verhaltensauffällig im Sinne eines autistischen Syndroms. Die Autoren sprechen von vielen weiteren Fällen mit dieser bemerkenswerten Kombination von Beschwerden, meinen aber, bei der Untersuchung von Darmgewebe nicht die für Morbus Crohn typischen Gewebeveränderungen gefunden zu haben (Wakefield 2000).

Autismus

Zeitgleich mit der Einführung der MMR-Impfung wurde in verschiedenen Ländern eine deutliche Zunahme von Kindern mit dem autistischen Syndrom, einer tief greifenden geistigen Entwicklungsstörung, beobachtet. Es handelt sich um Kinder, die sich bis zum Impfzeitpunkt völlig altersgemäß entwickelten, in den Tagen oder Wochen nach der MMR-Impfung aber einen schweren Entwicklungsknick durchmachten, der teilweise sogar von den Eltern mit Video dokumentiert wurde. Die Kinder konnten nicht mehr sprechen, sie verlernten soziale Fähigkeiten und entwickelten bizzare Verhaltensauffälligkeiten, oft einhergehend mit körperlichen Symptomen wie Durchfall, Erbrechen und anderen Verdauungsstörungen.

Die Ernsthaftigkeit dieses möglichen Impfschadens macht es notwendig, ausführlicher über den Stand der Diskussion zu berichten.

Im Jahr 1998 wurden erstmals elf Fälle von Autismus nach MMR-Impfung in der Zeitschrift *Lancet* publiziert (Wakefield 1998), die Autoren kündigten die Veröffentlichung von 150 weiteren Fällen an. Das Krankheitsbild wurde von A. J. Wakefield »autistische Enterocolitis« genannt, also Darmentzündung einhergehend mit Autismus. Risikokinder für diese mögliche Impfnebenwirkung sind Kinder mit Infektneigung sowie solche, in deren Familien allergische Erkrankungen oder Autoimmunerkrankungen vorkommen. Bei den betroffenen Kindern fanden sich im Unterschied zu gesunden Altersgenossen unter anderem deutlich erhöhte Masernantikörper im Blut und im lymphatischen Gewebe des Darms. Auch in Japan wurden bei Kindern mit autistischer Enterocolitis sowie bei Patienten mit Colitis ulcerosa, einer chronischen Dickdarmentzündung, Bruchstücke von Masernimpfviren im Darm gefunden (Kawashima 2000).

Ganz offensichtlich gibt es in den letzten Jahren eine deutliche Zunahme von Autismuserkrankungen (Barr 1999, Rimland 1997) – nach B. Rimland, einem renommierten amerikanischen Autismusexperten, handelt es sich um eine ernst zu nehmende weltweite Epidemie mit einer Zunahme um das Zwei- bis Fünffache seit Mitte der 80er Jahre, wobei auffallenderweise vor allem Kinder im zweiten Lebensjahr betroffen sind. Bei der US-amerikanischen Autismusgesellschaft gehen monatlich fünfzig Meldungen von Kindern ein, die nach einer (meist MMR-)Impfung autistische Symptome entwickelten (NVIC 1998).

Eine Beziehung zwischen der Einführung der MMR-Impfung und der Zunahme der Autismuserkrankungen bei den betroffenen Jahrgängen findet sich in Großbritannien, in einzelnen Staaten der USA und sogar in Inselgebieten wie den Shetland- oder den westschottischen Inseln. Die Zunahme des Autismus setzte in Großbritannien um ebenso viele Jahre später als in den USA ein, wie die MMR-Impfung später eingeführt wurde. Auch Kinder, die zum Impfzeitpunkt älter als zwei Jahre alt waren, waren von dem vermutlichen Impfschaden betroffen. In einem Hearing des amerikanischen Repräsentantenhauses wurde am 6. April 2000 intensiv über dieses Problem diskutiert – die Beiträge sind im Internet abrufbar (CGR 2000).

Wakefield stellt zur Diskussion, dass es durch die MMR-Kombinationsimpfung zu Wechselwirkungen (»Compound-Effekt«) zwischen den Impfviren und dem Immunsystem kommt, mit der Folge von Nervenschäden und chronischen Entzündungen. Schon seit längerem wird das gleichzeitige Durchmachen von Virusinfektionen wie Masern, Mumps, Röteln und Windpocken in der frühen Kindheit als eine mögliche Ursache für das Entstehen von Autismus diskutiert (Deykin 1979). So selten diese Kombination von »Wilderkrankungen« früher war, so häufig ist die Kombination von Lebendviren in Impfstoffen heute, und sie wird damit wohl erst statistisch als Ursache fassbar. Für eine ursächliche Beziehung zwischen MMR-Impfung und »autistischer Enterocolitis« sprechen auch zehn Krankheitsfälle, bei denen es nach der MMR-Wiederholungsimpfung zu einer krisenartigen weiteren Verschlechterung der Beschwerden kam.

Ein möglicher Mechanismus für das Auftreten von Autismus nach der Masernimpfung ist die Bildung von Myelinantikörpern. Myelin ist die fetthaltige Isolationshülle, die die Nerven umgibt; bei ihrer Schädigung durch Antikörper kommt es zum Ausfall der Nervenfunktionen. Antikörper gegen Myelin kommen bei autistischen Patienten überzufällig häufig zusammen mit Masernantikörpern vor und werden eventuell durch das Impfvirus hervorgerufen. Auch Myelinspuren im Impfstoff könnten zu ihrer Entstehung führen (Singh 1998, Poser 1987). Myelinantikörper finden sich bei mehr als jedem zweiten autistischen Kind, häufig parallel dazu Antikörper gegen ein spezifisches Eiweiß aus MMR-Impfstoffen (Singh 1993, Vijendra 1999).

Immunkomplexe, also Verklumpungen von Impfantigenen mit Antikörpern, könnten ebenfalls nach der MMR-Impfung zu einer Schädigung von Nervengewebe führen (Gupta 1996). In der Diskussion sind auch aggressive Eiweiße aus Darmbakterien, die – begünstigt durch die impfbedingte Darmentzündung – die Darmschleimhaut und anschließend die Blut-Hirn-Schranke durchdringen und das Nervensystem schädigen; ihre Abbauprodukte können bei autistischen Kindern im Urin nachgewiesen werden (Shattock 1999).

Mit Wakefields Veröffentlichung stand die Impflobby Kopf, und es setzte ein Sperrfeuer von Gegenveröffentlichungen ein, die den Zusammenhang zwischen Impfung und Autismus anzweifelten. Grob zusammengezimmerte Statistiken wurde gegen Wakefield aufgeboten – vor allem von H. Peltola (1998) und B. Taylor (1999). Beide Arbeiten wurden jedoch in der Folge wegen statistischer Fehler in zahlreichen Leserzuschriften an die Zeitschrift *Lancet* und teilweise auch in einer Debatte an der Royal Statistical Society in London gerügt. In Großbritannien ist die Skepsis gegenüber der MMR-Impfung weiterhin sehr groß, was sich in einem deutlichen Rückgang der Impffreudigkeit seit 1998 niederschlägt.

Bis zum Beweis des Gegenteils muss der Zusammenhang zwischen der MMR-Impfung und der »autistischen Enterocolitis« als plausibel angenommen werden. Die Kombinationsimpfung gegen Masern, Mumps und Röteln kann im Kleinkindalter also möglicherweise schwere körperliche und geistige Schäden hervorrufen. Kombinationsimpfungen mit Lebendviren sind vorläufig nicht anzuraten. Auch die Empfehlung, die Masernimpfung so früh wie möglich durchzuführen, muss zur Diskussion gestellt werden. Es besteht großer Forschungsbedarf.

Todesfälle

Todesfälle nach der MMR-Impfung werden immer wieder beschrieben und sind nach den US-amerikanischen Kriterien eine gesicherte Nebenwirkung. Sieben Todesfälle in unmittelbarem Zusammenhang mit der MMR-Impfung wurden in den letzten Jahren der britischen Selbsthilfegruppe JABS (Justice, Awareness and Basic Support) gemeldet, unter anderem ein tödlicher Status epilepticus und ein Guillain-Barré-Syndrom – beide Fälle wurden offiziell als Impfschadensereignis anerkannt (JABS 1999). Auch in Finnland wurde ein Todesfall als Impffolge registriert (Patja 2000). Todesfälle gibt es auch auf Grund schwerer allergischer Reaktionen oder durch ungehemmte Virusausbreitung bei Personen mit angeborener oder erworbener Immunschwäche (CDC 1996). Von 1,7 Millionen im Jahre 1998 maserngeimpften Schulkindern in Australien starb allerdings keines (D'Souza 2000).

Zusammenfassung

- Masern sind eine hochfieberhafte Erkrankung, die bei Kindern in den allermeisten Fällen komplikationslos abheilt.
- Erwachsene, Säuglinge und chronisch kranke Kinder unterliegen einem erhöhten Risiko eines schweren Masernverlaufs und weiterer Komplikationen.
- Es gibt Hinweise darauf, dass die Masern zu vermehrter Widerstandskraft gegen Infekte, Allergien und Krebs führen.
- Der Verzicht auf Fiebersenkung und die Behandlung mit Vitamin A dürften seltene Komplikationen wie Enzephalitis oder Todesfälle noch unwahrscheinlicher machen.
- Die Masernimpfung hat in vielen Ländern zu einem deutlichen Rückgang der Masern geführt.
- Impfversagen und unsicherer Langzeitschutz setzen jedoch Risikogruppen wie Erwachsene und Babys geimpfter Mütter vermehrt einer Maserngefahr aus und machen langfristig gefährliche Epidemien möglich.
- Die Masernimpfung kann in seltenen Fällen schwere allergische und neurologische Nebenwirkungen hervorrufen. Problematisch ist vor allem die Kombination mit anderen Lebendimpfstoffen (Mumps, Röteln). Die Impfung mit Einzelkomponenten ist zu bevorzugen.

- Es ist wahrscheinlich sinnvoll, gesunden Kindern zunächst die Chance zu einer Masernerkrankung mit anschließender lebenslanger Immunität zu geben. Ab dem Schulalter ist die Impfung zu empfehlen, da Masernkomplikationen wie Enzephalitis in diesem Alter zunehmen und die Impfung wahrscheinlich sicherer ist, als die Erkrankung durchzustehen.
- Für einen annehmbaren Impfschutz sind nach Meinung der STIKO zwei Impfungen notwendig (Abstand mindestens vier Wochen). Sicherer ist zunächst eine Antikörperuntersuchung zum Nachweis des Impferfolgs und nur bei fehlenden Antikörpern eine Wiederholungsimpfung.

Referenzen

Achtzehn, H. J.: Impfschäden aus homöopathischer Sicht. Homöopathische Einblicke 1998, 33: 19–24

Albonico, H., et al.: Febrile infectious childhood diseases in the history of cancer patients and matched controls. Med Hypotheses, 1998, 51(4): 315–320

Allerdist, H.: Neurological complications following measles vaccination. Dev Biol Stand 1979, 43: 259–264

AT (Arznei-telegramm): Risiken der Masern-Mumps-Impfung. AT 1990, 2: 22

AT (Arznei-telegramm): Zur Verträglichkeit der Masernimpfung. AT 1996, 2: 22

Askling, J.: Increase in Crohn's Disease Incidence in Urban Swedish Children Reported. Lancet 1999, 354: 1179

Barr, R. et al.: Vaccines – Fact Sheet. Society for the autistically handicapped. 1999. http://www.rmplc.co.uk/eduweb/sites/autism/index.html

Barr, R.: The MMR and MR vaccine cases. 2000. http://www.alexharris.co.uk/mmr2.htm

Bitnun, A., Shannon, P., Durward, A., Rota, P. A., Bellini, W. J., Graham, C., et al.: Measles inclusion-body encephalitis caused by the vaccine strain of measles virus. Clin Infect Dis 1999, 29(4): 855–861

CDC (Centers for Disease Control): Morbidity and Mortality Weekly Report, USA, 6. 6. 1986

CDC (Centers for Disease Control): Vaccine side effects, adverse reactions, contraindications, and precautions. Recommendations of the Advisory Committee on Immunization Practices. MMWR Morb Mortal Wkly Rep 1996, 45(RR-12): 1–35.

CDC (Centers for Disease Control): Measles eradication: recommendations from a meeting cosponsored by the World Health Organization, the Pan American Health Organization, and CDC. MMWR Morb Mortal Wkly Rep, 1997, 46(RR-11): 1–20

CDC (Centers for Disease Control): Measles, Mumps, and Rubella – Vaccine Use and Strategies for Elimination of Measles, Rubella, and Congenital Rubella Syndrome and Control of Mumps: Recommendations of the Advisory Committee on Immunization Practices (ACIP). MMWR 1998, 47(RR-8), 1–57

CGR (Committee on Government Reform): Autism – Present Challenges, Future Needs – Why the Increased Rates? 6. 4. 2000. www.house.gov/reform/hearings/healthcare/00.06.04/index.htm

Chakravati, V. S., et al.: Measles induced remission of psoriasis. Annals of Tropical Paediatrics. 1986, 6: 293–294

Cherkeziia, S. E., Mikhailova, G. R., Gorshunova, L. P.: Disorders in the murine chromosome apparatus induced by immunization with a complex of antiviral vaccines. Vopr Virusol 1979 Sep-Oct (5): 547–550

Christopher, J. L., Lopez, A. D. (Hg.): The global burden of disease: a comprehensive assessment of mortality and disability from diseases, injuries, and risk factors in 1990 and projected to 2020 – summary. Geneva, Switzerland: World Health Organization, 1996: 17–26

Cohn, M. L., Robinson, E. D., Faerber, M., Thomas, D., Geyer, S., Peters, S., et al.: Measles vaccine failures: lack of sustained measles-specific immunoglobulin G responses in revaccinated adolescents and young adults. Pediatr Infect Dis J 1994, 13(1): 34–38

Conybeare, E. T.: Month Bull Health 1956, 15: 40. Zitiert bei Ehrengut, W.: Measles Encephalitis: Age disposition and vaccination. Archiv ges Virusforsch 1965, XVI(1–5): 311–313

Creange, A., Gray, F., Cesaro, P., et al.: Pooled plasma derivatives and Creutzfeldt-Jakob disease. Lancet 1996, 347: 482

Cutts, T. C., Markowitz, L. E.: Success and Failures in Measles Control. J Infect Dis 1994, 170 suppl: 32–41

Damien, B., Huiss, S., et al.: Estimated susceptibility to asymptomatic secondary immune response against measles in late convalescent and vaccinated persons. J Med Virol 1998, 56(1): 85–90

Dealler, S.: BSE and Blood Transfusion or use of pooled plasma derivates. 2000. http://sparc.airtime.co.uk/bse/bloodtr.htm

De Long, R.: A possible cause of acquired immune deficiency syndrome and other diseases. Medical Hypothesis 1984, 13: 395–397

Deykin, E. Y., MacMahon, B.: Viral exposure and autism. Am J Epidemiol 1979, 109(6): 628–638

Dilraj, A., Cutts, F. T., Fernandez de Castro, J., Wheeler, J. G., Brown, D., Roth, C., et al.: Response to different measles vaccine strains given by aerosol and subcutaneous routes to schoolchildren: a randomised trial. Lancet 2000; 355: 798–803

Dittberner, K. H.: News zum Rinderwahnsinn BSE – 111 CJD-Fälle in Hongkong? 1998, http://www.userpages.fu-berlin.de/~dittbern/BSE/News2.html#14

D'Souza, R. M., Campbell-Lloyd, S., Isaacs, D., Gold, M., Burgess, M., et al.: Adverse events following immunization associated with the 1998 Australian measles control campaign. Commun Dis Intell 2000, 24(2): 27–33

Dyken, P. R., et al.: Changing character of subacute sclerosing panencephalitis in the United States. Pediatric Neurology 1989, 5: 339–341

EB (Epidemiologisches Bulletin) 1998/11

EB (Epidemiologisches Bulletin): Maser-Sentinel 1999. http://www.yellow-fever.rki.de/GESUND/MASERN_S/M_HOME.HTM

EB (Epidemiologisches Bulletin): Zur Eliminierung der Masern und der kongenitalen Röteln. EB 7/2000: 54-7

Ehrengut, W.: Measles Encephalitis: Age disposition and vaccination. Archiv ges Virusforsch 1965, XVI(1-5): 311–313

Ekbom, A., Wakefield, A. J., Zack, M., et al.: Perinatal measles infection and subsequent Crohn's disease. Lancet 1994, 344(8921): 508–510

ESPED (Erhebungseinheit für seltene pädiatrische Erkrankungen in Deutschland) – Jahresbericht 1998. http://www.public.rz.uni-duesseldorf.de/~esped/jabe1998.htm

Farrington, P., et al.: A new method for active surveillance of adverse events from diphteria/pertussis and measles/mumps/rubella vaccines. Lancet 1995, 345: 567–569

FDA Workshop to Review Warnings, Use Instructions and Precautionary Information (on vaccines). Rockland, Maryland, 18. 9. 1992: 27

Fernandez de Castro, J., Kumate, J.: La vacunación antisarampionosa en Mexico por el método de aerosol. Salud Pública Mex 1997, 39: 53–60

Fletcher, J.: Safe or Sorry? Health visitor, 1996. Vol. 69, No. 5: 200

Fletcher, J.: Fair warning. Health visitor, 1995. Vol. 68, No. 2: 82

Fujinaga, T.: A prefecture-wide survey of mumps meningitis associated with measles, mumps and rubella vaccine. Paed Inf Dis J 1991, 10(3): 204–209

Gans, H. A., et al.: Deficiency of the humoral immune response to measles vaccine in infants immunized at age 6 months. JAMA 1998, 280: 527–532

Gold, E.: Current progress in measles eradication in the United States. Infect Med 1997, 14(4): 297–300

Gritz, K.: MMR-Impfung: Vorurteile – Fakten. Kinderarzt 1999, 30: 10–11

Grose, C., et al.: Guillain-Barré syndrome following administration of live measles vaccine. Am J Med. 1976, 60(3): 441–443

Gupta, S., et al.: Dysregulated Immune System in Children with Autism: Beneficial Effects of Intravenous Immune Globulin on Autistic Characteristics. J Autism and Development Disorders 1996, 26(4)

Halsey, N. A.: Increased mortality after high titer measles vaccine: too much of a good thing. Paed Infect Dis J 1993, 12(6): 462–465

Haney, D. Q.: Wave of infant measles stems from vaccinations. Albuquerque Journal, 23. 11. 1992: B3

Howe, C. J., Stratton, K. R.: Adverse Events Associated with Childhood Vaccines – Evidence Bearing on Causality. National Academy Press Washington, D. C., 1993: 316

HRSA (Health Resources and Services Administration): Vaccine Injury Table March 24, 1997. http://www.hrsa.dhhs.gov/bhpr/vicp/table.htm

IM (Institute of Medicine): Adverse events associated with childhood vaccines: Evidence bearing causality. National Academy Press, Washington, D. C., 1994

Ishikawa, T., Ogino, C., Chang, S.: Lennox-Gastaut syndrome after a further attenuated live measles vaccination. Brain Dev 1999, 21(8): 563-5

IVACG Policy Statement on Vitamin A, Diarrhea, and Measles. 1999. http://www.ilsi.org/measles.html

JABS group GB: Why does the MMR vaccine need to be suspended? 1999. http://www.argonet.co.uk/users/jabs/mmrsuspend.htm

Jabbour, J. T., et al.: Epidemiology of subacute sclerosing panencephalitis (SSPE). J Am Med Ass 1972, 220: 959–962

Javier, R. T., et al.: Two avirulent herpes simplex viruses generate lethal recombination in vivo. Science 1986, 234: 746–747

Jonville-Béra, A. P., et al.: Thrombozytopenic purpura after measles, mumps and rubella vaccination: A retrospective survey by the French regional pharmacovigilance centres and pasteur-merieux serums et vaccins. Pediatr Infect Dis J 1996, 15(1): 44–48

Joyce, K. A., et al.: Transverse myelitis after measles, mumps, and rubella vaccine. BMJ 1995, 311(7002): 422

Kamat, M., Pyati, S., Pildes, R. S., et al.: Measles antibody titers in early infancy. Arch Pediatr Adolesc Med, 148(7): 694–698

Kawashima, H., et al.: Polymerase chain reaction detection of the hemagglutinin gene from an attenuated measles vaccine strain in the peripheral mononuclear cells of children with autoimmune hepatitis. Arch Virol 1996, 141(5): 877–884

Kawashima, H., Mori, T., Kashiwagi, Y., et al.: Detection and sequencing of measles virus from peripheral mononuclear cells from patients with inflammatory bowel disease and autism. Dig Dis Sci 2000, 45(4): 723–729

Kesselring, J.: Zur Pathogenese der multiplen Sklerose. Schweiz Med Wochenschr 1990, 120: 1083–1090

Klein, P.: Masern. In: Gruber, R., Heimann, R., Jenni, P., et al.: Impfen, Routine oder Individualisation. Eine Standortbestimmung zur Impfproblematik aus hausärztlicher Sicht. Bern 1999: 32. Zu beziehen über: Postfach CH-3000 Bern 9

Koskiniemi, M., Korppi, M., Mustonen, K., Rantala, H., Muttilainen, M., Herrgard, E., et al.: Epidemiology of encephalitis in children. A prospective multicentre study. Eur J Pediatr 1997, 156(7): 541–545

Kummer, K. H.: Masernverlauf in einer Kinderarztpraxis. Der Merkurstab 1992, 3: 180–189

Kummer, K. H.: 1001mal Masern – prospektive Untersuchung von 886 und retrospektive von 115 Verläufen in der Praxis. Der Merkurstab 1999, 6: 369–375

Levy, D.: The future of measles in highly immunized populations. Am J Epid 1984, 120: 39–47

Lewis, S. A., Britton, J. R.: Measles infection, measles vaccination and the effect of birth order in the aetiology of hay fever. Clin Exp Allergy 1998, 28(12): 1493–1500

Maldonado, Y. A., Lawrence, E. C., De Hovitz, R., Hartzell, H., Albrecht, P.: Early loss of passive measles antibody in infants of mothers with vaccine-induced immunity. Pediatrics 1995, 96: 447–450

Marshall, G. S., et al.: Diffuse retinopathy following measles, mumps, and rubella vaccination. Pediatrics 1985, 76(6): 989–991

Martinon-Torres, F., Magarinos, M. M., Picon, M., Fernandez-Seara, M. J., Rodriguez-Nunez, A., Martinon-Sanchez, J. M.: Encefalopatia aguda autolimitada en relacion con el componente antisarampionoso de la vacuna triple virica (Self-limited acute encephalopathy related to measles component of viral triple vaccine). J Rev Neurol 1999, 28(9): 881–882

Miller, C.: Live measles vaccine: a 21 year follow up. BMJ (Clin Res Ed) 1987, 295(6589): 22–24. http:\\webpages.netlink.co.nz/~ias/measles.htm

Miller, E., Waight, P., Farrington, C. P., et al.: Idiopathic thrombocytopenic purpura and MMR vaccine. Arch Dis Child 2001, 84(3): 227-229

Milewska, D., et al.: Computerized analysis of the database of SSPE patients treated at the 1st Neurological Clinic of the Institute of Psychiatry and Neurology in Warsaw in 1978–1995. Neurol Neurochirurg Pol 1997, 31(3): 475–491

Mitchell, L. A., Tingle, A. J., Decarie, D., Lajeunesse, C.: Serologic responses to measles, mumps, and rubella (MMR) vaccine in healthy infants: failure to respond to measles and mumps components may influence decisions on timing of the second dose of MMR. Can J Public Health 1998, 89(5): 325–328

MMWR (Morbidity and Mortality Weekly Report): Combination vaccines for childhood diseases. MMWR 1999/48(RR05): 1–15.

Morris, K., Rylance, G.: Guillain-Barré-Syndrome after measles, mumps and rubella vaccine (letter). Lancet 1994, 343: 60

Mossong, J., Nokes, D. J., Edmunds, W. J., Cox, M. J., Ratnam, S., Muller, C. P.: Modeling the impact of subclinical measles transmission in vaccinated populations with waning immunity. Am J Epidemiol 1999, 150(11): 1238–1249

Nightingale, M.: Measles vaccine. 1999, Epoch 81/82. http://www.whale.to/Vaccines/measles_1.html

Null, G.: Vaccines: Are they really safe? 1998. www.garynull.com/Documents/vaccines3.htm#The Measles

NVAC (The National Vaccine Advisory Committee): The measles epidemic. The problems, barriers, and recommendations. JAMA 1991, 266(11): 1547–1552

NVIC (National Vaccine Information Center) Vienna/USA. März 1998. http://www.909shot.com/autismwakefield.htm

Odent, M.: Long term effects on early vaccinations. Primal Health Review 1996, 2(1): 6

Papania, M., et al.: Reduced Passive Immunity Increases Infants' Measles Susceptibility. Pediatrics 1999: 105: 59

Patja, A., Davidkin, I., Kurki, T., et al.: Serious adverse events after measles-mumps-rubella vaccination during a fourteen-year prospective follow-up. Pediatr Infect Dis J 2000, 19(12): 1127-34

Patja, A., Makinen-Kiljunen, S., Davidkin, I., et al.: Allergic reactions to measles-mumps-rubella vaccination. Pediatrics 2001, 107(2): E27

Paunio, M., et al.: Explosive school-based measles outbreak: intense exposure may have resulted in high risk, even among revaccinees. Am J Epidemiol 1998, 148(11): 1103–1110

Paunio, M., et al.: Measles history and atopic diseases. JAMA 2000, 283: 343–346

Peltola, H., Patja, A., Leinikki, P., et al.: No evidence for measles, mumps, and rubella vaccine-associated inflammatory bowel disease or autism in a 14-year prospective study. Lancet 1998, 351(9112): 1327–1328

Plesner, A. M., Hansen, F. J., Taudorf, K., Nielsen, L. H., Larsen, C. B., Pedersen, E.: Gait disturbance interpreted as cerebellar ataxia after MMR vaccination at 15 months of age: a follow-up study. Acta Paediatr 2000, 89(1): 58–63

Poser, C. M.: Neurological syndromes that arise predictably. Consultant Jan 1987: 45–46

Quast, U., et al.: Impfreaktionen. Hippokrates (2. Aufl.), Stuttgart 1997

Rimland, B.: The Autism Increase – Research Needed on the Vaccine Connection. Aussage beim Hearing des US-Repräsentantenhauses Autism – Present Challenges, Future Needs – Why the Increased Rates? 6.4.2000. http://www.house.gov/reform/hearings/healthcare/00.06.04/rimland.htm

RKI (Robert-Koch-Institut): Die Anstrengungen zur Bekämpfung der Masern müssen verstärkt werden. Pressemitteilung des Robert-Koch-Instituts, 12. 11. 1997

Rönne, T.: Measles virus infection without rash in childhood is related to disease in adult life. Lancet 1985, 1(8419): 1–4

Rooth, I. B.: Supression of plasmodium falciparum infections during measles or influenza. Am J Trop Med Hyg, 1992, 47(5): 675–681

Samoilovich, E. O., Kapustik, L. A., Feldman, E. V., Ermolovich, M. A., et al.: Immunologicheskaia effektivnost' assotsiirovannoi vaktsiny Trimovaks, prednaznachennoi dlia profilaktiki kori, parotita i krasnukhi (The immunological efficacy of the combined vaccine Trimovax intended for the prevention of measles, mumps and rubella). Zh Mikrobiol Epidemiol Immunobiol 1998, 4: 36-40

Schaad, U. B.: Pädiatrische Infektiologie, 2. Aufl., Hans Marseille, München 1997

Severyn, K. M., R. Ph., Ph. D.: Ohio Parents for Vaccine Safety. Bericht in Dayton Daily News, 3. 6. 1995

SFTAH (Society For The Autistically Handicapped): Vaccines. FACT SHEET Juni 1997. http://www.autismuk.com/index1sub4.htm

Shaheen, S. O., et al.: Measles and atopy in Guinea-Bissau. Lancet 1996, 347: 1792–1796

Shattock, P.: Autism and vaccination – House of Lords debate on MMR. 11. 1. 1999 http:\\osiris.sund.ac.uk/autism/vaccine.htm

Shohat, T., Green, M. S., Nakar, O., Ballin, A., et al.: Gender differences in the reactogenicity of measles-mumps-rubella vaccine. Isr Med Assoc J 2000, 2(3): 192–195

Singh, V. K., et al.: Antibodies to Myelin Basic Protein in Children with Autistic Behaviour. Brain, Behaviour and Immunity 1993, 7: 97–103

Singh, J., et al.: Measles vaccine efficacy in India: a review. J Commun Dis 1997, 29(1): 47–56

Singh, V. K., Lin, S. X., Yang, V. C.: Serological association of measles virus and human herpesvirus-6 with brain autoantibodies in autism. Clin Immunol Immunopathol 1998, 9(1): 105–108

Sitzmann, F. C., et al.: Impfungen – Aktuelle Empfehlungen. Hans Marseille, München 1998

Sood, D. K., Kumar, S., Singh, S., Sokhey, J.: Adverse reactions after measles vaccination in India. Natl Med J India 1995, 8(5): 208–210

Spiegel, Der: Hysterie im Sandkasten. 2000, 34: 175–177

Stevenson, V. L., et al.: Optic neuritis following measles/rubella vaccination in two 13-year-old children. Br J Ophthalmol, 1996, 80(12): 1110–1111

STIKO: Impfempfehlungen der Ständigen Impfkommission am Robert-Koch-Institut, Stand März 1997; Deutsches Ärzteblatt 1997, 94 (26) suppl: 4–19

St. Sauver, I. L., Jacobson, R. M., Vierkant, R. A., Jacobsen, S. j., Green, E. M., Schaid, D. J., Poland, G. A.: Correlations between measles, mumps and rubella serum antibody levels in Olmsted county school children. Vaccine 2001, 19: 1363-68

Taylor, B., Miller, E., Farrington, C. P., et al.: Autism and measles, mumps, and rubella vaccine: no epidemiological evidence for a causal association. Lancet 1999, 353(9169): 2026–2029

Thompson, N. P., et al.: Is measles vaccination a risk factor for inflammatory bowel disease? Lancet 1995, 345: 1971–1974

Tische, A., Gerike, E.: Verlaufsbeobachtung der humoralen Immunantwort über fünf Jahre nach Erst- und Wiederimpfung gegen Masern, Mumps, Röteln. Kinderärztl Prax, Abstracts zur 7. Jahrestagung der DGPI. 1999: 443

Traoré, L., et al.: Strategies to control vitamin A deficiency. Sante, 1998, 8(2): 158–162

Tsang, S. X., et al., Centers for Disease Control and Prevention, Atlanta, Georgia USA: Evidence of avian leukosis virus subgroup E and endogenous avian virus in measles and mumps vaccines derived from chicken cells: investigation of transmission to vaccine recipients. J Virol 1999, 73(7): 5843–5851

Tschumper, A., Abelin, T.: Die Impfstrategien gegen Masern, Mumps und Röteln im Lichte der epidemiologischen Literatur. Bern 1989

VIA (Vaccine Information and Awareness): Measles and Antibody Titre Levels. Vaccine Weekly, Januar 1996

Vijendra, K.: Autism – Present Challenges, Future Needs – Why the Increased Rates? www.house.gov/reform/hearings/healthcare/00.06.04/singh.htm

Wairagkar, N. S., et al.: Isolation of measles virus below 4 months of age during an outbreak in Pune, India. Lancet 1998, 351(9101): 495

Wakefield, A. J., et al.: Ileal-lymphoid-nodular hyperplasia, non-specific colitis, and pervasive developmental disorder in children. Lancet, 1998, 351(9103): 637–641

Wakefield, A. J.: Inflammatory bowel disease, measles virus and measles vaccination, 1999. http://www.netlink.co.nz/~ias/crohns.htm

Wakefield, A. J.: Testimony before Congressional Oversight Committee on Autism and Immunisation. 6. 4. 2000. http://www.house.gov/reform/hearings/healthcare/00.06.04/wakefield.pdf

Weibel, R. E., Caserta, V., Benor, D. E., et al.: Acute encephalopathy followed by permanent brain injury or death associated with further attenuated measles vaccines: a review of claims submitted to the National Vaccine Injury Compensation Program. Pediatrics 1998, 101(3, 1): 383–387

Whittle, H. C., Aaby, P., et al.: Effect of subclinical infection on maintaining immunity against measles in vaccinated children in West Afrika. Lancet 1999, 353: 98–101

WHO: Global Programme for Vaccines and Immunization. Progress of vaccine research and development and plan of activities – 1996a. Genf 1996.

WHO: Expanded Programme on Immunization. Measles control in the WHO African Region. Weekly Epidemiol Rec 1996b, 26: 201–203

WHO (World Health Organisation), UNICEF. State of the world's vaccines and immunization. Genf 1996c: 1–161

Windorfer, A.: Masern, Mumpf und Röteln bei Jugendlichen. Kinderärztl Prax 1999, Sonderheft Impfen 2: 26

Witsenburg, B C., et al.: Masernsterblichkeit und Therapie. Der Merkurstab 1992, 3: 177–178

Mumps

Die Mumpserkrankung

Mumps ist eine Virusinfektion, die vor allem die Ohrspeicheldrüsen befällt. Nach der Inkubationszeit von zwei bis drei Wochen beginnt die Erkrankung im typischen Fall mit Fieber, Kopfschmerzen, Appetitlosigkeit und Krankheitsgefühl. Bald kommt es zu Schmerzen und Schwellung einer oder beider Ohrspeicheldrüsen, gelegentlich durch Befall der Unterkieferspeicheldrüse auch unter dem Kinn. Die Beschwerden dauern drei bis sieben Tage. Eine schulmedizinische Behandlung gibt es nicht.

Nur etwa 30 Prozent der Infizierten erkranken mit den klassischen Symptomen. Bei etwa 20 Prozent der Infizierten verläuft die Krankheit unbemerkt (»stille Feiung«), etwa 40 bis 50 Prozent entwickeln lediglich leichte grippale Symptome (CDC 2000). Ein Infizierter ist für andere ansteckend vom Tag vor Beginn der Krankheit bis höchstens drei Tage nach dem Abschwellen der Speicheldrüsen.

Mumps wird über Speichel übertragen, ist jedoch weniger ansteckend als Masern oder Windpocken. Vor der Impfära trat Mumps daher in dünn besiedelten Ländern wie Finnland oder den USA eher im höheren Lebensalter auf, etwa während des Militärdienstes. In Deutschland waren vor der Impfära 90 Prozent der Bevölkerung bis zum 15. Lebensjahr »durchseucht«, das heißt, sie hatten bis dahin eine Mumpsinfektion durchgemacht und dadurch schützende Antikörper erworben. Der Erkrankungsgipfel lag damals im vierten bis sechsten Lebensjahr, in Deutschland erkrankten jährlich etwa 200 000 Menschen an Mumps. In den letzten Jahren sind die Erkrankungszahlen durch die Verbreitung der Mumpsimpfung stark zurückgegangen.

Das Durchmachen von Mumps hinterlässt lebenslange Immunität. Säuglinge, deren Mütter Mumps hatten, sind bis in den achten Lebensmonat durch übertragene mütterliche Antikörper geschützt.

Komplikationen des Mumps

Mumps ist in den allermeisten Fällen eine völlig harmlose Kinderkrankheit, die von allein ausheilt. Komplikationen sind bei Kindern sehr selten. Eine milde Gehirnhautentzündung (Meningitis) tritt am zweiten bis fünften Krankheitstag in ein bis sechs von hundert Fällen auf (Zimmermann 1995, CDC 1998). Hinweisende Symptome sind hohes Fieber, Kopfschmerzen und meist Nackensteife und Erbrechen. Es kann auch zu einer Meningitis ohne Speicheldrüsenschwellung kommen. Die Meningitis heilt spontan ab.

In Einzelfällen geht die Meningitis auf das Hirngewebe über (Enzephalitis). Die Statistiken hierzu aus der Zeit vor der Impfära sind unzuverlässig, da Mumps nie meldepflichtig war, die Erkrankungsfälle nicht nach dem Alter der Erkrankten aufgeschlüsselt wurden und andere Erreger von Enzephalitis meist nicht ausgeschlossen wurden. Weniger als zwei von 100 000 Infizierten sollen sich eine Enzephalitis zuziehen, wobei die Wahrscheinlichkeit bei Kindern deutlich geringer, bei Erwachsenen eher höher ist (Gerth 1969, CDC 2000). Die Mumpsenzephalitis führt bei wenigen der Erkrankten zu Hirnschäden, im äußersten Fall auch zum Tode. Dies ist allerdings so selten, dass hierzu keine statistischen Daten vorliegen.

Betroffen von schweren Verläufen und Komplikationen sind vor allem Erwachsene (Phillips 1992, CDC 1989). Typische Komplikationen sind – neben der Meningitis – die Entzündung der Bauchspeicheldrüse und die Hodenentzündung. Letztere betrifft 20 bis 30 Prozent der männlichen Erkrankten nach der Pubertät, Kinder jedoch so gut wie nie (Manson 1990, Zarzycka-Chrol 1995). Jeder dritte entzündete Hoden schrumpft (»Hodenatrophie«), eine beidseitige Entzündung mit nachfolgender Sterilität ist jedoch äußerst selten (CDC 1989). Die neuerliche Zunahme von Hodenentzündungen bei Erwachsenen muss als Folge der Mumpsimpfung angesehen werden, die den Erkrankungszeitpunkt für Ungeimpfte und Impfversager ins Erwachsenenalter verschiebt (Siemer 1997).

Bei erwachsenen Frauen kommt es durch Mumps gelegentlich zu einer Eileiterentzündung, die jedoch folgenlos ausheilt. Mumps in der Frühschwangerschaft erhöht die Gefahr eines Abgangs, führt aber nicht zu Missbildungen des Embryos. Der Beitrag von Mumps zur Entstehung eines Diabetes ist nicht restlos geklärt, wird aber bei genetisch vorbelasteten Menschen als plausibel angesehen (Sultz 1975).
Schwerwiegendste Folge von Mumps ist ein bleibender, meist einseitiger Hörverlust durch Entzündung eines Hörnervs. Hierzu kommt es bei 0,5 bis fünf von 100 000 Mumpsfällen (Vuori 1962, CDC 1989).

Positive Aspekte des Mumps

Das Durchmachen von Mumps verringert für Frauen deutlich das Risiko, im späteren Leben an Eierstockkrebs zu erkranken (West 1966, Newhouse 1977). Auch andere Krebsarten außer Brustkrebs sind nach einer Mumpserkrankung seltener (Albonico 1998). Mumps in der Kindheit senkt die Wahrscheinlichkeit, im späteren Leben an multipler Sklerose zu erkranken (Kesselring 1990).

Mumpsimpfung

In den 70er-Jahren kam der Mumps-Lebendimpfstoff auf den Markt, mit abgeschwächten, vermehrungsfähigen Mumpsviren, die auf Hühnerembryozellen gezüchtet wurden. Weitere Bestandteile des Impfstoffes sind Gelatine, Humanalbumin und Spuren des Antibiotikums Neomycin. Seit 2003 gibt es den Mumpsimpfstoff nur noch in der Kombination mit dem Masern- und Rötelnimpfstoff (MMR-Impfung). Durch diese »Verschlankung« des Impfmarktes wird die Dreifachimpfung auch bei denen erzwungen, die lediglich einen Schutz gegen Mumps wünschen, etwa weil sie Masern oder Röteln schon durchgemacht haben.

Frühester Impfzeitpunkt ist der erste Geburtstag, da mütterliche Mumpsantikörper den Impferfolg im ersten Lebensjahr in Frage stellen. Für einen ausreichenden Schutz soll die Impfung zweimal verabreicht werden, mit einem Mindestabstand von vier Wochen. Sie darf nicht durchgeführt werden in einer Schwangerschaft, bei Krankheiten des Immunsystems oder während der Therapie mit immunschwächenden Medikamenten (Chemotherapie, Cortison).
Die Mumpsimpfung gehört nicht zu den von der WHO empfohlenen Impfungen.

Die Wirksamkeit der Mumpsimpfung

Der Mumpsimpfstoff hat eine nur mäßig gute Wirksamkeit, unter anderem wegen seiner großen Temperaturempfindlichkeit. Zudem wird ein stark abgeschwächtes Virus verwendet, um das Nebenwirkungsrisiko gering zu halten (Nokes 1991).
In den USA geht man, nach einmaliger Impfung, von Schutzquoten zwischen 75 und 90 Prozent aus (CDC 1998). In einer Schweizer Übersicht lag die Schutzquote nur bei 47 bis 77 Prozent (Zimmermann 1995), in den Jahren 1994/95 und 1999-2001 wurden dort Mumpsepidemien registriert, bei denen mehr als 70 Prozent der Erkrankten geimpft waren (BAG 2000). B. S. Hersh (1991) und J. E. Cheek (1995) beschreiben sogar massive Mumpsausbrüche bei zu über 95 Prozent geimpften Schulpopulationen; Cheek folgert daraus: »Auch eine nachgewiesene Impfdokumentation dürfte kein verlässlicher Indikator für den Schutz einer Person gegen Mumps sein.«
Heute ist daher eine Impfwiederholung frühestens vier Wochen nach der ersten Impfung empfohlen. Die Antikörper sind jedoch auch nach der zweiten Impfung in der Regel deutlich niedriger als nach einer Mumpserkrankung, so dass man befürchten muss, dass der Impfschutz im Laufe der Zeit wieder nachlässt. Tatsächlich waren bei einer Mumpsepidemie in Großbritannien über 18 Prozent der Patienten zweimal geimpft (Pugh 2002).

Erwartungsgemäß gehen die Erkrankungszahlen jedoch vorerst zurück – in den USA von jährlich 12 848 (1987) auf 352 (1999) nach Einführung der Zweitimpfung. Auch in Deutschland ist die Möglichkeit, sich als Kind mit Mumps anzustecken, in den letzten Jahren drastisch gesunken. In der Epidemiologie spricht man von »Honeymoon-Phase«.

Sie hat jedoch zur Folge, dass die Geimpften ihre Immunantwort nicht mehr durch zufälligen Kontakt mit Mumpserkrankten auffrischen (»boostern«) und teilweise ihren Impfschutz wieder verlieren. Auch das Aufkommen resistenter Virusmutanten gefährdet den Erfolg der Mumps-Massenimpfung (Nojd 2001). Der Nestschutz von Säuglingen geimpfter Mütter ist wegen der niedrigen Antikörpertiter fraglich.

Ähnlich wie im Falle der Masern kommt es so zu einer allmählichen, aber stetigen Zunahme von Ungeschützten. Die »Honeymoon-Phase« geht daher bald in eine Phase zyklisch auftretender Mumpsepidemien über, wie es beispielsweise in der Schweiz zwischen 1999 und 2001 beobachtet wurde. Diese neuen Epidemien spielen sich vor allem im komplikationsträchtigeren Jugendlichen- und Erwachsenenalter ab. Die Anzahl der Mumpskomplikationen sinkt durch die Massenimpfung also längerfristig nicht ab, sondern steigt eher an (Gugelmann 1995).

Von einer Ausrottung des Mumps sind wir mit Impfquoten von 90 Prozent für die erste und etwa 20 Prozent für die zweite Impfung momentan weit entfernt.

Ungeimpfte, die keinen Mumps durchgemacht haben, sollten vor Eintritt der Pubertät geimpft werden – vorzugsweise nach Antikörperuntersuchung, da ja schon unbemerkt eine Mumpserkrankung abgelaufen sein könnte. Mangels eines Mumps-Einzelimpfstoffes bleibt für sie nur der Kombinationsimpfstoff mit Masern und Röteln (MMR). Der Erfolg der Impfung kann durch eine Blutuntersuchung frühestens vier Wochen später überprüft werden, bei fehlenden Antikörpern ist die Wiederholungsimpfung angezeigt.

Nebenwirkungen des Mumpsimpfstoffes

Das Mumpsimpfvirus kann man aus dem Speichel von Geimpften anzüchten (Quast 1997). Ebenso wie das Röteln- und Masernimpfvirus kann es auf Kontaktpersonen mit Erkrankungen des Immunsystems übertragen werden (Sawada 1993). Die Mumpsimpfung verbietet sich daher während einer Schwangerschaft und auch in der Stillzeit.

Fieber und Fieberkrämpfe

Bei bis zu zwei Prozent der Impflinge kommt es neun bis zwölf Tage nach der Impfung zu Krankheitsgefühl mit Fieber und gelegentlich zur Schwellung von Lymphknoten (Quast 1997). Begleitend können Krampfanfälle auftreten, wobei wegen der Kombination mit der Masernimpfung keine klare Trennung der Ursache möglich ist.

Allergische Reaktionen

Ebenso wie der Masernimpfstoff kann auch der Mumpsimpfstoff allergische Reaktionen auf einen der Inhaltsstoffe auslösen, vor allem auf Gelatine oder das Antibiotikum Neomycin. Bei stark ausgeprägter Eiallergie sollte auf einen Impfstoff ausgewichen werden, der kein Hühnerprotein enthält, etwa Triviraten Berna aus der Schweiz.

Speicheldrüsenentzündung

Mumpsimpfstoffe sind nach dem Register der WHO der häufigste medikamentöse Auslöser von Entzündungen der Ohrspeicheldrüsen. Sie treten bei jedem 20. Impfling innerhalb von zwei Wochen nach der Impfmaßnahme auf (AT 1994, 11). Auch mehrere Fälle von impfbedingter Entzündung der Bauchspeicheldrüse werden in der Literatur beschrieben (Adler 1991, Cebria 1994).

Hodenschwellungen

In den zwei Wochen nach der Mumpsimpfung kann in seltensten Fällen eine meist einseitige schmerzhafte Rötung und Schwellung des Hodens auftreten – nach Ute Quast (1997) bei einer von einer Million Impfungen. Von Folgeschäden wurden bisher nicht berichtet.

Innenohrschwerhörigkeit

Das *Arznei-telegramm* berichtet über Zwillinge, von denen nach Impfung gegen FSME und Masern-Mumps einer auf beiden Ohren und der andere auf einem Ohr ertaubte (AT 1994). Weitere Fälle von bleibenden Hörstörungen wurden veröffentlicht (Kaga 1998, Stewart 1993).

Meningitis, Enzephalitis

1992 wurden zwei MMR-Impfstoffe vom Markt genommen, da sich nach der Impfung mit dem in ihnen enthaltenen Mumps-Impfvirusstamm »Urabe« außerordentlich häufig Gehirnhautentzündungen ereigneten, nach japanischen Studien bei einem von 142 Impflingen (Fujinaga 1991). Die Nebenwirkung war schon länger bekannt, jedoch wurde der Virusstamm zunächst weiter verwendet, da er bessere Immunität hervorrief als der Impfstoff mit dem verträglicheren »Jeryll-Lynn«-Impfvirus. Mit dem Grad der Abschwächung eines Impfvirus verringern sich zwar die Neben-

wirkungen, es wird aber auch der Impfschutz unzuverlässiger (Ehrengut 1990). D. J. Nokes (1991) beschreibt anhand der Mumpsimpfung den grundsätzlichen Konflikt zwischen dem Interesse des Einzelnen, möglichst nebenwirkungsarm geimpft zu werden, und dem Anspruch der Gesellschaft, möglichst effektiv und umfassend zu impfen. Er folgert: »... es muss nicht immer im Interesse der Gesellschaft sein, den Impfstoff mit der geringsten Komplikationsrate zu verwenden.«
Der derzeit benutzte Mumps-Impfvirusstamm »Jeryll-Lynn« führt nur selten zu einer Impfenzephalitis oder -meningitis. Bei einer Impfkampagne im brasilianischen Staat Bahía wurde jedoch nach einer MMR-Kampagne eine regelrechte Meningitisepidemie registriert (Lucena 2002). Eine weitere seltene neurologische Impfkomplikation sind vorübergehende Gangstörungen (Ataxien), die auf eine Schädigung des Kleinhirns hinweisen.

Diabetes

Schon seit den 80er-Jahren wird vermutet, dass die Mumpsimpfung ebenso wie die Mumpserkrankung einen Diabetes mellitus bei vorbestehender Anlage zum Ausbruch bringen kann (Otten 1984). Mit Beginn der MMR-Impfung in Großbritannien setzte eine Zunahme des Diabetes mellitus um mehr als zehn Prozent pro Jahr ein (Barr 1998). Auch eine finnische und eine kanadische Studie halten den Zusammenhang für wahrscheinlich (Hyoti 1993, Classen 2003). Einige Fälle wurden vom nordamerikanischen National Vaccine Information Center im Internet veröffentlicht (NVIC 1999). In Deutschland wurden mehrere Fälle von Diabetes nach Mumpsimpfung als Impfschaden anerkannt (Ehrengut 1986).

Zusammenfassung

- Mumps ist eine bei Kindern fast immer völlig harmlose Krankheit, die spontan abheilt und in der Mehrzahl der Fälle sogar völlig unbemerkt verläuft.
- Durch die Impfung verschiebt sich die Erkrankung ins Erwachsenenalter und kann da vermehrt zu Komplikationen wie Hodenentzündung oder Erkrankungen des zentralen Nervensystems führen.
- Kinder sollten Mumps in jungen Jahren durchmachen und damit eine lebenslange Immunität erwerben.
- Spätestens zum Zeitpunkt der Pubertät ist, vor allem bei Jungen, eine Mumpsimpfung zu erwägen. Eine vorherige Antikörpertestung im Blut empfiehlt sich, da Mumps oft unbemerkt verläuft.
- Ein Impfstoff steht nur noch in der Kombination mit dem Masern- und Rötelnimpfstoff (MMR) zur Verfügung. Es ist daher zu überlegen, ob man nicht gleich diesen Impfstoff verwendet, wenn im Grundschulalter die Masernimpfung durchgeführt werden soll und zu diesem Zeitpunkt im Blut noch keine Mumpsantikörper nachweisbar sind.
- Die Impfung muss zweimal durchgeführt werden, alternativ kann nach der ersten Impfung untersucht werden, ob es zur Antikörperbildung kam.
- Die Impfung steht im Verdacht, Diabetes zu erzeugen, und ist nicht ausreichend auf Langzeitfolgen untersucht.

Referenzen

Adler, J. B., et al.: Pancreatitis caused by measles, mumps, and rubella vaccine. Pancreas 1991, 6(4): 489–490

Albonico, H. U., et al.: Febrile infectious childhood diseases in the history of cancer patients and matched controls. Med Hypotheses, 1998, 51(4): 315–320

AT (Arznei-telegramm): Taubheit nach FSME-Immun- und Masern-Mumps-Impfung. AT 1994, 7: 65

AT (Arznei-telegramm): 1994, 11: 109

Barr, R., Limp, K.: Fact Sheet Measles. 1998. http://www.atschool.eduweb.co.uk/autism/autism10.html

BAG (Bundesamt für Gesundheit): Erneute Zunahme der Mumpsfälle in der Schweiz. BAG-Bulletin 2000, 1: 4–7

CDC (Centers for Disease Control): Recommendations of the Immunization Practices Advisory Committee: Mumps Prevention. MMWR 1989, 38(22): 388–392, 397–400

CDC (Centers for Disease Control): Measles, Mumps, and Rubella – Vaccine Use and Strategies for Elimination of Measles, Rubella, and Congenital Rubella Syndrome and Control of Mumps: Recommendations of the Advisory Committee on Immunization Practices (ACIP). MMWR 1998, 47(RR-8), 1–57.

CDC (Centers for Disease Control): Mumps. 2000. www.cdc.gov/nip/publications/pink/mumps.pdf

Cebria, L., et al.: Acute pancreatitis caused by parotiditis vaccine. Pancreas 1994, 9(3): 390–391

Cheek, J. E., et al.: Mumps outbreak in a highly vaccinated school population. Evidence for large-scale vaccination failure. Arch Pediatr Adolesc Med 1995, 149: 774–778

Classen J.B., Classen D.C.: Clustering of cases of type 1 diabetes mellitus occurring 2-4 years after vaccination is consistent with clustering after infections and progression to type 1 diabetes mellitus in autoantibody positive individuals. J Pediatr Endocrinol Metab 2003, 16(4): 495-508

Ehrengut, W.: Mumpsschutzimpfung. In: Gsell, O., et al.: Klinische Virologie. Urban & Schwarzenberg, München1986: 447–453

Ehrengut, W.: Attenuierung und Antigenität der Mumpsvakzine. Päd Prax 1990, 40: 379–381

Fujinaga, T., Motegi, Y., Tamura, H., et al.: A prefecture-wide survey of mumps meningitis associated with measles, mumps and rubella vaccine. Pediatr Infect Dis J 1991, 10(3): 204–209

Gerth, H. J.: Mumps. In: Krumbach/Kikuth (Hg.): Die Infektionskrankheiten des Menschen und ihre Erreger, Bd. II. Thieme, 2. Aufl., Stuttgart 1969: 1421–1433

Gugelmann, R.: Why we need to continue to immunize against mumps. Soz Praventivmed 1995, 40(2): 124–127

Hersh, B. S., et al.: Mumps outbreak in a highly vaccinated population. J Pediatr 1991, 119(2): 187–193

Hyoti, H., et al.: Decline of mumps antibodies in type 1 diabetic children and a plateau in the rising incidence of typ 1 diabetes after introduc tion of MMR vaccine in Finland. Diabetologia 1993, 36(12): 1303–1308

Kaga, K., Ichimura, K., Ihara, M.: Unilateral total loss of auditory and vestibular function as a complication of mumps vaccination. Int J Pediatr Otorhinolaryngol 1998, 43(1): 73–75

Kesselring, J.: Zur Pathogenese der multiplen Sklerose. Schweiz Med Wochenschr 1990, 120: 1083–1090

Manson, A. L.: Mumps orchitis. Urology 1990, 36(4): 355–358

Lucena R, Gomes I, Nunes L, Cunha S et al: Clinical and laboratory features of aseptic meningitis associated with measles-mumps-rubella vaccine. Rev Panam Salud Publica 2002, 12(4): 258-61

Newhouse, M., et al.: A case control study of carcinoma of the ovary. Br J Prev Soc Med 1977, 31: 148–153

Nojd J., Tecle T., Samuelsson A., Orvell C.: Mumps virus neutralizing antibodies do not protect against reinfection with a heterolo ous mumps virus genotype. Vaccine 2001,19(13-14): 1727-1731.

Nokes, D. J., Anderson, R. M.: Vaccine safety versus vaccine efficacy in mass immunization programmes. Lancet 1991, 338(8778): 1309–1312

NVIC (National Vaccine Information Center): Case reports to NVIC of diabetes following MMR shots. 1999. http://www.909shot.com/dicasee.htm

Otten, A., et al.: Mumps, mumps vaccination, islet cell antibodies and the first manifestation of diabetes mellitus type I. Behring Inst Mitt 1984(75): 83–88

Quast, U., et al.: Impfreaktionen. Hippokrates (2. Aufl.), Stuttgart 1997

Phillips, C. F.: Mumps: epidemic parotitis. In: Behrmann, R. E. (Hg.): Nelson textbook of pediatrics. 14th ed., W. B. Saunders, Philadelphia 1992: 808–810

Pugh, R.N., Akinosi, B., Pooransingh, S., Kumar, J., Grant, S., Livesley,

E., Linnane, J., Ramaiah, S.: An outbreak of mumps in the metropolitan area of Walsall, UK. Int J Infect Dis 2002, 6(4): 283-7

Sawada, H., et al.: Transmission of Urabe mumps vaccine between siblings [letter]. Lancet, 1993, 342(8867): 371

Siemer, S. W., Uder, M., Scholz, M., Steffens, J., Jeanelle, J. P., Humke, U.: Erhöhte Inzidenz von Mumpsorchitis bei Jugendlichen und Erwachsenen – Folge einer niedrigen Impfrate? Urologe A 1997, 36(5): 456–459

Stewart, B. J., et al.: Reports of sensorineural deafness after measles, mumps, and rubella immunization. Arch Dis Child. 1993, 59(1): 153–154

Sultz, H. A., Hart, B. A., Zielezny, M., Schlesinger, E. R.: Is mumps virus an etiologic factor in juvenile diabetes mellitus? J Pediatr 1975, 86: 654

Vuori, M., et al.: Perspective deafness in connection with mumps. A study of 298 servicemen suffering from mumps. Acta otolar 1962, 55: 231–236

West, R.: Epidemiologic study of malignancies of the ovaries. Cancer 1966, 19: 1001–1007

Zarzycka-Chrol, E., Smukalska, E., Sawilska-Tanska, M.: Complications of Mumps in children in light of personal observations. Pediatr Pol 1995, 70(10): 841–845

Zimmermann, H., Matter, H. C., Kiener, T.: Mumps-Epidemiologie in der Schweiz: Ergebnisse der Sentinella-Überwachung 1986–1993. Sentinella-Arbeitsgemeinschaft. Soz Präventivmed 1995, 40(2): 80–92

Röteln

Die Rötelnerkrankung

Röteln sind bei Kindern völlig harmlos und verlaufen in Form eines grippalen Infekts mit Lymphknotenschwellungen und einem Hautausschlag, der im typischen Fall zur Blickdiagnose führen kann. Komplikationen sind sehr selten. Gelegentlich kommt es im Verlauf der Erkrankung zu Hautblutungen durch Verlust an Blutplättchen (Thrombozytopenie). Bei Jugendlichen oder Erwachsenen gibt es häufiger begleitende Gelenkbeschwerden oder Gelenksentzündungen und sehr selten neurologische, meist gutartige Komplikationen wie Nervenentzündungen oder Enzephalitis in einer Häufigkeit von weniger als eins zu 20 000 (Sitzmann 1998).

Das Hauptproblem der Röteln ist die Rötelnembryopathie, eine Fruchtschädigung bei Erkrankung der Mutter in den ersten vier Schwangerschaftsmonaten. Sie kann zur Fehlgeburt oder zu schweren Missbildungen des Kindes führen. Jedes Jahr werden in Deutschland mindestens zwanzig Fälle von Rötelnembryopathie registriert (Schneeweiß 1995).

Die Röteln werden häufig »still« durchgemacht, das heißt, es treten keine Krankheitssymptome auf, aber es werden Antikörper gebildet, die vor erneuter Ansteckung und auch vor einer Rötelnembryopathie schützen. Vor Beginn der Impfprogramme waren fast 90 Prozent der Heranwachsenden mit Röteln »durchseucht« und hatten – aufgefrischt durch vielfachen Kontakt mit Rötelnkranken – eine lebenslange Immunität. In Ländern der Dritten Welt gibt es kaum Rötelnembryopathien, da die Kinder in den großen Familien früh und mit hoher Sicherheit die Röteln durchmachen. Die Immunität bei erwachsenen Frauen liegt dort deutlich über 90 Prozent (Ehrengut 1984).

In Ländern wie Deutschland, in denen die Rötelnimpfung in größerem Maßstab durchgeführt wird, hat sich die Situation für die Ungeimpften heute deutlich verschlechtert: Durch die Impfung ist die Wahrscheinlichkeit einer Rötelnerkrankung gesunken, und auch die Auffrischung der Immunität durch den Kontakt mit anderen Rötelnkranken unterbleibt. Der Schutz vor Röteln in der Schwangerschaft kommt nicht mehr »von selbst«, sondern erfordert Aktivität: Mit Beginn der Gebärfähigkeit sollte jedes Mädchen die Rötelnantikörper im Blut bestimmen lassen. Diese Laboruntersuchung lohnt sich vor einer eventuellen Impfung nach wie vor, da immerhin noch jedes vierte ungeimpfte Mädchen Röteln durchgemacht hat (Bottiger 1995). Durch körperli-

che Untersuchung können die Röteln nicht sicher diagnostiziert werden, da das Krankheitsbild oft nicht eindeutig ist und durch andere Viren imitiert werden kann.
Die Röteln gehören zu den Erkrankungen, durch die im späteren Leben das Risiko von Krebs und einer multiplen Sklerose verringert wird (Newhouse 1977, Kesselring 1990, Albonico 1998). Bereits das Verschieben der Röteln in die Zeit nach der Pubertät verwischt diesen Schutz (McGowan 1979).

Die Rötelnimpfung

In den 70er Jahren wurde in Deutschland die Rötelnimpfung eingeführt. Der Impfstoff besteht aus abgeschwächten Lebendviren, die auf Zellkulturen von abgetriebenen menschlichen Föten gezüchtet sind. Enthalten sind weiter Gelatine und Antibiotika, meist Neomycin. Die Kombination mit dem Masern- und Mumpsimpfstoff ist üblich, jedoch nicht zu empfehlen, da unabsehbare Wechselwirkungen eintreten können (siehe das Kapitel über Masern).
Ziel des Impfprogramms ist die Verhinderung von Rötelnembryopathien, also der Schutz gebärfähiger Frauen vor einer Rötelninfektion in der Schwangerschaft. Es soll nicht in erster Linie der Impfling selbst, sondern sozusagen die nächste Generation vor einer Erkrankung und Behinderung geschützt werden. Dieser Impfpolitik wohnt jedoch eine große Gefahr inne: Werden nicht schnell extrem hohe Impfraten von nahezu 100 Prozent erreicht, mit völliger Ausrottung des Virus, dann wird die Erkrankung aus dem Kindesalter heraus vermehrt ins Erwachsenenalter verschoben, mit einer entsprechenden Zunahme der Rötelnembryopathie (WHO 1989). In Deutschland liegt die Impfquote bei Schulanfängern selbst in Großstädten wie München nur bei 72 Prozent, weil viele Eltern und auch Ärzte die Rötelnimpfung für Kleinkinder nicht befürworten (Markuzzi 1997).
Bereits bei der Diskussion über die Einführung der Impfung gab es gewichtige Gegenstimmen und ein Minderheitsvotum in

der STIKO, das vor einem Verschieben der Röteln gerade in das problematische Erwachsenenalter warnte. Die Argumentationslinie war, dass eine Impfung für alle unnötig sei, da doch mehr als 85 Prozent der Frauen bis zur ersten Schwangerschaft Röteln durchgemacht hatten – man müsse nur bei allen die Antikörper untersuchen und lediglich die Ungeschützten impfen (Ehrengut 1974). Auf diese Weise könne man der Mehrheit der Frauen die zwar seltenen, aber nicht genau bekannten und abschätzbaren Impfrisiken ersparen. Die Impfung sollte während einer Regelblutung verabreicht werden, da dadurch das »Hineinimpfen« in eine Frühschwangerschaft mit möglichen Fruchtschäden verhindert wird.

Mit einem solchen Vorgehen wurde im Schweizer Kanton Uri bei 96,5 Prozent der 18- bis 23-jährigen Frauen ein wirkungsvoller Schutz vor Röteln in der Schwangerschaft erzielt (Albonico 1991). Ökonomische Überlegungen behielten jedoch die Oberhand, denn diese Praxis ist kostspieliger als die einfache generelle »Durchimpfung«. Nachdem sich inzwischen aber die Auffrischungsimpfung als notwendig erwiesen hat, ist der Spieß wieder umgedreht, und die Kosten des Impfprogramms sind enorm gestiegen: Immerhin kosten die MMR-Impfstoffe durchschnittlich 5 Euro mehr als die MM-Impfstoffe.

Nach einer einmaligen Impfung im Kindesalter liegt die Schutzquote im jungen Erwachsenenalter unter 90 Prozent (Miller 1997), was bei mindestens jeder zehnten geimpften Frau eine Rötelnerkrankung gerade während der Schwangerschaft möglich macht. Bei den gegenwärtigen Impfquoten von 75 bis 80 Prozent und einer natürlichen »Durchseuchung« von 25 Prozent der Ungeimpften haben rechnerisch höchstens 77 Prozent der gebärfähigen Frauen einen Schutz vor Röteln – wesentlich weniger als vor Beginn der Impfprogramme. Laut STIKO sollten daher alle Mädchen spätestens bei der Jugendgesundheitsuntersuchung im Alter von zwölf bis vierzehn Jahren ein zweites Mal geimpft werden (Sitzmann 1998). Ziel dieses Vorgehens ist es, die Röteln in Deutschland auszurotten (EB 1998).

Diese Politik hat sich jedoch bisher als Fehlschlag erwiesen. Die

Anzahl der Rötelnembryopathien ist in Deutschland bis in die Mitte der 90er Jahre konstant geblieben (Gerike 1995), da die ungeimpften Mädchen und die Impfversager wegen der geringeren Ansteckungswahrscheinlichkeit oft erst im gebärfähigen Alter erkranken. Es werden immer mehr Rötelninfektionen bei schwangeren Frauen beobachtet (Bott 1982, Enders 1988, Matter 1995). Die meisten Frauen lassen jedoch die geschädigte Frucht abtreiben, sodass Rötelnembryopathien in der Praxis selten gesehen werden. Dies führt in der Statistik zu einem scheinbaren Erfolg der Rötelnimpfprogramme.

Lediglich in Finnland und in den USA, wo die Rötelnimpfung zu den Pflichtimpfungen gehört, gibt es derzeit sehr wenig Rötelnembryopathien. Dies kann jedoch auch ein nur vorübergehender Scheinerfolg sein, denn in den USA nehmen die Röteln bei Erwachsenen seit Jahren zu und machten zuletzt 65 Prozent der Erkrankungsfälle aus (CDC 1998). In Griechenland kam es 1993, achtzehn Jahre nach Einführung der Rötelnimpfung für einjährige Kinder, zur größten »Epidemie« an Rötelnembryopathie seit dem Zweiten Weltkrieg (Panagiotopoulos 1999).

Wegen der vor allem auf gebärfähige Frauen abzielenden Impfprogramme treten die Röteln inzwischen vermehrt auch bei erwachsenen Männern auf, die als Kinder die Erkrankung nicht durchgemacht haben. Bei einer schottischen Endemie im Jahre 1996 waren knapp 80 Prozent der Erkrankten Männer (Stevenson 1996).

Nebenwirkungen des Rötelnimpfstoffs

Das Rötelnvirus kann bei Impflingen im Rachenspülwasser nachgewiesen werden und bis zu neunzig Tage nach der Impfung ausgeschieden und auf die Umgebung übertragen werden (CDC 1999). In der Schwangerschaft ist die Impfung daher kontraindiziert; auch in der Stillperiode sollte sie vermieden werden: Bei zwei Dritteln von in der Stillperiode geimpften Frauen kann das Virus in der Muttermilch nachgewiesen werden (Stevenson 1996).

Fieber, Krampfanfälle und Lymphknotenschwellungen

Gelegentlich treten in den vierzehn Tagen nach der Impfung Fieber und Krankheitsgefühl auf. Bei einem von sieben rötelngeimpften Kindern kommt es zur Schwellung der Nackenlymphknoten. Krampfanfälle werden vor allem nach dem Kombinationsimpfstoff mit Masern und Mumps beobachtet.

Neurologische Komplikationen und Enzephalitis

Es gibt einzelne Berichte über neurologische Folgeschäden wie Guillain-Barré-Syndrom, transverse Myelitis oder Enzephalitis, wobei der Rötelnimpfstoff meist in Kombination mit dem Masern- und Mumpsimpfstoff eingesetzt wurde und daher die genaue Ursachenklärung nicht möglich ist (siehe das Kapitel über Masern).
Ebenso wie im Masern- und Mumps- ist im Rötelnimpfstoff Humanalbumin enthalten, durch das theoretisch die mit dem Rinderwahnsinn verwandte tödliche Creutzfeldt-Jakob-Erkrankung übertragen werden kann. Das Risiko hierfür ist jedoch nicht bezifferbar.

Arthritis

Nahezu jeder zweite rötelngeimpfte Jugendliche oder Erwachsene klagt in den zwei Wochen nach der Impfung über vorübergehende Schmerzen und Steifigkeit in den Gelenken. Zu einer akuten Arthritis mit Rötung und Schwellung des Gelenks kommt es bei etwa 1 Prozent der geimpften Kinder und zirka 10 Prozent der Erwachsenen.
Die Rötelnimpfung kann auch zu einer chronischen Gelenkentzündung, also einer echten rheumatischen Erkrankung führen. Eine chronische Arthritis, die innerhalb von einer bis sechs

Wochen nach der Rötelnimpfung auftritt, wird in den USA als Impfschaden anerkannt (HRSA 1997). Zahlreiche Fälle beschreiben R. E. Weibel (1996) und L. A. Mitchell (1993). Der Zusammenhang zwischen der Impfung und der Entstehung einer chronischen Arthritis wird selbst von den rigoros impffreundlichen »Centers for Disease Control« als sehr wahrscheinlich angesehen (ACIP 1996).

Thrombozytopenie

Ebenso wie nach der Rötelnerkrankung kann auch zwei bis drei Wochen nach der Röteln- oder MMR-Impfung ein Blutplättchenmangel mit Blutungsneigung auftreten. Symptome sind Nasen-, Haut-, Zahnfleisch- und selten Darm- oder Nierenblutungen. Die Häufigkeit ist mit eins zu 30 000 etwa zehnmal geringer als nach der Rötelnerkrankung (Quast 1997).

Zusammenfassung

- Die Röteln sind eine harmlose Kinderkrankheit, die auch ohne Behandlung folgenlos abheilt.
- Treten die Röteln während der Schwangerschaft auf, drohen Fehlgeburt oder Missbildungen beim Kind.
- Durch die Rötelnimpfung werden die Röteln ins Erwachsenenalter verschoben, mit dem Risiko einer Zunahme von Fruchtschädigungen.
- Die Rötelnimpfung kann chronische Erkrankungen wie Arthritis hervorrufen.
- Kinder sollten die Chance bekommen, Röteln durchzumachen und dadurch einen lebenslangen Schutz zu erwerben.
- Zum Zeitpunkt der Pubertät sollten Mädchen auf Rötelnantikörper getestet werden; besteht keine Immunität, ist die Impfung zu empfehlen – möglichst während der Regelblutung, um eine Schwangerschaft auszuschließen.

- Sicherheitshalber sollte nach frühestens vier Wochen der Impferfolg durch eine Antikörperuntersuchung kontrolliert werden. Bei negativem Resultat ist eine Impfwiederholung angezeigt.

Referenzen

ACIP (Advisory Committee on Immunization Practices): Update: Vaccine Side Effects, Adverse Reactions, Contraindications and Precautions. 1999, http://www.medscape.com/govmt/CDC/MMWR/1996/sep/rr4512/rr4512.html#TOC

Albonico, H., Klein, P., Grob, C., Pewsner, D.: Die Impfkampagne gegen Masern, Mumps und Röteln – ein Zwangsszenario ins Ungewisse. Der Merkurstab 1991, 5: 333–342

Albonico, H. U., et al.: Febrile infectious childhood diseases in the history of cancer patients and matched controls. Med Hypotheses, 1998, 51(4): 315–320

Bott, L. M.: Congenital rubella after successful vaccination. Med Journal of Australia, 1982, 1: 514–515

Bottiger, M.: Immunity to rubella before and after vaccination against measles, mumps and rubella (MMR) at 12 years of age of the first generation offered MMR vaccination in Sweden at 18 months. Vaccine 1995, 13(18): 1759–1762

CDC (Centers for Disease Control): Measles, Mumps, and Rubella – Vaccine Use and Strategies for Elimination of Measles, Rubella, and Congenital Rubella Syndrome and Control of Mumps: Recommendations of the Advisory Committee on Immunization Practices (ACIP). MMWR 1998/47(RR-8), 1–57.

CDC (Centers for Disease Control): Measles, Mumps and Rubella Vaccines Legal Eagle Eye Newsletter for the nursing Profession. 1999, 4(7). www.nursinglaw.com/newpage149.htm

EB (Epidemiologisches Bulletin): Virusdiagnostische Verlaufsbeobachtung eines Kindes mit Rötelnembryopathie. EB 1998, 23: 3

Ehrengut, W.: Fünf Jahre Rötelnschutzimpfung. Dtsch Ärztebl 1974, 51: 3675–3677

Ehrengut, W., Ag Rhaly, A., Forster, A., Koumare, B., Diallo, D.: Die Unterschiede in der Rötelndurchseuchung in Mali und Hamburg und ihre Konsequenzen. Klin Pädiatr 1984, 196(6): 378–381

Enders, G.: Rötelnimpfung: Antikörperpersistenz für 14 bis 17 Jahre und Immunstatus von Frauen ohne und mit Impfanamnese. Immun Infekt 1988, 2(16): 58–64

Gerike, E.: Epidemiologie – Masern, Mumps, Röteln. In: Ley, S., Stück, B. (Hg.): Masern-Mumps-Röteln. Kilian Verlag, Marburg 1995

HRSA (Health Resources and Services Administration): Vaccine Injury Table March 24, 1997. http://www.hrsa.dhhs.gov/bhpr/vicp/table.htm

Kesselring, J.: Zur Pathogenese der multiplen Sklerose. Schweiz Med Wochenschr 1990, 120: 1083–1090

Markuzzi, A., Schlipkoter, U., Weitkunat, R., Meyer, G.: Masern-, Mumps- und Rötelnimpfstatus bei Münchner Schulanfängern. Soz Präventivmed 1997, 42(3): 133–143

Matter, L., Bally, F., Germann, D., Schopfer, K.: The incidence of rubella virus infections in Switzerland after the introduction of the MMR mass vaccination programme. Eur J Epidemiol 1995, 11(3): 305–310

McGowan, L., et al.: The women at risks for develpoing ovarial cancer. Gynecol Oncol 1979, 7: 325–344

Miller, E., Waight, P., Gay, N., Ramsay, M., Vurdien, J., Morgan-Capner, P., et al.: The epidemiology of rubella in England and Wales before and after the 1994 measles and rubella vaccination campaign: fourth joint report from the PHLS and the National Congenital Rubella Surveillance Programme. Commun Dis Rep CDR Rev 1997, 7(2): R26–32

Mitchell, L. A., et al.: Chronic rubella vaccine associated arthropathy. Arch Intern Med 1993, 153(19): 2268–2274

Newhouse, M., et al.: A case control study of carcinoma of the ovary. Br J Prev Soc Med 1977, 31: 148–153

Panagiotopoulos, T., Antoniadou, I., Valassi-Adam, E.: Increase in congenital rubella occurrence after immunization in Greece: retrospective survey and systematic review. BMJ 1999, 319(7223): 1462–1467

Quast U. et al: Impfreaktionen. Stuttgart, Hippokrates (2. Aufl.) 1997

Schneeweiß, B.: Pressegespräch »Kinderimpfungen – Investition in die

Zukunft«, 91. Jahrestagung der Deutschen Gesellschaft für Kinderheilkunde 8. 9. 1995. Jatros Pädiatrie 1995, 11: 10

Sitzmann, F. C., et al.: Impfungen - Aktuelle Empfehlungen. Hans Marseille, München 1998

Stevenson, J., et al.: Resurgence of rubella. Lancet 1996, 347(9006): 980–981

Weibel, R. E., et al.: Chronic arthropathy and musculoskeletal symptoms associated with rubella vaccines. A review of 124 claims submitted to the National Vaccine Injury Compensation Program. Arthritis Rheum 1996, 39(9): 1529–1534

WHO Kopenhagen: Expanded programme on immunization - report of the meeting national programme managers. 1989

Indikationsimpfungen

Windpocken

Die Windpockenerkrankung

Die Windpocken (Varizellen) sind eine harmlose Kinderkrankheit, die in über 99,99 Prozent der Fälle komplikationslos ausheilt. Fast alle Kinder werden natürlicherweise irgendwann angesteckt und haben nach der Erkrankung eine lebenslange Immunität. Die Windpockenviren werden jedoch während der Erkrankung nicht vollständig eliminiert, sondern verbleiben zum Teil lebenslang in Zellen des Nerven- oder Immunsystems. Später können sie dann als Gürtelrose (Herpes Zoster) zu erneuten Beschwerden führen. Begünstigend dafür wirken Traumen, Intoxikationen, Infektionen, Krebserkrankungen, Aids und hohes Alter.
Erkranken Schwangere vier Tage vor bis zwei Tage nach der Geburt ihres Kindes an Windpocken, können die Kinder sich im Mutterleib infiziert haben und wenige Tage nach der Geburt schwer erkranken – die Sterblichkeit liegt unbehandelt bei 10 bis 20 Prozent. Durch Behandlung mit dem virushemmenden Medikament Aciclovir kann dieses Risiko deutlich verringert werden.
Die Infektion der Schwangeren in den ersten beiden Schwangerschaftsdritteln, besonders in der dreizehnten bis zwanzigsten Woche, führt in etwa 2 Prozent der Fälle zum kongenitalen Varizellensyndrom mit Hirnschäden, Missbildungen und Augenschäden oder zum Fruchttod.
Komplikationen der Windpocken sind vor allem bakterielle Infektionen des Bläschenausschlags. Die Windpocken-Enzephalitis ist sehr selten und verläuft meist gutartig (Preblud 1986). Bei Kindern tritt sie bei 1,7 von 100 000 Windpockenfällen auf, bei Erwachsenen bei fünfzehn von 100 000 (Schwarz 2000). Symptome sind vor allem vorübergehende Gleichgewichtsstörungen

durch Befall des Kleinhirns. Bei einer Erhebung im Jahre 1997 wurden in Deutschland 45 Fälle von Windpocken-Enzephalitis bei Kindern - meist Schulkindern - gefunden. Bei nur zwei von ihnen blieben leichte Restschäden mit Muskelschwächen am Arm bzw. Auge (Kries 2000).

Gelegentlich tritt nach Windpocken eine Otitis media, eine Hepatitis, eine Myokarditis oder eine Arthritis auf, bei Erwachsenen bisweilen eine Lungenentzündung. Selten kommt es zu »hämorrhagischen Windpocken« mit Blutungen, die jedoch meist gutartig verlaufen. Insgesamt haben Erwachsene eine wesentlich höhere Neigung zu Windpockenkomplikationen als Kinder.

Immungeschwächte Personen, zum Beispiel Patienten während der Chemo- oder Cortisontherapie, können gefährliche Blutgerinnungsstörungen mit Haut- und Schleimhautblutungen (»Purpura fulminans«) entwickeln - die Sterblichkeit dieser Komplikation beträgt bei Leukämiepatienten bis zu 30 Prozent. Eine sehr seltene Komplikation ist das Reye-Syndrom, eine schwere und häufig tödliche Systemerkrankung mit Krampfanfällen und Koma. Das Reye-Syndrom wird vor allem bei Kindern durch die Gabe von Acetylsalicylsäure (ASS, Aspirin) während der Windpockenerkrankung hervorgerufen. In den USA werden jährlich etwa hundert Todesfälle nach Windpocken gemeldet - bei den meisten veröffentlichten Fällen wurde mit entzündungshemmenden oder fiebersenkenden Medikamenten wie Prednison, Azetaminophen oder Diphenhydramin behandelt (CDC 1998). Die Sterblichkeit an Windpocken liegt bei gesunden Kindern nach S. R. Preblud (1986) bei 0,0014 Prozent, bei Erwachsenen bei 0,068 Prozent.

Die schulmedizinische Behandlung der harmlos verlaufenden Windpocken mit dem Medikament Aciclovir ist risikoreich und birgt die Gefahr der Resistenzentwicklung gegen das bei Enzephalitis und Windpockenkomplikationen wichtige Medikament. Zudem wären die Kosten bei der Behandlung aller Varizellenerkrankungen immens - für die USA wurden sie auf mindestens 128 Millionen Dollar pro Jahr geschätzt (Preblud 1986). Zu berücksichtigen ist auch, dass Aciclovir zu einer Substanzklasse

zählt, die ins Erbgut eingreift und Chromosomenveränderungen hervorrufen kann.
Die Windpocken gehören neben Röteln, Mumps und Masern zu den Kinderkrankheiten, die das Diabetes- und das Krebsrisiko im späteren Leben signifikant verringern (Albonico 1998, ESPED 1998).

Die Windpockenimpfung

In Deutschland ist seit 1984 der Lebendimpfstoff VARILRIX (SmithKline Beecham) für Kinder ab dem zweiten Lebensjahr zugelassen. Empfohlen ist er für Kinder mit Krebserkrankungen vor einer geplanten Chemotherapie oder nach deren Abschluss und für Geschwister oder Eltern solcher Kinder. Außerdem für folgende Personen, falls sie noch keine Windpocken hatten: Beschäftigte im Gesundheitsbereich und in Kindergärten, Frauen mit Kinderwunsch, Patienten mit schwerer Neurodermitis und Jugendliche im Alter von zwölf bis fünfzehn Jahren (EB 2001/18). Eine vorherige Antikörpertestung ist in jedem Fall sinnvoll: Von denen, die sich nicht an eine Windpockenerkrankung erinnern, haben mehr als zwei Drittel schützende Antikörper.
Hauptanwendungsbereich des Impfstoffes war zunächst der Schutz von immungeschwächten Patienten, vor allem von krebskranken Kindern. Die Impfung kann bei Kindern mit Leukämie oder Morbus Hodgkin, die noch keine Varizellen hatten, in einer Therapiepause durchgeführt werden. Hiervon wird inzwischen jedoch mehr und mehr Abstand genommen, da viele Kinder mit geschädigtem Immunsystem durch die Impfung erkranken und teils sogar stationär behandelt werden müssen (Tsolia 1990). Dies trifft auch auf aidskranke Kinder zu, deren Impfung in den USA nur unter bestimmten Voraussetzungen empfohlen ist (CDC 1999).
Samuel Katz, Vorsitzender der Impfkommission an der National Academy of Sciences, machte schon 1985 darauf aufmerksam, dass die Pharmaindustrie die in die Impfstoffentwicklung investierten fünf Millionen Dollar durch die Impfung krebskranker

Kinder nicht hereinholen und deshalb auf eine allgemeine Impfempfehlung hinarbeiten würden (Wessel 1985).
Im Jahr 1995 war es dann so weit: In den USA wurde die Windpockenimpfung für alle Kinder zwischen dem zwölften und achtzehnten Lebensmonat empfohlen. Die Argumentationsbasis der Impfkampagne war die Reduzierung sozialer und medizinischer Kosten, die in so genannten Kosten-Nutzen-Analysen geschätzt wurden (Lieu 1994). Solche Analysen sind ein wichtiges Instrument in den Händen der Pharmaindustrie, um den Gesundheitsbehörden Impfungen gegen immer harmlosere Krankheiten zu »verkaufen«. Zwei Jahre nach der Zulassung des Impfstoffes errechnete eine erneute Kosten-Nutzen-Analyse jedoch lediglich noch geringere soziale Kosten durch weniger Arbeitsausfall; eine Kostendämpfung im Gesundheitswesen war nicht eingetreten (Strassels 1997).
Für Deutschland existiert eine Kosten-Nutzen-Analyse, die »aus rein ökonomischen Gesichtspunkten« als optimalen Impfzeitpunkt die Adoleszenz angibt, aus praktischen Erwägungen jedoch die Impfung schon im Säuglingsalter empfiehlt (Beutels 1996). Offensichtlich ist die Windpockenimpfung die erste Massenimpfung, bei der rein wirtschaftliche Gesichtspunkte das Sagen haben. Es geht um durchschnittlich eineinhalb bis zwei Krankenpflegetage, die als Folgekosten vermieden werden sollen – ein Geschenk an die Arbeitgeber und Krankenkassen auf Kosten der Kinder, in die ein genetisch verändertes Lebendvirus mit unbekannten Nebenwirkungen eingebracht wird.
Die allgemeine Impfempfehlung wird derzeit propagandistisch durch Warnungen vor den Windpocken als »todbringender« Krankheit vorbereitet. Als zusätzliches Argument dient die angebliche Verminderung der Herpes-Zoster-Fälle im hohen Alter. Bei Eltern und Kinderärzten ist jedoch mit Skepsis zu rechnen: Bei einer Umfrage unter US-amerikanischen Pädiatern erklärten 1998 mehr als 50 Prozent, sie würden sich der Impfempfehlung nicht anschließen (Newman 1998). In Kanada wurde der Firma Merck verboten, für ihren Windpockenimpfstoff mit dem Argument zu werben, er rette Leben: »Es gibt keinen Beweis dafür,

dass diese Behauptung von Merck-Frosst Canada zum Medikament Varivax wahr ist.« (CBC 1999)

Die Wirksamkeit des Windpockenimpfstoffs

Der Windpockenimpfstoff hat eine Wirkdauer, die auf lediglich sechs bis zehn Jahre geschätzt wird. 10-30% der Geimpften sind von vornherein nicht sicher geschützt, bei Erwachsenen sind überhaupt nur Schutzquoten bis 70% erzielbar (Gershon 1992). In Kindergärten kann die Schutzquote sogar auf völlig unakzeptable 40% absinken (Seward 2001).

Drei bis sieben Prozent entwickeln Impfwindpocken, die auch auf andere übertragen werden können (Moon 1998). Nach einer japanischen Untersuchung erkrankten 34 Prozent der Impflinge innerhalb von sieben Jahren nach der Impfung an Windpocken, woraus die Autoren folgern, das Präparat sei nicht wirksam genug, eine Infektion zu verhüten (Takayama 1997). Anscheinend ist jedoch nur ein Teil dieser Erkrankungen auf eine Ansteckung zurückzuführen: Bei nahezu jedem zehnten Impfling kommt es nämlich innerhalb von vier Jahren zu einer »Reaktivierung« des Impfvirus - das bedeutet, dass das Virus im Körper überlebt hat und sich wegen der allmählich absinkenden Antikörper erneut vermehren kann. Dies führt unter Umständen zu einer echten Windpockenerkrankung (Krause 2000), was eine bedenkliche Spätfolge ist, da es sich ja um ein genetisch verändertes Virus mit unbekannten Eigenschaften handelt.

Alle bisherigen Wirksamkeitsstudien leiden unter der Tatsache, dass die Impflinge ihren Schutz teilweise durch Kontakt mit Windpockenkranken auffrischen (Krause 2000). Entfiele diese Auffrischung bei stärkerer »Durchimpfung« der Bevölkerung, so wäre eine wesentlich kürzere Wirkdauer der Impfung zu erwarten, mit der Notwendigkeit von Auffrischungsimpfungen in regelmäßigen Abständen.

Die harmlose Kinderkrankheit Windpocken wird durch die Impfung ins Erwachsenenalter verschoben, in dem Komplikationen und auch Todesfälle zwanzigmal häufiger vorkommen als bei Kindern. Gefordert wird in den USA inzwischen, bei Kindern, die in die Middle School eintreten, ein Impfzeugnis oder die ärztliche Bescheinigung über das Vorhandensein von Windpockenantikörpern zu verlangen (CDC 1998). So wird aus einer ungefährlichen Kinderkrankheit ein seuchenpolizeiliches Problem mit Einschränkung der Persönlichkeitsrechte.

Geimpfte Frauen übertragen während der Schwangerschaft vermutlich kaum Windpockenantikörper auf ihre Kinder, sodass bei deren Ansteckung im ersten Lebensjahr besonders heftige Krankheitsverläufe zu erwarten sind. Auch nach natürlichen Windpocken ist der Nestschutz nur unvollständig, man sieht jedoch bei diesen Säuglingen eher abgeschwächte Krankheitsverläufe.

In Deutschland laufen derzeit Vorbereitungen, den Windpockenimpfstoff generell zu empfehlen, und zwar in der Kombination mit der Masern-Mumps-Röteln-Impfung ab dem zwölften Lebensmonat. Ein Vierfachimpfstoff mit Masern-Mumps-Röteln steht kurz vor der Zulassung. In Kombination mit anderen Impfstoffen hat die Windpockenkomponente allerdings eine noch schlechtere Schutzquote (Reuman 1997). Generell ist die Kombination von Lebendimpfstoffen problematisch, da völlig unüberschaubare Wechselwirkungen auftreten können (siehe das Kapitel über Masern).

Nebenwirkungen des Windpockenimpfstoffs

Von März 1995 bis Juli 1998, nach etwa zehn Millionen verkauften Impfdosen, gingen beim US-amerikanischen Meldesystem VAERS 6574 Berichte über Nebenwirkungen ein, 4 Prozent davon ernste Komplikationen wie Enzephalitis, Ataxie, transverse Myelitis, Erythema multiforme, Stevens-Johnson-Syndrom, Pneumonie, Thrombozytopenie, Krampfanfälle, Neuropathien und Gürtelrose (CDC 1998). Des Weiteren wurden dreißig schwere allergische Reaktionen und vierzehn Todesfälle gemeldet (Wise 2000), unter anderem starb ein neunjähriges Kind zwanzig Monate nach der Impfung an einer Windpockeninfektion. Eine ursächliche Beziehung ist durch die Meldungen sicher nicht bewiesen, doch wurde in allen Berichten der Windpockenimpfstoff als Ursache verdächtigt. Die American Medical Association zieht daraus den Schluss, dass bezüglich der Langzeitnebenwirkungen, der Wirksamkeit und der möglichen epidemiologischen Konsequenzen einer Windpocken-Massenimpfung noch große Unsicherheit herrscht und mehr Forschung notwendig ist (AMA 1997).

3 bis10 Prozent der Varizellenimpflinge entwickeln Impfwindpocken, die auch auf die Umgebung übertragen werden können (Arbeter 1986). Dadurch erwächst, ebenso wie bei der natürlichen Erkrankung, eine Gefahr für hochschwangere Frauen und immungeschwächte Personen (NIIV 1999). In einem in den USA gemeldeten Fall übertrug ein Kind die Impfwindpocken auf seine schwangere Mutter, die daraufhin die Schwangerschaft abbrach (Long 1997). In Studien mit windpockengeimpften leukämiekranken Kindern entwickelten 2 bis 10 Prozent der Geschwisterkinder Windpockensymptome durch das Impfvirus (Gershon 1986). Über zwei Fälle von Uveitis, einer gefährlichen Autoimmunerkrankung der Regenbogenhaut, nach der Windpockenimpfung berichtet B. Esmaeli-Gutstein (1999).

Spätfolgen der Windpockenimpfung wie Gürtelrose (Plotkin 1988) oder Auswirkungen auf das Immunsystem sind bisher allein aus Gründen der kurzen Anwendungszeit nicht abschätzbar. Nach zwei Veröffentlichungen bekamen 0,1 Prozent gesunde (Mangano 1992) und 2,4 Prozent leukämiekranke Kinder (Hardy 1991) kurze Zeit nach der Windpockenimpfung eine Gürtelrose.

R. Neustaedter (1996) und T. H. Weller (1983) warnen vor der Injektion der genetisch veränderten Impfviren, da im Tierversuch durch Einspritzen windpockeninfizierter Zellen Krebs hervorgerufen werden kann: »Die Möglichkeit eines solchen Zusammenhangs sollte bei der Langzeitüberwachung von Versuchen mit Lebendvirus-Impfstoffen in Betracht gezogen werden.« (Weller 1983)

Wie bereits im Kapitel über Masern erwähnt, bedeutet das Hu-

manalbumin im Impfstoff ein gewisses Restrisiko der Übertragung von BSE (Rinderwahnsinn).
Bisher lag bei uns die natürliche Durchseuchung und damit auch die Schutzquote von Erwachsenen bei über 95 Prozent. Da vor allem die Erwachsenen von Windpockenkomplikationen bedroht sind, müsste mit der Impfung ein mindestens ebenso guter Schutz aufgebaut werden – das heißt extrem hohe Impfquoten bei sehr gutem, möglichst lebenslangem Schutz durch die Impfung. Beide Ziele sind nicht realistisch. Durch die Massenimpfung gegen Windpocken erwächst daher die Gefahr, dass Erwachsene vermehrt an Windpocken erkranken – mit einer entsprechenden Zunahme von Komplikationen.

Zusammenfassung

- Windpocken sind eine bei Kindern fast durchwegs harmlose Erkrankung.
- Problematisch sind die Windpocken bei immungeschwächten oder krebskranken Patienten und in der Schwangerschaft.
- Vor allem bei Erwachsenen gibt es schwere Verläufe.
- Die Impfung ist eine Lebendimpfung mit schlechter Wirksamkeit und bisher nicht absehbaren Risiken und Nebenwirkungen.
- Sie ist nur für bestimmte Risikogruppen zu empfehlen, und dies nur nach Antikörpertestung.

Referenzen

Albonico, H. U., et al.: Febrile infectious childhood diseases in the history of cancer patients and matched controls. Med Hypotheses 1998, 51(4): 315–320

AMA Council on Scientific Affairs. Immunization of health care workers with varicella vaccine. J Okla State Med Assoc 1997, 90(7): 376–382

Arbeter, A. M., et al.: Varicella vaccine studies in healthy children and adults. Pediatrics 1986, 78(suppl): 748–756

Beutels, P., et al.: Costs and benefits of routine varicella vaccination in German children. J Infect Dis, 1996, 174 Suppl 3: 335–341

CBC News Canada, 2. 4. 1999

CDC (Centers for Disease Control): Morbidity and Mortality Weekly Report May 15, 1998, 47(18).

CDC (Centers for Disease Control): Prevention of Varicella Updated Recommendations of the Advisory Committee on Immunization Practices. Morbidity Mortality Weekly Report. 1999, 48(RR06): 1–5

EB (Epidemiologisches Bulletin): Impfempfehlungen der Ständigen Impfkommission am Robert-Koch-Institut. EB 2001, 27: 203-18

Esmaeli-Gutstein, B., Winkelman, J. Z.: Uveitis associated with varicella virus vaccine. Am J Ophthalmol 1999, 127(6): 733–734

ESPED (Erhebungseinheit für seltene pädiatrische Erkrankungen in Deutschland) – Jahresbericht 1998, http://www.public.rz.uni-duesseldorf.de/~esped/jabe1998.htm

Gershon, A. A.: Live attenuates varicella vaccine use in immunocompromised children and adults. Pediatrics 1986, 78 Suppl: 757–762

Gershon, A. A., LaRussa, P., Hardy, I., Steinberg, S., Silverstein, S.: Varicella vaccine: the American experience. J Infect Dis 1992, 166 Suppl 1: 63-8

Hardy, I., Gershon, A. A., Steinberg, S. P., LaRussa, P.: The incidence of zoster after immunization with live attenuated varicella vaccine. A study in children with leukemia. Varicella Vaccine Collaborative Study Group. N Engl J Med 1991; 325(22): 1545–1550

Krause, P. R., Klinman, P. M.: Varicella vaccination: evidence for frequent reactivation of the vaccine strain in healthy children. Nat Med 2000, 6(4): 451–454

Kries, R. v.: Ist weniger mehr: Varizellen-Impfung für alle Kinder oder Indikationsimpfung? Kinderärztl Prax 2000, 3: 147

Lieu, T. A., et al.: Cost-effectiveness of a routine varicella vaccination program for US children. JAMA 1994, 271(5): 375–381

Long, S. S.: Toddler-to-mother transmission of varicella-vaccine virus: how bad is that? J Pediatrics 1997, 131: 10–12

Mangano, M. F., White, C. J.: Varicella vaccine reflux. Pediatrics 1992, 89: 353–354

Moon, M. A., et al.: After Varicella Vaccination, You Can Be Contagious. Pediatric News 1998, 32(10): 30

Neustaedter, R.: The Vaccine Guide – making an informed choice. North Atlantic Books Berkeley, California, 1996

Newman, R. D., Taylor, J. A.: Reactions of pediatricians to the recommendation for universal varicella vaccination. Arch Pediatr Adolesc Med 1998, 152(8): 792–796

NIIV (Natural Immunity Information Network), New York: What You Should Consider Before Taking the Chicken Pox Vaccine (VARIVAX). 1999. http://www.ffitz.com/niin/health/chkn_pox.htm

Plotkin, S.: Hell's fire and varicella-vaccine safety. New Engl J Med 1988, 318: 573–575

Preblud, S. R.: Varicella complications and costs. Pediatrics 1986, 78 Suppl: 728–735

Reuman, P. D., Sawyer, M. H., Kuter, B. J., Matthews, H.: Safety and immunogenicity of concurrent administration of measles-mumps-rubella-varicella vaccine and PedvaxHib vaccines in healthy children twelve to eighteen months old. The MMRV Study Group. Pediatr Infect Dis J 1997, 16(7): 662–667

Schwarz, T.: Indikation zur Varizellenimpfung. Vortrag beim 6. Münchner Impftag am 25. 10. 2000

Seward, J.: Update on varicella and varicella vaccines. Vortrag beim 41st Annual Interscience Conference on Antimicrobial Agents and Chemotherapy, Chicago 2001. Zit. bei Reuters Medical News 2002, http://www.vaccinationnews.com/DailyNews/January2002/LoxChix EffectDayCare.htm

Strassels, S. A., Sullivan, S. D.: Clinical and economic considerations of vaccination against varicella. Pharmacotherapy 1997, 17(1): 133–139

Takayama, N., Minamitani, M., Takayama, M.: High incidence of breakthrough varicella observed in healthy Japanese children immunized with live attenuated varicella vaccine (Oka strain). Acta Paediatr Jpn 1997, 39(6): 663–668

Tsolia, M., Gershon, A., Steinberg, S., Gelb, L.: Live attenuated varicella vaccine: evidence that the virus is attenuated and the importance of skin lesions in transmission of varicella-zoster virus. J Pediatr 1990, 116: 184–189

Weller, T.H.: Varicella and herpes zoster: Changing concepts of the natu-

ral history, control and importance of a not-so-benign virus. New England J Med 1983, 309: 1362–1367
Wessel, D.: Long incubation: A vaccine to prevent chickenpox is near; now, will it be used? Wall Street Journal, 16. 1. 1985: 1
Wise, R. P., Salive, M. E., Braun, M. M., Mootrey, G. T., Sward, J. F., et al.: Postlicensure safety surveillance for varicella vaccine. JAMA 2000, 284(19): 1271–1279

FSME

Die FSME-Erkrankung

FSME bedeutet Frühsommer-Meningoenzephalitis. Es handelt sich um eine Viruserkrankung, die durch den Biss von Zecken übertragen wird und das Gehirn befällt. Von Mensch zu Mensch kann die FSME nicht übertragen werden. Zecken sind nur von April bis spätestens November aktiv; die meisten Erkrankungen ereignen sich von Ende Mai bis September. Die Erkrankungszahlen schwanken von Jahr zu Jahr, da es nach milden Wintern mehr Zecken gibt als nach Wintern mit strengem Frost.
Zecken oder »Holzböcke« leben im Unterholz von Wäldern, an Waldrändern, im Gras und an Sträuchern oder Büschen, meist nicht höher als 1,5 Meter über dem Boden. Sie nehmen ihr Opfer über Temperatur, Erschütterung und Geruch wahr, lassen sich von ihrem Aufenthaltsort abstreifen, krabbeln an feuchtwarme Hautstellen wie Kopfhaut, Achselhöhle, Schamgegend oder hinter die Ohren und beginnen dort, mit ihrem Rüssel Blut zu saugen – meist unbemerkt, weil ihr Speichel eine betäubende Substanz enthält. Die höchste Aktivität haben Zecken nachmittags und abends.
Zecken, die das FSME-Virus übertragen, kommen nur in bestimmten Gebieten, so genannten Naturherden, vor, die sich praktisch auch über Jahrzehnte nicht verschieben oder ausweiten. Im Bergland oberhalb von 1000 Metern Höhe gibt es wegen der niedrigen Durchschnittstemperatur keine Zecken. Hauptver-

breitungsgebiet der FSME in Europa sind Russland, die baltischen Länder, Südostschweden, Ungarn, Slowenien, Tschechien, die Slowakei und Ostösterreich (Burgenland, Kärnten, Niederösterreich). In der Schweiz gibt es Naturherde in den Kantonen Schaffhausen, Zürich und Bern. Kein FSME-Risiko besteht auf der Iberischen Halbinsel, in Großbritannien, den Beneluxländern und Dänemark. Aus Frankreich, Italien und Griechenland werden nur einzelne Erkrankungsfälle gemeldet.
In Deutschland gibt es Naturherde mit wenigen Ausnahmen nur im südlichen Baden-Württemberg und in Bayern. In Bayern sind betroffen: der südliche Bayerische Wald, Niederbayern entlang der Donau ab Deggendorf (besonders die Region Passau) sowie entlang der Flüsse Paar, Isar (ab Landshut), Rott, Inn, Vils und Altmühl. Einzelne Fälle traten in Mittel- und Oberfranken auf. In Baden-Württemberg gibt es Naturherde im gesamten Schwarzwald (Gebiet zwischen Pforzheim, Offenburg, Freiburg, Villingen, Tübingen, Sindelfingen), in Gebieten entlang der Flüsse Enz, Nagold und Neckar sowie entlang des Oberrheins und oberhalb von Kehl bis zum westlichen Bodensee (Konstanz, Singen, Stockach). Ein Hochrisikogebiet ist das Dreisamtal bei Freiburg mit jährlich etwa fünfzehn Erkrankungsfällen unter 21 000 Einwohnern.
Lediglich Einzelfälle von FSME wurden im hessischen Odenwald, in Rheinland-Pfalz und im Gebiet der neuen Bundesländer registriert.
In FSME-Naturherden sollte man bei Wanderungen möglichst auf den Wegen bleiben und nicht durch das Gebüsch streifen. Lange Hosen, Socken, festes Schuhwerk und eventuell Kopfbedeckung bieten einen gewissen Schutz vor Zeckenbefall, ebenso ätherische Öle (zum Beispiel Zedan), die in kurzen Abständen (alle 20 bis 30 Minuten) an den Unterschenkeln und in der Nackengegend aufgetragen werden.
Je kürzer eine Zecke saugt, umso geringer ist das Infektionsrisiko, daher soll man am Abend den Körper nach Zecken absuchen und sie möglichst schonend, etwa mit einer Zeckenpinzette oder durch Abschaben mit einem Messer, entfernen. Quetschen sollte vermieden werden, da dadurch vermehrt Viren in die Blutbahn

gepresst werden. Aus dem gleichen Grund sollen kein Öl und kein Klebstoff zum Abtöten der »Holzböcke« angewandt werden. Nach Entfernung der Zecke muss man die Bissstelle desinfizieren.
Selbst in aktiven Naturherden ist nur jede 100. bis 2000. Zecke mit dem FSME-Virus infiziert (Roggendorf 1989). Die Inkubationszeit beträgt sieben bis vierzehn Tage, im Extremfall drei bis 28 Tage. Die Mehrzahl der Infektionen verläuft völlig ohne Krankheitssymptome. Bei 10 bis 30 Prozent kommt es zu einer Art »Sommergrippe« mit Fieber, Glieder-, Kopfschmerzen und Erkältungssymptomen. Etwa 5 Prozent der Infizierten erkranken nach kurzem Intervall an einer eher gutartigen Hirnhautentzündung, weitere 5 Prozent an einer Meningoenzephalitis (Quast 1997). Das ist eine Entzündung von Gehirn und Gehirnhaut, die zu Symptomen wie Schläfrigkeit bis hin zu Bewusstlosigkeit, Krampfanfällen oder Lähmungen führen kann. In 1 bis 2 Prozent der Fälle führt diese Komplikation zum Tod, bei 3 bis 11 Prozent kommt es zu bleibenden Beschwerden wie Konzentrationsstörungen, Psychosen oder chronischen Kopfschmerzen. Selten bleiben, vor allem bei älteren Menschen, Lähmungen zurück (Quast 1997, EB 1999). Eine spezifische Behandlung der FSME gibt es nicht.
Das Risiko einer bleibenden Schädigung durch die FSME-Erkrankung nach einem Zeckenbiss in den Naturherden Süddeutschlands liegt bei etwa eins zu 80 000 (Roggendorf 1989), bei pessimistischer Annahme bei eins zu 5000 (Simon 1998). Häufig kommt es selbst nach schweren Verläufen zur völligen Ausheilung (AT 1996, 6). In der Bundesrepublik werden jährlich zwischen sechzig und 300 FSME-Erkrankungen registriert (Helwig 1997). Seit dem 1. Januar 2001 besteht in Deutschland eine Meldepflicht für nachgewiesene FSME-Erkrankungen. In der Schweiz liegt das FSME-Risiko ähnlich hoch wie in Deutschland (AT 1996, 6).
Bei Kindern verläuft die Krankheit eher gutartig. Sie haben überhaupt ein deutlich niedrigeres Erkrankungsrisiko als Erwachsene. Nur 12 bis 15 Prozent der FSME-Fälle betreffen unter Vierzehnjährige, 6 Prozent unter Sechsjährige (Roggendorf 1994). In der deutschsprachigen Literatur gibt es überhaupt nur einen Bericht über eine FSME-Erkrankung mit Folgeschäden bei einem Kind,

nämlich einem 12jährigen Buben. (AT 2001/4). Eine systematische Abfrage aller Kinderkliniken in Deutschland ergab keinen schweren FSME-Fall in den Jahren 1997 und 1998. Die schwersten FSME-Erkrankungen bei Kindern traten nach FSME-Immunglobulingaben auf (EB 1999). Bis vor einigen Jahren war es nach einem Zeckenbiss in einem FSME-Gebiet generell empfohlen, innerhalb von 96 Stunden eine »Passivimpfung« mit FSME-Immunglobulin durchführen zu lassen. Nach Angaben der Herstellerfirma soll die Schutzquote bei 60 Prozent liegen – sie wird von unabhängiger Quelle jedoch deutlich niedriger geschätzt (AT 1996, 6). Bei Kindern und auch gelegentlich bei Erwachsenen wurden in den 80er und 90er Jahren trotz oder wahrscheinlich gerade wegen der Passivimpfung sehr schwere FSME-Verläufe beobachtet, mit besonders hohem Risiko, wenn der Zeckenbiss mehr als 48 Stunden vor der Immunglobulingabe erfolgt war. Über dreißig solche Fälle wurden bekannt (AT 1996, 6). Das Immunglobulin ist daher seit 1996 für Kinder unter vierzehn Jahren nicht mehr zugelassen.

Auch die Gabe an Erwachsene ist riskant im Vergleich zum Risiko einer schweren FSME-Erkrankung.

Die FSME darf nicht verwechselt werden mit der Borreliose. Die Borreliose ist eine bakterielle Infektion, die in ganz Europa verbreitet ist. Einer von 750 bis tausend Zeckenbissen führt zur Erkrankung, erkennbar an einer sich allmählich, über Tage bis Wochen, ringförmig ausbreitenden Hautrötung (»Erythema migrans«). Unbehandelt kann sie im weiteren Verlauf zu Gelenkentzündung, Herzmuskelentzündung und neurologischen Erkrankungen führen. Die Borreliose ist antibiotisch behandelbar. Ein Impfstoff steht in den USA kurz vor der Zulassung.

Die FSME-Impfung

Der FSME-Impfstoff enthält abgetötete FSME-Viren, die auf Hühnerzellen angezüchtet werden und an Aluminiumhydroxid gebunden sind. Spuren von Antibiotika (Gentamycin, Neomycin) und Formaldehyd sind enthalten. Die einzigen derzeit in Deutschland erhältlichen FSME-Impfstoffe sind ENCEPUR Kinder und ENCEPUR Erwachsene von Chiron-Behring. Die Impfung muss dreimal innerhalb von einem Jahr vorgenommen werden, um einen Schutz bei 95 Prozent der Geimpften über drei bis fünf Jahre zu bieten. Bei Encepur ist auch eine »Schnellimmunisierung« mit drei Injektionen innerhalb von drei Wochen möglich. Bisher wurde nicht überprüft, ob die Impfung sinnvoll ist: Es gibt keine Studie, in der die Komplikationen nach der FSME-Impfung mit Komplikationen von FSME-Erkrankungen bei Ungeimpften verglichen werden.

Die Impfung soll geeignet sein für den gezielten Schutz von Risikogruppen, zum Beispiel Gärtner, Landwirte, Waldarbeiter oder Forstpersonal, mit intensivem Aufenthalt in Naturherden. Nach Auffassung der STIKO ergibt sich auch eine Impfindikation bei längerem Aufenthalt in Naturherden (Wohnung, Urlaub). Die Pharmaunternehmen haben es durch geschickte Pressearbeit jedoch verstanden, in ganz Süddeutschland die Angst vor Erkrankungen nach Zeckenbissen zu schüren. Auch die Ärzte wurden mit Propagandamaterial und ungenauen Angaben über die geographischen Verbreitungsgebiete der FSME regelrecht zugeschüttet. In den 90er Jahren wurden daher Erwachsene und sogar Kinder auch außerhalb der Naturherde regelrecht »durchgeimpft«, und der Impfstoff war zeitweise ausverkauft.

In Österreich führt die Firma Immuno seit Jahren eine äußerst intensive Impfkampagne durch, sodass die Impfung inzwischen nahezu nationalen Pflichtcharakter hat. Kinder dürfen beispielsweise ohne FSME-Impfung oft nicht in Schullandheime mitfahren, und Impfkritiker werden öffentlich verunglimpft: »Unqualifizierte Äußerungen von Personen, die von der Impfung wenig bis gar nichts verstehen, haben das Image der FSME-Impfung in der Bevölkerung angekratzt.« (Wiedermann 2000) Als österreichische Ärzte die Notwendigkeit einer Auffrischungsimpfung alle drei Jahre anzweifelten und der Firma Immuno unterstellten, sie wollte dadurch ihren Profit erhöhen, wurden sie von Immuno für den Fall, dass einer ihrer Patienten an FSME erkrankt, mit haftungsrechtlichen Konsequenzen bedroht – ein in der Impfgeschichte einmaliges Drohverfahren (Mayrhofer 1997).

Die Nebenwirkungen der FSME-Impfung

Mit der breiten Anwendung der FSME-Impfung stellte sich bald heraus, dass der Impfstoff häufige und gravierende Nebenwirkungen hat. Die Arzneimittelkommission der Deutschen Ärzteschaft hat wegen der schweren Impfnebenwirkungen empfohlen, »die Indikation sorgfältig zu stellen und die Patienten ausführlich über Nutzen und Risiko der Impfung aufzuklären« (DÄ 1992). Ähnliche Warnungen gibt es in der Schweiz (Goerre 1995). FSME-gefährdet sind nach Ansicht der Arzneimittelkommission »Angehörige land- und forstwirtschaftlicher Berufe und sonstige Personen mit besonderem Expositionsrisiko« – was auch immer darunter zu verstehen ist.

FSME-Impfstoffe für Kinder wurden wiederholt vom Markt genommen – zuletzt im März 2001 der Impfstoff TicoVac. Ursache war eine erdrückende Zahl von Störwirkungen – unter anderem Fieberkrämpfe und grippeartige Erkrankungen. Weder das Paul-Ehrlich-Institut noch die europäische Zulassungsstelle EMEA hatte auf die Störmeldungen reagiert, es wurde dazu nicht einmal eine Dokumentation erstellt, was das Arznei-telegramm zu dem Kommentar veranlasste, hier werde zwischen den Behörden und der Industrie »gekungelt« (AT 2001/4). Ebenso überstürzt wie zwei Jahre vorher TicoVac wurde im Februar 2002 der Impfstoff ENCEPUR für Kinder vom Paul-Ehrlich-Institut zugelassen – obwohl in der Erprobungsphase jedes dritte Kind Lokalreaktionen und jedes sechste Kleinkind Fieber entwickelte, und auch schwere Nebenwirkungen registriert wurden. Die klinischen Studien hierzu wurden bis Mitte 2002 nicht veröffentlicht (AT 2002). Da bei Kindern schwere Verläufe von FSME extrem selten sind, ist ein Impfstoff in dieser Altersklasse sowieso entbehrlich.

Lokal- und Allgemeinreaktionen

Eine bekannte und häufige Nebenwirkung der FSME-Impfung sind Schmerzen und Schwellung an der Impfstelle. Bei etwa jedem Zehnten treten innerhalb von zwei Tagen nach der Impfung Allgemeinsymptome wie Fieber, Kopf-, Muskel- und Gelenkschmerzen auf (Quast 1997). Auf den Impfstoff ENCEPUR reagieren 32% der geimpften Kinder mit Schmerzen und Berührungsempfindlichkeit an der Impfstelle. Fieber tritt in den ersten Lebensjahren bei 15%, zwischen drei und zwölf Jahren bei 5% auf (AT 2002).

Allergische Reaktionen

Durch den Gehalt der FSME-Impfstoffe an Aluminiumhydroxid und Gelatine kommt es häufig zu allergischen Reaktionen wie Hautausschlag, Asthma oder allergischem Schock. Hühnerei-Allergiker können auch auf das Hühnerprotein aus den Zellkulturen reagieren. Kinder sind eher von solchen Zwischenfällen bedroht. Der Kinderimpfstoff ENCEPUR K wurde 1997 wegen allergischer Nebenwirkungen vom Markt genommen (AT 1997). Auch nach der Impfung mit dem neuen Impfstoff ENCEPUR KINDER werden Reaktionen bis hin zum Blutdruckabfall beobachtet (AT 2002); die Firma empfiehlt eine Nachbeobachtungszeit von einer Stunde.

Meningitis

Gehirnhautentzündung (Meningitis) ist eine außerordentlich häufige Impfkomplikation und trifft etwa einen von tausend Impflingen. Bei drei Injektionen und anschließenden Auffrischungsimpfungen alle drei Jahre vervielfacht sich das Risiko. Die Symptome sind starke Kopfschmerzen, Fieber und schmerzhafte Nackensteife. Natürlich muss eine andere Ursache der Meningitis ausgeschlossen werden – eine Krankenhausaufnahme mit Untersuchung der Rückenmarksflüssigkeit (Liquor) ist daher unumgänglich. Im Liquor muss unbedingt nach Impfviren gesucht werden!

Neurologische Komplikationen

Die inzwischen aus dem Handel gezogenen Impfstoffe FSME-Immun und TicoVac waren in der Vergangenheit durch häufige neurologische Störwirkungen aufgefallen, unter anderem Schwindel, Sehstörungen, Krampfanfälle, Lähmungen bis hin zum Guillain-Barré-Syndrom mit Atemlähmung, Enzephalitis und Psychosen (AT 1991, AT 1995, 5, AT 1995, 8). Auch der in Deutschland einzig auf dem Markt befindliche Impfstoff ENCEPUR gab immer Anlass zu Meldungen von neurologischen Nebenwirkungen wie Gefühlsstörungen, Guillain-Barré-Syndrom (AT 1995, 8) und Krampfanfällen (AT 1998).
Aus dem Meldesystem der Schweiz gehen ebenfalls erhebliche neurologische Nebenwirkungen der FSME-Impfstoffe hervor, die dort zu einer Anwendungsbeschränkung führten (Goerre 1995). Eine schwere Rückenmarksentzündung mit bleibender Lähmung wurde im *Lancet* beschrieben (Bohus 1993). Anerkannt als Impffolge sind Arm- oder Beinnervenentzündungen mit möglichen anhaltenden Lähmungserscheinungen und Schmerzen (Wiethölter 1994).
Im Beipackzettel der FSME-Impfstoffe waren die neurologischen Nebenwirkungen nur in einem Nebensatz erwähnt, bis das Paul-Ehrlich-Institut juristische Konsequenzen androhte (AT 1992,8). Die Dunkelziffer der Störwirkungen ist unbekannt. Das Risiko jeder einzelnen Impfung liegt jedoch sehr wahrscheinlich höher als die FSME-Gefährdung der Normalbevölkerung in FSME-Gebieten.

Multiple Sklerose

In Deutschland wurden mindestens fünf Fälle von multipler Sklerose nach FSME-Impfung gemeldet. In Österreich wurde ein Fall als Impfnebenwirkung anerkannt und entschädigt (AT 1995, 3).

Autoimmunerkrankungen

Der FSME-Impfstoff kann Schübe von Autoimmunerkrankungen auslösen (AT 1995, 3). Diese Nebenwirkung muss auch im Beipackzettel der Impfstoffe erwähnt werden. Veröffentlicht wurde beispielsweise eine schwerer Fall von Blutgefäßschaden (»capillary leak syndrome«) mit Ödemen, Niereninsuffizienz und Leberschäden (AT 1992,5).

Zusammenfassung

- FSME kommt nur in bestimmten geographischen Gebieten vor (»Naturherde«).
- Auch dort führt ein Zeckenbiss nur in den seltensten Fällen zu einer schweren FSME-Erkrankung mit bleibenden Schäden.
- Die FSME-Impfung ist gefährlich wegen ihrer allergischen und vor allem neurologischen Nebenwirkungen.
- Die Impfung ist nur bei besonders gefährdeten Bevölkerungsgruppen (zum Beispiel Gärtner, Waldarbeiter, Landwirte) in FSME-Gebieten zu erwägen.
- Bei Kindern unter 14 Jahren ist die Impfung gänzlich überflüssig, da bei ihnen das Risiko für eine FSME-Erkrankung mit Folgeschäden bei nahe null und damit deutlich unter dem Impfrisiko liegt.
- Urlauber oder Stadtbewohner in Naturherden können sich durch bestimmte Verhaltensmaßnahmen vor Zeckenbissen schützen und damit das geringe Risiko einer FSME-Erkrankung noch weiter reduzieren.

Referenzen

AT (Arznei-telegramm): FSME: Was ist gefährlicher – ein Zeckenbiss oder die Impfung? AT 1991, 6: 50

AT (Arznei-telegramm): FSME und Capillary leak syndrome. AT 1992, 5: 48

AT (Arznei-telegramm): FSME-Impfung. AT 1992, 8: 82

AT (Arznei-telegramm): Taubheit nach FSME-Immun und Masern-Mumps-Impfung. AT 1994, 7: 65

AT (Arznei-telegramm): Multiple Sklerose nach FSME-Impfung. AT 1995, 3: 32

AT (Arznei-telegramm): FSME-Prophylaxe hinterfragt. AT 1995, 5: 54

AT (Arznei-telegramm): Guillain-Barré-Syndrom als Medikamentenfolge. AT 1995, 8: 88

AT (Arznei-telegramm): Prophylaxeversagen und deletäre Verläufe nach FSME-Immunglobulin. AT 1996, 6: 62

AT (Arznei-telegramm): FSME-Impfstoff Encepur K vom Markt. AT 1998, 5: 51

AT (Arznei-telegramm): FSME-Impfstoff TicoVac – besonders für Kinder schlecht verträglich. AT 2000, 4: 39

AT (Arznei-telegramm): 14 Monate TicoVac – eine Chronik. AT 2001/4: 41-43

AT (Arznei-telegramm): Jetzt wieder ein FSME-Impfstoff für Kinder: ENCEPUR KINDER. AT 2002, 33:27

Bohus, M., Glocker, F. X., Jost, S., et al.: Myelitis after immunization against tick-borne encephalitis. Lancet 1993, 342(8865): 239–240

DÄ (Deutsches Ärzteblatt): Impfung gegen Frühsommer-Meningoenzephalitis: Indikationen – Risiken. Dtsch Ärztebl 1992, 89(31/32): A-2640

EB (Epidemiologisches Bulletin) 1999: Ratgeber Infektionskrankheiten – Frühsommer-Meningoenzephalitis.

Goerre, S., Kesselring, J., Hartmann, K., Kuhn, M., Reinhart, W. H.: Neurologische Nebenwirkungen nach Impfung gegen die Frühsommer-Meningo-Enzephalitis. Fallbericht und Erfahrungen der Schweizerischen Arzneimittel-Nebenwirkungszentrale (SANZ). Schweiz Med Wochenschr 1993, 123(14): 654–657

Helwig, H.: Frühsommer-Meningoencephalitis. In: Handbuch Infektionen bei Kindern und Jugendlichen der DGPI, 2. Aufl. 1997: 280–285

Mayrhofer, F.: FSME: Immuno setzt Ärzte unter Druck (Brief) Arznei-telegramm 1997, 8: 86

Quast, U., et al.: Impfreaktionen. Hippokrates (2. Aufl.), Stuttgart 1997

Roggendorf, M., Neumann-Haefelin, D., Ackermann, R.: Prophylaxe der Frühsommer-Meningoenzephalitis. Dtsch Ärztebl 1989, 87(24): C.1241

Roggendorf, M., Girgsdies, O. E., Rosenkranz, G.: Epidemiologie und Prophylaxe der Frühsommer-Menigoenzephalitis. Die gelben Hefte 1994, 2: 74–80

Simon, A.: FSME -Virus. 1998, http://imsdd.meb.uni-bonn.de/institute/zenkin/hyg/FSME.html

Wiedermann, G., Kollaritsch, H.: Frühsommermeningoenzephalitis. Zentrum für Reisemedizin der Universität Wien, Februar 1999. www.reisemed.at/fsme.html

Wiethölter, H.: Risikovergleich: FSME-Impfung und FSME-Infektion. In: Palitzsch, D. (Hg.): Fragen und Antworten aus der pädiatrischen Praxis. Marseille Verlag, München 1994

Influenza

Die Influenzaerkrankung

Jeder Mensch macht jährlich zwei bis sechs »banale« Atemwegsinfekte durch. Von diesen harmlosen Infekten zu unterscheiden ist die Influenza oder »echte« Grippe. Sie wird durch das Influenzavirus hervorgerufen, das vor allem über Tröpfcheninfektion (Atemluft, Husten, Niesen) übertragen wird. Es gibt die drei Virustypen A, B und C, wobei der Typ A die häufigste Ursache für Epidemien, also die so genannten Grippewellen, ist.
Die Influenza geht meist mit plötzlichem hohem Fieber und Erkältungssymptomen wie Husten, Schnupfen und stark gerötetem Hals einher. Typisch sind starke Kopf- und Gliederschmerzen. Bei Kindern kann es auch zu Erbrechen und Durchfall kommen. Das Fieber dauert meist zwei bis vier Tage, die zurückbleibende Schwäche kann jedoch noch mehrere Tage anhalten.
Von normalen fieberhaften Erkältungskrankheiten kann die echte Grippe durch die Heftigkeit der Beschwerden, vor allem die Kopf- und Muskelschmerzen, sowie durch den Virusnachweis aus Rachenspülwasser oder einem Rachenabstrich abgegrenzt

werden. Mögliche Komplikationen der Influenza sind Lungen-, Ohren-, Nebenhöhlenentzündung und vor allem bei alten Menschen Kreislaufprobleme mit Kollapsneigung. Extrem selten tritt eine Enzephalopathie oder Enzephalitis auf.
Ein erhöhtes Risiko für schwere Verläufe haben alte Menschen, besonders in Gemeinschaftseinrichtungen wie Altenheimen, und Patienten mit chronischen Leiden wie Asthma, Mukoviszidose, Herzerkrankungen, Diabetes und Krankheiten des Immunsystems. Mehr als 90 Prozent aller mit Influenza zusammenhängenden Todesfälle ereignen sich bei über 65-Jährigen (CDC 1997).
Die Ansteckungswahrscheinlichkeit ist unterschiedlich hoch – im Extremfall kann mehr als jede zweite Kontaktperson erkranken. Die Inkubationszeit liegt zwischen wenigen Stunden und drei Tagen. Das Virus wird bis zu neun Tage nach Krankheitsausbruch ausgeschieden. Hohe Ansteckungswahrscheinlichkeit und kurze Inkubationszeit führen dazu, dass die echte Influenza in regelrechten Krankheitswellen (»Grippewelle«) über die Bevölkerung ganzer Länder (»Epidemie«, alle zwei bis drei Jahre) und sogar Kontinente (»Pandemie«, alle zehn bis fünfzehn Jahre) kommen kann.
Die Therapie der Influenza umfasst die Linderung der Beschwerden mit Tees oder Phytopharmaka, eventuell physikalische Fiebersenkung. Die Gabe von Acetylsalicylsäure (ASS; Aspirin) ist bei Kindern gefährlich, da sie zum Reye-Syndrom, einer oft tödlichen Leber- und Hirnkomplikation, führen kann.
Ein chemischer Wirkstoff, Amantadin (zum Beispiel Amanta ABZ), kann bei Gabe in den ersten 48 Stunden der Grippe den Verlauf abmildern und verkürzen. Er wirkt jedoch nur gegen eines der drei Grippeviren, nämlich das Influenzavirus A. Probleme bereiten die starken Nebenwirkungen und die häufige Resistenzbildung der Grippeviren auch während der Behandlung (AT 1999, 10). Seit Oktober 1999 ist ein neuer Wirkstoff auf dem Markt, Zanamivir, der zweimal täglich inhaliert werden muss und Komplikationen verringern soll. Die Belege dafür sind allerdings dürftig (AT 1999, 10), zudem ist das Medikament sehr teuer. Antibiotika sind nur bei bakteriellen Komplikationen wirksam, die sich durch einen erneuten Fieberanstieg nach Entfieberung ankündigen.

Es gibt mehrere Untergruppen von Influenzaviren, und ihre Wandelbarkeit ist enorm: Durch eine wenig stabile Struktur in der Virushülle kommt es ständig zu neuen Virusvarianten (»Mutationen«) mit verändertem Antigen. Dies wird dadurch begünstigt, dass verschiedene Virusstämme auch bei Tieren, vor allem bei Enten, Schweinen und Pferden, vorkommen und untereinander ihre Eiweißstrukturen austauschen können. Neue Virusvarianten stammen daher meist aus Ländern, in denen Menschen eng mit Haustieren zusammenleben, besonders aus Asien.
Das menschliche Immunsystem erkennt auch nach einer durchgemachten Influenza die neuen Varianten schlecht, sodass also kein dauerhafter Schutz besteht. Dies bedeutet, dass auch der Influenzaimpfstoff keinen nachhaltigen Schutz gewährt, sondern praktisch jährlich den sich verändernden Viren angepasst und neu geimpft werden muss.

Die Influenzaimpfung

Der Impfstoff erhält abgetötete Influenzaviren und wird jährlich neu zusammengesetzt, um der Wandelbarkeit des Virus nachzukommen und im Antigen dem gerade vorherrschenden Virustyp möglichst genau zu entsprechen. Aktuelle Empfehlungen für die Impfstoffhersteller gibt die WHO meist schon im Frühjahr heraus. Bei der Produktion ist die Genauigkeit dieser Prognose ein ähnlich großes Problem wie die kurze Zeitspanne, innerhalb deren eine große Menge des Präparats verfügbar sein muss. An moderneren Impfstoffen wird gearbeitet. Dies läuft jedoch wahrscheinlich auf die noch problematischere Impfung mit Lebendviren hinaus.
Der Impfstoff enthält Spuren von Hühnereiweiß aus den Viruskulturen und darf bei Hühnereiallergikern nicht angewandt werden. Weiter sind dem Impfstoff Thiomersal, Formaldehyd und Antibiotika (zum Beispiel Neomycin, Gentamycin) zugesetzt; lediglich der Impfstoff Begrivac enthält kein Quecksilber (Thiomersal). Der Preis pro Impfstoff beträgt zurzeit zirka 8 bis 11 Euro. Die Impfung ist ab dem sechsten Lebensmonat möglich. In

den USA ist sogar die Impfung Schwangerer ab der vierzehnten Schwangerschaftswoche empfohlen. Der Grippeimpfstoff Fluad der Firma Chiron-Behring soll auf Grund einer neuen Zubereitung wirksamer sein, er ist jedoch 30 bis 40 Prozent teurer und erzeugt häufiger unerwünschte Nebenwirkungen als die herkömmlichen Impfstoffe (AT 2000).
Abgesehen von den Problemen bezüglich Wirkung und Nebenwirkungen wäre die generelle Impfung der Gesamtbevölkerung extrem teuer – sie würde jährlich eine Milliarde Euro kosten (Kressin 1999). Daher ist sie bei uns nur für folgenden Personenkreis öffentlich empfohlen:

- Personen über sechzig Jahre (US-Empfehlung: über 65-Jährige),
- Personen mit bestimmten Grundleiden (Herzerkrankungen, chronische Lungenerkrankungen, Diabetes, Immunschwäche),
- infektionsgefährdetes Personal, vor allem medizinisches und Pflegepersonal mit direktem Kontakt zu Risikopatienten. Die Impfung dieser »Multiplikatoren« dient nicht so sehr dem individuellen Schutz, sondern soll als so genannte Riegelungsimpfung die Weiterverbreitung des Virus verhindern (CDC 1997). Angesichts der zwar seltenen, aber möglicherweise schweren Nebenwirkungen kollidieren hier die Interessen des Individuums deutlich mit epidemiologischen Zielen.

Wirkungsdauer und Effektivität

Je nach Impfantigen bilden 70 bis 90 Prozent der gesunden Geimpften Antikörper (Quast 1997); bei älteren Menschen liegt die Schutzrate jedoch niedriger – in einer Übersichtsarbeit von 1993 höchstens bei 52 bis 67 Prozent (Palache 1992). Nach Angaben der Centers for Disease Control in den USA werden sogar nur zwischen 30 und 40 Prozent der über 65-Jährigen vor der Erkrankung geschützt (CDC 1997), jedoch Komplikationen und Todesfälle um etwa die Hälfte verringert (Nichol 1998).

Durch die Impfung kann man Grippewellen demzufolge nicht eindämmen. In einer amerikanischen Studie wird daher gefordert, in Altersheimen während Epidemien immer auch Amantadin einzusetzen (Monto 1994).
Der erzielte Schutz besteht nur für das im Präparat berücksichtigte Virus und damit meist nur für ein Winterhalbjahr.
Kinder unter neun Jahren reagieren oft auf eine einmalige Impfung ungenügend – in den USA ist daher bei ihnen eine zweite Impfung nach vier Wochen empfohlen, was aus Zeitgründen für die aktuelle Influenzawelle oft zu spät ist (CDC 1997): Es dauert immerhin etwa zwei Wochen, bis bei der Mehrzahl der Impflinge Antikörper nachweisbar sind. In Deutschland lässt sich derzeit nur etwa jeder Dritte mit hohem Krankheitsrisiko impfen (EB 1999).

Nebenwirkungen des Influenzaimpfstoffs

Die Grippeimpfung ist mit relativ vielen Nebenwirkungen belastet – fast bei jedem Dritten kommt es zu Beschwerden (Bernad Valles 1996). Oft stellen sich in den Tagen nach der Impfung Schmerzen an der Impfstelle ein, häufig auch Allgemeinreaktionen wie Abgeschlagenheit, Muskel-, Kopfschmerzen und Fieber (CDC 1997). Allgemeinreaktionen treten häufiger nach intramuskulärer Verabreichung auf, weshalb besser nur subkutan geimpft werden sollte (Francioni 1996).
Die Tendenz des Grippeimpfstoffes, Autoimmunerkrankungen hervorzurufen, wird durch eine Studie belegt, der zufolge nach der Grippeimpfung gehäuft Antikörper gegen körpereigene Lymphozyten gefunden wurden (Stepanova 2000).
Durch die ständig notwendige Veränderung des Präparats treten unter Umständen auch plötzlich Nebenwirkungen auf, die man in den früheren Chargen selten oder gar nicht beobachtete. So wurde 1976 wegen einer befürchteten Grippeepidemie in den USA ein Impfstoff an fünfzig Millionen Menschen verabreicht, durch den mehrere tausend eine schwere Nervenlähmung, das Guillain-

Barré-Syndrom, erlitten. Das Impfprogramm wurde daraufhin abgebrochen, die Grippeepidemie blieb dennoch aus.

Kreislaufstörungen und allergische Reaktionen

Blutdruckschwankungen bis hin zum Kollaps sind als Impffolge dokumentiert (Hennessen 1977).
Allergische Reaktionen von mildem Nesselfieber bis hin zu allergischem Schock können durch Unverträglichkeit von Impfbestandteilen, zum Beispiel der zugesetzten Antibiotika, auftreten. Reste der Hühnereiweiß enthaltenen Viruskulturen können bei Hühnereiallergikern zu heftigen Reaktionen führen (CDC 1997). Durch das im Impfstoff enthaltene Hühnereiprotein können diese Allergien überhaupt auch erst ausgelöst werden (Yamane 1988).

Asthma bronchiale

Asthmatiker gehören zu dem Personenkreis, für den die STIKO die Influenzaimpfung empfiehlt. Der Nutzen ist jedoch zweifelhaft: Achtzehn von 255 Asthmapatienten, die gegen Influenza geimpft wurden, verschlechterten sich in den zwei Wochen nach der Impfung deutlich in ihrer Lungenfunktion (Nguyen-Van-Tham 1989).

Vaskulitis und Arthritis

Vaskulitis, also allergische Blutgefäßentzündung, wird gelegentlich innerhalb von zehn Tagen nach der Impfung beobachtet. Sie äußert sich durch Fieber, Krankheitsgefühl und Hautblutungen, vor allem an den Beinen. Schlimmstenfalls entwickeln sich Hautblasen und örtliche Hautdefekte, selten kommt es zur Nierenbeteiligung (chronische Nierenentzündung) oder zu inneren Blutungen. Sehr selten treten Gelenkbeschwerden im Sinne einer allergischen Spätreaktion auf (Thurairajan 1997).

Neurologische Komplikationen

Die Grippeimpfung kann zu Nervenentzündungen mit entsprechenden Ausfällen führen, vor allem im Kopf- und Armbereich, auch einhergehend mit Schmerzen oder Gefühlsstörungen (Ehrengut 1973, Felix 1976, Schumm 1976, Furlow 1977, Hennessen 1978). Durch Entzündung von Sehnerven können Sehstörungen, durch Augenmuskellähmungen Schielen oder Doppelbilder auftreten (Hennessen 1977).

Dokumentiert sind auch komplexe Schäden wie Inkontinenz, Potenzstörungen, Schwindel und Gangstörungen bis hin zur Querschnittssymptomatik (Wells 1971, Ehrengut 1973, Hennessen 1977, Bakshi 1996). Bleibende Schäden wurden berichtet (Poser 1982).

Kimman (1992) legt eine Statistik vor, nach der es bei etwa einem von 100 000 Impflingen zu einer autoimmun ausgelösten Nervenentzündung oder Enzephalitis kommt. In Deutschland wurden Nervenschäden bei einem von 700 000 bis 1,3 Millionen Impflingen gemeldet (Ehrengut 1973), mit der bei einem passiven Meldesystem bekannt hohen Dunkelziffer von 80 bis 90 Prozent. Für über 65-Jährige scheint das Risiko neurologischer Nebenwirkungen niedriger zu liegen als für jüngere Impflinge (CDC 1997).

Der Zusammenhang zwischen Grippeimpfung und Guillain-Barré-Syndrom, einer schweren aufsteigenden Lähmungserkrankung, ist gesichert (Bryan 1977). T. Lasky (1998) geht von einer Risikoverdoppelung bei Geimpften gegenüber Nichtgeimpften aus, und das nach einer einmaligen Impfung – dabei ist zu berücksichtigen, dass die Maßnahme ja jährlich zu wiederholen ist. Bei der Grippeimpfkampagne 1976 in den USA kam es zu einer sehr hohen Rate dieser Komplikation sowie auch zu weiteren neurologischen Folgeschäden (Safranek 1991). Unter anderem wurden damals fünf Impfenzephalopathien, also Hirnschäden durch die Impfung, gemeldet (Hennessen 1978).

Die Impfung kann ebenso wie die Influenzaerkrankung einen Multiple-Sklerose-Schub auslösen (De Keyser 1998). Mehrere

Verdachtsfälle einer impfbedingten multiplen Sklerose datieren aus den 60er und 70er Jahren (Hennessen 1977, Miller 1976, Yahr 1972).
Bei etlichen Impflingen kam es nach der Impfung zu Beschwerden wie Müdigkeit, Initiativverlust, Denkstörungen, Halluzinationen und Depressionen (Stöhr 1976, Woods 1964).

Zusammenfassung

- Influenza ist eine unangenehme, bei Gesunden jedoch fast immer harmlose Erkrankung.
- Bedrohliche Komplikationen kommen fast nur bei über 65-Jährigen oder chronisch Kranken vor – allein bei dieser Risikogruppe muss man über die Grippeimpfung nachdenken.
- Die Impfung schützt nicht vor der Grippeerkrankung, sondern verringert das Komplikationsrisiko.
- Vor normalen fieberhaften Erkältungen bietet die Impfung gar keinen Schutz.
- Vorzuziehen ist Begrivac, da es kein Quecksilber enthält. In subkutaner Verabreichung ist es besser verträglich als intramuskulär.
- Impfkomplikationen sind zwar selten, aber möglicherweise schwerwiegend. Spätfolgen wurden nicht untersucht.

Referenzen

AT (Arznei-telegramm): Neue Konzepte gegen Virusgrippe: Vielversprechend? AT 1999, 10: 98–100

AT (Arznei-telegramm): Influenza-(»Grippe«-)Impfstoff Fluad. AT 2000, 9: 75

Bakshi, R., Mazziotta, J. C.: Acute transverse myelitis after influenza vaccination: magnetic resonance imaging findings. J Neuroimaging 1996, 6(4): 248–250

Bernad Valles, M., Nunez Mateos, J. C., Castillo Soria, O., et al.: Reacciones adversas con diferentes tipos de vacuna antigripal. Med Clin (Barc) 1996;106(1): 11–14

Bryan, J., Noble, G. R.: Guillain-Barré Syndrome after administration of killed vaccines. Genf: Ref: IABS Symposium on Influenza Immunization, 1. 6. bis 4. 6. 1977

CDC (Centers for Disease Control): Prevention and Control of Influenza – ACIP Recommendations. 1997, 46(RR-9): 1–26.

De Keyser, J., Zwanikken, C., Boon, M.: Effects of influenza vaccination and influenza illness on exacerbations in multiple sclerosis. J Neurol Sci 1998, 159(1): 51–53

EB (Epidemiologisches Bulletin) 1999, 18: 131

Ehrengut, W., Allerdist, H.: Über neurologische Komplikationen nach der Influenzaschutzimpfung. Münch med Wschr 1977, 119: 705–710

Felix, J. K., Schwartz, R. H., Myers, G. J.: Isolated Hypoglossal Nerve Paralysis Following Influenza Vaccination. Amer J Dis Child 1976, 130(1): 82–83

Francioni, C., Rosi, P., Fioravanti, A., Megale, F., Pipitone, N., Marcolongo, R.: La vaccinazione antiinfluenzale in soggetti affetti da artrite reumatoide: risposta clinica ed anticorpale. Recenti Prog Med 1996, 87(4): 145–149

Furlow TW: Neuropathy after Influenza Vaccination. Lancet 1977, 1(8005): 253-4

Hennessen, W., Jacob, H., Quast, U.: Neurologische Affektionen nach Influenza-Impfung. Der Nervenarzt 1978; 49: 90–96

Kimman, T. G.: Risks connected with the use of conventional and genetically engineered vaccines. Vet Quarterly, 1992, 14/3: 110–118

Kressin, B. W., Hallauer, J. F.: Ökonomische Bedeutung der Schutzimpfung. Dtsch Ärztebl 1999/6

Lasky, T., Terracciano, G. J., Magder, L., Koski, C. L., Ballesteros, M., Nash, D., Clark, S., et al.: The Guillain-Barré-syndrome and the 1992–1993 and 1993–1994 influenza vaccines. N Engl J Med 1998, 339(25): 1797–1802

Miller, H., Cendrowski, W., Schapira, K.: Multiple Sclerosis and Vaccinations. BMJ 1967, 22: 210–213

Monto, A. S.: Using antiviral agents to control outbreaks of influenza A infection. Geriatrics 1994, 49(12): 30–34

Nichol, K. L., Wuorenma, J., von Sternberg, T.: Benefits of influenza vaccination for low-, intermediate-, and high-risk senior citizens. Arch Intern Med 1998, 158(16): 1769–1776

Nguyen-Van-Tam, J. S., Ahmed, A. H., et al.: Randomized Placebo-controlled Crossover Trial on Effect of Inactivated Influenza Vaccine on Pulmonary Function in Asthma. Lancet 1998, 351(9099): 326–331

Quast, U., et al.: Impfreaktionen. Hippokrates (2. Aufl.), Stuttgart 1997

Palache, A. M.: Influenza subunit vaccine – ten years experience. Eur J Clin Res 1992, 3: 117-38

Poser, C. M.: Neurological complications of swine influenza vaccination. Acta Neurol Scand 1982, 66(4): 413–431

Safranek, T. J., Lawrence, D. N., Kurland, L. T., Culver, D. H., Wiederholt, W. C., Hayner, N. S., et al.: Reassessment of the association between Guillain-Barré syndrome and receipt of swine influenza vaccine in 1976–1977: results of a two-state study. Expert Neurology Group. Am J Epidemiol 1991, 133(9): 940–951

Schumm, F.: Neurologische Komplikationen nach Grippe-Impfung. Fragen aus der Praxis. Dtsch med Wschr 1976; 101(18): 720–721

Stepanova, L. A., Linde, A., Naikhin, A. N., Bichurina, M. A., Paramonova, M. S.: Spetsificheskii immunnyi otvet na vaktsinatsiiu inaktivirovannoi grippoznoi vaktsinoi v zavisimosti ot prevaktsinal'nogo statusa i vozrasta vaktsiniruemykh (Specific immune response to vaccination with an inactivated flue vaccine depending on prevaccine status and age of the person vaccinated). Vopr Virusol 2000;45(2): 26–29

Stöhr, M., Mayer, K.: Neurologische Erkrankungen nach Grippeschutzimpfung. Med Welt 1976; 27: 912–914

Thurairajan, G., Hope-Ross, M. W., Situnayake, R. D., Murray, P. I.: Polyarthropathy, orbital myositis and posterior scleritis: an unusual adverse reaction to influenza vaccine. Br J Rheumatol 1997, 36(1): 120–123

Wells, C. E. C.: A neurological note on vaccination against influenza. Br Med J 1971, 3(777): 55–56

Woods, C. A., Ellison, G. W.: Encephalopathy following Influenza Immunization. J. Pediat 1964, 65(5): 745–748

Yahr, M. D., Lobo-Antunes, J.: Relapsing Encephalomyelitis Following the Use of Influenza Vaccine. Arch Neurol 1972; 27: 182–183

Yamane, N., Uemura, H.: Serological examination of IgE- and IgG-specific antibodies to egg protein during influenza virus immunization. Epidemiol Infect 1988, 100(2): 291–299

Pneumokokken

Pneumokokkenerkrankungen

Pneumokokken (oder exakter: Streptococcus pneumoniae) sind ein weit verbreiteter Keim und bei jedem zweiten Menschen ein harmloser Bestandteil der normalen Mundflora. Durch eine Kapsel, die sie vor Abwehrzellen schützt, sind Pneumokokken jedoch potenziell krank machend. Sie können eitrige Entzündungen von Mittelohr, Nasennebenhöhlen, Lungen oder Gehirnhäuten und auch Sepsis (»Blutvergiftung«) hervorrufen. Vor allem Kinder in den ersten zwei Lebensjahren sind – wegen der noch nicht ausgereiften Abwehr – für Pneumokokkenerkrankungen anfällig, ebenso alte Menschen. Gefährdet sind außerdem Personen mit bestimmten Grunderkrankungen, vor allem chronischen Herz-Kreislauf-, Lungen- und Nierenerkrankungen, Diabetes, Sichelzellanämie und Immunschwäche (zum Beispiel bei Aids, Mongolismus, Krebs oder Unterernährung). Ein besonders hohes Risiko haben Patienten, denen die Milz entfernt werden musste, weil bei ihnen das Blut nicht mehr von eingedrungenen Bakterien »gereinigt« wird.

Da eine Pneumokokkenerkrankung fast ausschließlich durch eine individuelle Abwehrschwäche ermöglicht wird, gibt es keine Epidemien. Es besteht daher auch kein Grund für eine prophylaktische antibiotische Behandlung gesunder Kontaktpersonen. Bei Patienten ohne Milz ist eine solche Prophylaxe allerdings über mehrere Jahre empfohlen.

Fast ein Drittel aller bakteriellen Mittelohrentzündungen und die Mehrzahl aller bakteriellen Lungenentzündungen bei Kindern sind durch Pneumokokken verursacht (Bluestone 1988). Auch bei Erwachsenen ist mehr als jeder dritte schwerere Atemwegsinfekt durch Pneumokokken hervorgerufen oder kompliziert (Focht 1999). Die Pneumokokken-Meningitis ist eine sehr schwere Erkrankung und derzeit bei Kindern - nach der Meningokokken-Meningitis - die zweithäufigste bakterielle Gehirnhautentzündung. In Deutschland gab es 1998 bei Kindern 209 gemeldete Fälle (ESPED 1998). Mit einer Zunahme der Erkrankung muss gerechnet werden - eine mögliche Folge der Hib-Impfung (Ekdahl 1998). Von einer Pneumokokkensepsis, einer schwere Infektion mit Eindringen der Erreger in die Blutbahn, sind jährlich um die tausend Kinder betroffen.

Etwa zwanzig Kinder sterben jährlich in Deutschland an einer schweren Pneumokokkenerkrankung, bei zwanzig weiteren bleiben durch eine Pneumokokken-Meningitis neurologische Schäden zurück (von Kries 2000). Bei Erwachsenen verläuft eine von zwanzig Pneumokokken-Lungenentzündungen tödlich. Vor allem unter alten Menschen kommt es in Deutschland jährlich zu schätzungsweise 10 000 Todesfällen, bei denen Pneumokokken mitverursachend sind (Schmitt 1999). Weltweit sterben, begünstigt durch Aids und Unterernährung, jährlich etwa drei Millionen Kinder an Pneumokokkeninfektionen (Grimwood 1997).

Pneumokkenerkrankungen können antibiotisch behandelt werden. Die Erreger reagierten bis vor wenigen Jahren ausnahmslos sehr empfindlich auf einfaches Penicillin. Wegen der häufigen und unkritischen Verschreibung und Einnahme von Antibiotika bei harmlosen Virusinfekten gibt es in den letzten Jahren gerade bei den Pneumokokken weltweit eine dramatische Resistenzentwicklung. Dies führte zu einer verstärkten Suche nach wirksamen Impfstoffen.

Resistente Keime kommen vor allem bei Kindern vor, die bereits mit Antibiotika behandelt wurden - bis zu 20 Prozent der bei ihnen gefundenen Keime sind auf verschiedene Antibiotika resistent (Nasrin 1999). Wird der Gebrauch an Antibiotika eingeschränkt, nehmen die resistenten Pneumokokkenstämme wieder ab (Ekdahl 1999).

Neuere Untersuchungen unterstützen übrigens, ungeachtet der Ursache, ein abwartendes Behandlungskonzept bei Mittelohrentzündungen: Über 80 Prozent der daran erkrankten Kinder werden auch ohne die Gabe von Antibiotika gesund (Del Mar 1999).

Der Pneumokokkenimpfstoff

Seit 1983 ist der Impfstoff Pneumovax 23 der Firma Mérieux auf dem Markt. Er enthält Antigene der 23 häufigsten Pneumokokkentypen. Da es jedoch etwa neunzig verschiedene Typen dieses Erregers gibt, ist die Wirksamkeit jedes Impfstoffes eingeschränkt. Schon die früher gebräuchlichen Präparate mit weniger Antigenen versagten gerade bei Risikopersonen (Fine 1994). Auch Pneumovax 23 brachte in Doppelblindstudien keine Verminderung von Lungenentzündungen oder Todesfällen bei Fünfzig- bis 85-Jährigen (Örtkvist 1998, Honkanen 1999). Die Wirksamkeit hält umso kürzer an, je älter der Impfling ist: Bei 85-Jährigen sind nur 22 Prozent der Impflinge über drei Jahre geschützt (Shapiro 1984). Der Nutzen der Maßnahme für alte Menschen ist somit fraglich (AT 1998). Bei Kindern in den ersten zwei Lebensjahren ist Pneumovax 23 wirkungslos.
Die Pneumokokkenimpfung war daher in Deutschland bis 2001 nur für Personen ab dem 3. Lebensjahr mit erhöhtem Infektionsrisiko empfohlen – etwa nach Entfernung der Milz, bei angeborener oder erworbener Immunschwäche, für Menschen mit Diabetes oder chronischen Lungen- oder Herzerkrankungen. 1998 hat die STIKO die Impfempfehlung auf alle über sechzigjährigen Personen ausgedehnt.
Mit dem neuen Pneumokokkenimpfstoff Prevenar drängt nun die Firma Wyeth Lederle auf den Markt. Es handelt sich um einen konjugierten, also an ein Trägereiweiß gebundenen, Impfstoff ähnlich dem Hib-Präparat. Mit diesem Kunstgriff scheint Prevenar vor allem bei Kindern zuverlässiger Antikörper hervorzurufen als Pneumovax 23 und ist bereits im ersten Lebensjahr wirksam. Im Impfstoff ist neben dem Impfantigen Aluminium-

phosphat enthalten. Prevenar muss bei jungen Säuglingen viermal verabreicht werden; bei Erstimpfung nach dem sechsten Lebensmonat genügen drei, nach dem zwölften Lebensmonat zwei Impfspritzen.

Der neue Impfstoff wurde in den USA gegen die dort vorherrschenden Pneumokokkentypen entwickelt. Bisher wurden Wirksamkeitsstudien nur in den USA und Finnland durchgeführt. In den USA ließen sich 89 Prozent der schwereren Pneumokokkeninfektionen durch die Impfung verhindern (Black 2000). In Europa liegt eine andere Verteilung von Pneumokokkenstämmen vor, so dass die Wirksamkeit deutlich geringer sein dürfte. In Finnland beispielsweise konnte die Rate an Mittelohrentzündungen durch die Impfung kaum gesenkt werden (Eskola 2001). Wirksamkeitsstudien fehlen, sowohl was Erkrankungen in Deutschland als auch den Schutz von Risikogruppen betrifft.

Ein weiteres Problem neben der fraglichen Effektivität der Pneumokokkenimpfstoffe ist das sogenannte »Serotype replacement«. Das bedeutet, dass Pneumokokkenstämme, gegen die geimpft wird, durch andere Stämme (mit noch wenig bekannten Eigenschaften) abgelöst werden, so dass die Impfprogramme wahrscheinlich relativ schnell verpuffen werden (Lipsitch 1999, Mbelle 1999, AT 2001/4). Schon während des Verlaufs der finnischen Studie nahmen die Infektionen durch solche impfresistenten Erreger um ein Drittel zu (Eskola 2001). Auch andere Keime treten unter Umständen an die Stelle der »weggeimpften« Pneumokokken. Bei mit Pneumovax 23 geimpften Kindern wurden zwar die Mittelohreiterungen durch Pneumokokken seltener, doch traten andere Erreger dafür umso häufiger auf, und die Gesamtzahl an Mittelohrentzündungen blieb gleich – ein weiterer Beleg für ein ökologisches Gleichgewicht zwischen Organismus und Erkrankung (Sloyer 1981, Makela 1980).

Trotz der dünnen Faktenlage und der ungenügenden Erforschung der Nebenwirkungen wurde 2001 die Zulassung für Prevenar erteilt, und zwar für die viermalige Verabreichung an Kinder im Alter von zwei, vier, sechs und zwölf bis vierzehn Monaten. Bei einer öffentlichen Impfempfehlung in Deutschland kämen enorme finanzielle Belastungen auf das Gesundheitssystem zu, da der Preis für die notwendigen vier Impfdosen derzeit etwa 330 Euro beträgt und sich die Kosten aller Schutzimpfungen in den ersten beiden Lebensjahren damit verdoppeln würden. Die Krankenkassen hatten Anfang 2001 vor zusätzlichen Kosten von 350 Millionen Euro gewarnt und eine generelle Kostenübernahme verweigert. An Kombinationsimpfstoffen mit DTPa, Hib, Hepatitis B und Polio wird bereits geforscht.

Im Juli 2001 modifizierte die STIKO ihre Empfehlungen für die Pneumokokkenimpfung (EB 2001). Es sollen nun auch schon Säuglinge ab dem 3. Lebensmonat geimpft werden, die vermehrt gesundheitlich gefährdet sind durch chronische Krankheiten, Immundefekte und neurologische Erkrankungen, zudem Säuglinge mit Gedeihstörungen oder niedrigem Geburtsgewicht (unter 2500 g) und Frühgeborene.

Nebenwirkungen der Pneumokokkenimpfung

Nebenwirkungen der verschiedenen Pneumokokkenimpfstoffe sind bisher nur ungenügend untersucht oder veröffentlicht – wie in vielen anderen Fällen erfolgt auch hier die Zulassung und Vermarktung, bevor eine zuverlässigere Risikoabschätzung vorgenommen wurde. Sollten die Impfstoffe irgendwann in Vielfachkombination verabreicht werden, dürfte eine solche Abschätzung gänzlich unmöglich werden. Bereits die US-amerikanische Studie vor der Zulassung von Prevenar untersuchte den Impfstoff nicht allein, sondern nur in Kombination mit anderen Präparaten – eine Methode, die statistische Manipulationen geradezu herausfordert.

Pneumovax 23 führt bei bis zu 50 Prozent der Geimpften zu Beschwerden an der Impfstelle. Wenige Stunden bis Tage nach der Maßnahme werden manchmal Fieber, Muskel-, Kopf- oder Gelenkschmerzen beobachtet (Quast 1997). Starke Impfreaktionen mit hohem Fieber treten bei etwa 1 Prozent der Geimpften auf. Gelegentlich kommt es zu extrem hohem Fieber und schweren allergischen Reaktionen (CID 1985). Wenn bei einer Impfauffrischung mit Pneumovax 23 noch messbare Antikörper im Blut sind, kann es zum so genannten Arthus-Phänomen kommen, einer sehr schmerzhaften Antigen-Antikörper-Reaktion an der Impfstelle. Eine Auffrischung bei Risikopersonen sollte daher frühestens fünf, bei jungen Erwachsenen frühestens zehn Jahre nach der Grundimmunisierung vorgenommen werden. Auch eine vorangegangene Pneumokokkeninfektion vermag eine starke Impfreaktion zu verursachen.

Prevenar führt ebenfalls häufig zu Lokalreaktionen und bei über 40 Prozent der Impflinge zu Fieber. Bei mehr als jedem zehnten stellt sich in den Tagen nach der Impfung Durchfall oder Erbrechen ein (AT 2001, 4). Bis zu 24 Prozent der Impflinge leiden an Rötung, Schwellung oder Schmerzhaftigkeit an der Impfstelle (Black 2000). Auch Krampfanfälle wurden im Anschluss an die Impfung beobachtet (EB 2001). Nach dem zeitgleichen Verabreichen mit einem DT-Keuchhustenpräparat traten deutlich mehr Allgemeinreaktionen wie Fieber, Schläfrigkeit, Reizbarkeit und Appetitlosigkeit auf als nach dem DT-Keuchhustenimpfstoff alleine (Schmöle-Thoma 2000). Längerfristige Nebenwirkungen von Prevenar wurden nicht erforscht: Mögliche Reaktionen fragte man lediglich in den ersten zwei Wochen nach der Impfung in standardisierten Telefoninterviews ab.

Zusammenfassung

- Pneumokokken sind ein weit verbreiteter Keim, der in seltenen Fällen zu schweren Infektionen wie Ohren-, Lungenentzündung, Meningitis oder Sepsis führen kann.
- Betroffen sind vor allem Kinder in den ersten zwei Lebensjahren, alte Menschen und chronisch Kranke.
- Eine Impfempfehlung gibt es in Deutschland nur für chronisch kranke Kinder, Personen ohne Milz und über Sechzigjährige.
- Mit einer Ausdehnung der Impfempfehlung ist durch die Ent-

wicklung neuer Impfstoffe und neuer Kombinationspräparate zu rechnen.

- Die Effektivität der bisherigen Impfstoffe ist mäßig, langfristige Wirksamkeit und Nebenwirkungen sind kaum untersucht.

Referenzen

AT (Arznei-telegramm): Zum Nutzen der Pneumokokken-Impfung. AT 1998, 3: 34

AT (Arznei-telegramm): Neue Konjugat-Impfstoffe Prevenar und Meningitec. AT 2001, 4: 38-39

Bluestone, C. D., Klein, J. O.: Otitis media in infants and children. Saunders, Philadelphia 1988

Black, S., et al.: Efficacy, safety and immonogenicity of heptavalent pneumococcal conjugate vaccine in children. Pediatr Infect Dis J 2000: 18: 187–195

CID (Committee on Infectious Diseases), American Academy of Pediatrics: Recommendations for using pneumococcal vaccine in children. Pediatrics 1985, 95: 1153–1158

Del Mar, C. B., Glasziou, P. P.: Should we now hold back from initially prescribing antibiotics for acute otitis media? J Paediatr Child Health 1999, 35(1): 9–10

EB (Epidemiologisches Bulletin): Begründung der STIKO-Empfehlung zur Pneumokokkenimpfung. EB 2001, 28: 216-7

Ekdahl, K., Martensson, A., Kamme, C.: Bacteraemic pneumococcal infections in Southern Sweden 1981–96: trends in incidence, mortality, age-distribution, serogroups and penicillin-resistance. Scand J Infect Dis 1998, 30(3): 257–262

Ekdahl, K., Persson, K., Molstad, S., Melander, E., Norrgren, H., Soderstrom, M., et al.: Reduced frequency of resistant pneumococci in Southern Sweden. Community based disease control projects to minimize antibiotic resistance. Lakartidningen 1999, Jun 16; 96(24): 2962–2955

Eskola, J., Kilpi, T., Palmu, A., et al.: Efficacy of a pneumococcal conjugate vaccine against acute otitis media. N Engl J Med 2001, 344(6): 403-9

ESPED (Erhebungseinheit für seltene pädiatrische Erkrankungen in

Deutschland): Jahresbericht 1998. http://www.public.rz.uni-duesseldorf.de/~esped/jabe1998.htm#pneumos

Fine, M. J., Smith, M. A., Carson, C. A., et al.: Efficacy of pneumococcal vaccination in adults. A meta-analysis of randomized controlled trials. Arch Intern Med 1994, 154(23): 2666–2667

Focht, J.: In-vitro-Aktivität von Cefpodoxim im Vergleich zu anderen oralen Antibiotika. Arzneimitteltherapie 1999, 10: 305–311

Grimwood, K., Collignon, P., Currie, B., Ferson, M., Gilbert, G., Hogg, G., Isaacs, D., Mcintyre, P.: Antibiotic management of pneumococcal infections in an era of increased resistance. Journal of Paediatrics and Child Health. 1997, 33: 287–295

Honkanen, P. O., Keistinen, T., Miettinen, L., Herva, E., Sankilampi, U., Laara, E., Leinonen, M., Kivela, S. L., Makela, P. H.: Incremental effectiveness of pneumococcal vaccine on simultaneously administered influenza vaccine in preventing pneumonia and pneumococcal pneumonia among persons aged 65 years or older. Vaccine 1999, 4; 17(20–21): 2493–2500

Kasper, D. L.: Bacterial capsules – old dogmas and new tricks. J Infect Dis 1986, 153: 407–415

von Kries, R.: Epidemiologie von Pneumokokken-Infektionen bei Kindern. Kinderärztl Prax 2000, 7: 435–438

Lipsitch, M.: Bacterial vaccines and serotype replacement: lessons from Haemophilus influenzae and prospects for Streptococcus pneumoniae. Emerg Infect Dis 1999, 5(3): 336-45

Makela, P. H., Sibakov, M., Herva, E., Henricksen, J.: Pneumococcal vaccine and otitis media. Rev Inf Dis 1981, 3: 124–130

Mbelle, N., Huebner, R. E., Wasas, A. D., Kimura, A., Chang, I., Klugman, K. P.: Immunogenicity and impact on nasopharyngeal carriage of a nonavalent pneumococcal conjugate vaccine. J Infect Dis 1999, 180(4): 1171–1176

Nasrin, D.: Antibiotic resistance in Streptococcus pneumoniae isolated from children. J Paediatr Child Health 1999, 35(6): 558–561

Örtkvist, A., Hedlund, J., Burman, L. A., et al.: Randomised trial of 23-valent pneumococcal capsular polysaccharide vaccine in prevention of pneumonia in middle-aged and elderly people. Swedish Pneumococcal Vaccination Study Group: Lancet 1998, 351(9100): 399–403

Overturf, G. D.: Technical report: prevention of pneumococcal infections, including the use of pneumococcal conjugate and polysaccharide vaccines and antibiotic prophylaxis. Pediatrics 2000, 106, 1(2): 367–376

Quast, U., et al.: Impfreaktionen. Hippokrates Verlag (2. Aufl.), Stuttgart 1997

Schmitt, H. J., Hülßle, C., Raue, W. (Hg.): Schutzimpfungen. Infomed, Berlin 1999

Schmöle-Thoma, D. (Wyeth Lederle Vaccines Europa): Siebenvalenter Pneumokokken-Konjugatimpfstoff (7VPnc: Prevenar). Kinderärztl Prax 2000, 7: 441–451

Shapiro, E. D., Clemens, J. D.: A controlled evaluation of the protective efficacy of pneumococcal vaccine for patients at high risk for serious pneumococcal infections. Ann Intern Med 1984, 101: 325–330

Sloyer, J. L., Ploussard, J. H., Howie, V. M.: Efficacy of pneumococcal polysacharide vaccine in preventing acute otitis media in infants in Huntsville, Alabama. Rev Inf Dis 1981, 3: 119–123

Tollwut

Die Tollwuterkrankung

Tollwut ist eine immer tödlich endende Viruserkrankung des zentralen Nervensystems, die durch den Biss eines infizierten Tieres übertragen wird. Erreger ist das Rabiesvirus, das im Speichel erkrankter Tiere in hoher Konzentration vorkommt.

Die Inkubationszeit der Tollwut reicht beim Menschen von wenigen Tagen bis über mehrere Monate und schwankt je nach Tiefe der Wunde und ihrer Nähe zu Rückenmark oder Gehirn. Das Virus vermehrt sich zunächst an der Eintrittsstelle und wandert dann über Nervenbahnen ins Rückenmark und schließlich ins Gehirn.

Die Krankheit beginnt allmählich mit Kopfschmerzen, Übelkeit und Erbrechen. Hinzu kommt ein starkes Trockenheitsgefühl im Rachen mit Durst und Schluckbeschwerden. Einige Tage später zeichnen sich die Symptome einer Enzephalitis ab: Angst- und Erregungszustände, Lichtscheu, Verwirrtheit und Halluzinationen. Typisch sind die Schluckkrämpfe beim Denken an Wasser. Das Krankheitsbild steigert sich zu allgemeiner Übererregbarkeit mit Zuckungen und Krämpfen der gesamten Muskulatur, dann folgen Lähmungen und schließlich Koma und Tod durch Atmungs- und Herzkreislaufversagen, meist innerhalb von zwei bis fünfzehn Tage nach Auftreten der ersten Symptome. Intensivmedizinische Behandlung kann den Krankheitsverlauf verzögern, jedoch nicht aufhalten. Ein »prominentes« Opfer der Tollwut war übrigens Edgar Allan Poe (WELT 9. 9. 2000).

Überträger der Tollwut sind Fleisch fressende Säugetiere – allen voran Füchse, Hunde und Katzen –, aber auch infizierte Weidetiere und Rotwild. Durch die Tollwuterkrankung werden sie einerseits zutraulich, andererseits aggressiv und verbreiten das Virus durch Bisse, bevor sie daran sterben.

In Westeuropa und Russland spielen Füchse als Infektionsherd die größte Rolle; seltener ist die Übertragung durch Marder, Dachse und Wölfe. In Nordamerika können auch Waschbären, Koyoten und Stinktiere die Tollwut übertragen, in Südamerika Fledermäuse, in Afrika und Asien Schakale und Affen. Durch kleine Nager wie Mäuse, Ratten, Meerschweinchen oder Hamster wird Tollwut zumindest in Europa nicht übertragen (Schriever 1999).

Ungefährlich ist das bloße Berühren oder Füttern von Tieren, auch wenn man sie an unverletzter Haut lecken lässt. Tollwutübertragung ist jedoch möglich, wenn erkrankte Tiere an verletzten Hautstellen lecken oder mit ihren Zähnen die Haut anritzen – selbst wenn es nicht blutet. Tierspeichelkontakt, etwa durch versehentliches Augenreiben mit speichelbenetzten Händen, ist hoch infektiös (STIKO 1997).

Nach Meinung der Experten ist in Gebieten, in denen Füchse mit Impfködern gegen Tollwut geimpft werden, die Berührung dieser Köder mit verletzter Haut oder mit Schleimhaut ein Grund zur Tollwutimpfung. Die Köder enthalten zwar abgeschwächte Tollwutviren, aber eine Rückmutation kann nie mit 100-prozentiger Sicherheit ausgeschlossen werden.

Bedeutung der Tollwut

Tollwut kommt in fast allen Teilen der Welt vor. Frei davon sind in Europa Skandinavien, Dänemark, Island, Irland, Großbritannien, Griechenland, Zypern, Gibraltar, Malta, Portugal und weite Teile Spaniens. Außerdem gibt es keine Tollwut in Australien, Neuseeland, Papua-Neuguinea, Ozeanien, Taiwan, Japan, Kuwait, auf Bermuda, einigen karibischen Inseln und den touristischen Inseln im Indischen Ozean.

In Europa werden die meisten Haustiere gegen Tollwut geimpft. Durch groß angelegte Impfkampagnen bei Füchsen ist die Tollwut auch bei Wildtieren sehr selten geworden. Seit den 80er Jahren wurden in Europa jährlich nur etwa zehn Tollwutfälle beim Menschen bekannt, fast alle ereigneten sich in Russland, Rumänien und der Türkei (Roß 1997).

In Deutschland wurden zwischen 1980 und 1997 fünf Tollwuterkrankungen gemeldet. Alle Patienten sind verstorben, zwei von ihnen wurden außerhalb Europas von Tieren gebissen (Roß 1997). Bei geschätzten 30 000 bis 50 000 Tierbissen pro Jahr ist damit das Risiko einer Tollwuterkrankung hierzulande äußerst niedrig. In vielen Verdachtsfällen wurde jedoch prophylaktisch geimpft, und es ist nicht abzuschätzen, wie viele Tollwuterkrankungen dadurch verhindert wurden.

Die Diagnose der Tollwut

Das Erkennen einer Tollwuterkrankung in der Inkubationszeit oder im Anfangsstadium ist nahezu unmöglich. Der Virusnachweis beim Tier ist unsicher, die Virusanzüchtung aus menschlichen Körperflüssigkeiten zeitaufwendig und daher keine Hilfe für die Therapieentscheidung. Auch lassen sich in der Inkubationszeit meist noch keine Tollwutantikörper im Blut nachweisen.

Oft wird bei einem Tierbiss nicht an Tollwut gedacht, weil das Tier zwar schon infektiös, aber noch nicht offensichtlich krank ist. In vielen Fällen erinnert sich der Patient nicht einmal an einen Tier-

biss. Im Frühstadium können die neurologischen Beschwerden auch als psychiatrisches Zustandsbild verkannt werden.
Künftig wird eine Labormethode (»PCR«) zur Verfügung stehen, mit der eine Frühdiagnose aus dem Speichel von Tieren oder aus Körperflüssigkeiten wie Tränen, Speichel oder Rückenmarkswasser gebissener Menschen möglich ist. Dies wird die Entscheidung für oder gegen eine Tollwutimpfung wesentlich erleichtern. Wichtig ist es aber in jedem Fall, dass überhaupt an die Möglichkeit einer Tollwut gedacht wird – ist die Krankheit erst einmal ausgebrochen, kommt jede Impfprophylaxe zu spät.

Der Tollwutimpfstoff

In Deutschland gibt es drei zugelassene Tollwutimpfstoffe: Rabipur, Rabivac und Tollwut Impfstoff Mérieux. Ersterer ist auf Hühnerzellen, die beiden Letzteren sind auf menschlichen Zellkulturen gezüchtet und besser verträglich. Der Mérieux-Impfstoff ist mit zirka 45 Euro pro Impfdosis deutlich billiger als Rabivac (etwa 70 Euro).
Die Präparate enthalten Spuren von Antibiotika, Polygelin (in Rabipur und Rabivac) und Phenolsulfonphthalein (Mérieux-Impfstoff) – alles Substanzen, gegen die Allergien möglich sind. Die Impfung ist geeignet als Schutz nach einem Tierbiss. Für bestimmte Risikogruppen wird jedoch auch die prophylaktische Impfung empfohlen. Sie ist beispielsweise zu erwägen für Tierärzte, Tierpfleger und Förster. Auch vor Abenteuerreisen oder Langzeitaufenthalten in Risikoländern muss die Impfung erörtert werden. Als Gebiete mit hoher Tollwutgefahr gelten die Länder des tropischen Afrikas sowie Indien, Sri Lanka, Thailand, Vietnam, Nepal und Bangladesch. Kurzzeitige Urlaubsreisen, vor allem Pauschalreisen nach westlichem Standard, sind kein Grund zur Impfung.
Für den nahezu 100-prozentigen Impfschutz von Risikopersonen sind innerhalb von vier Wochen drei Injektionen in die Oberarmmuskulatur notwendig. Auffrischungen sollen dann zunächst nach einem Jahr, danach alle drei bis fünf Jahre erfolgen. Even-

tuell reichen jedoch auch längere Impfabstände aus. Da bei häufiger Tollwutimpfung die Nebenwirkungen zunehmen, ist es besser, in bestimmten, etwa jährlichen Abständen aus dem Blut die Antikörper überprüfen zu lassen und nur bei fehlendem Schutz zu impfen. Nach einem Tierbiss ist eine nochmalige sofortige Auffrischung empfohlen.

Nebenwirkungen der Tollwutimpfung

Etwa jeder fünfte Impfling klagt über leichte Reaktionen wie Beschwerden an der Impfstelle (Kagawa 1992). Seltener treten Fieber, Kopfschmerzen, Übelkeit und Krankheitsgefühl auf. In den ersten vierzehn Tagen kann es zu Gefühlsstörungen wie Kribbeln in der Nähe der Impfstelle kommen. Sehr selten wurde über neurologische Erkrankungen wie Nervenentzündungen oder Guillain-Barré-Syndrom berichtet.

Bei häufigen Auffrischungsimpfungen kommt es eher zu allergischen Reaktionen. Etwa jeder Zehnte klagt in den ersten zwei Wochen nach einer Auffrischung über Nesselausschlag oder andere Hauterscheinungen, Gelenkbeschwerden und ödematöse Schwellungen, vereinbar mit der Diagnose einer Immunkomplexerkrankung (Dreesen 1986, Fishbein 1993). Bei Allergien gegen Substanzen im Impfstoff kann es auch zu schweren Reaktionen bis hin zum allergischen Schock kommen (Schmitt 1999).

In Afrika, Indien und Ostasien werden teilweise noch aus Hamster- oder Schafshirn gewonnene Tollwutimpfstoffe verwendet, die eine geringe Schutzquote aufweisen und in einem hohen Prozentsatz zu schwerwiegenden Nervenerkrankungen wie Guillain-Barré-Syndrom führen; außerdem bergen sie das Risiko einer Übertragung der tödlich verlaufendenen Creutzfeldt-Jakob-Erkrankung. Diese Impfstoffe sind zwar deutlich billiger als die teuren Zellkulturpräparate, doch muss von ihrem Gebrauch dringend abgeraten werden. Die deutsche Botschaft kann in diesen Ländern vertrauenswürdige Ärzte nennen, die die besser verträglichen modernen Impfstoffe verwenden.

Die Tollwutimpfung bei Tieren

Für die Impfung von Haustieren gibt es bei uns derzeit keine gesetzliche Pflicht, sie kann jedoch aus Gründen der Seuchenbekämpfung von den Gesundheitsbehörden angeordnet werden. An Tollwut erkrankte Tiere, aber auch solche ohne ausreichenden Impfschutz, die mit infizierten Tieren in Kontakt gekommen sind, müssen laut Tollwutschutzverordnung ausnahmslos getötet werden

Viele Tierbesitzer und -züchter lassen daher ihre Tiere impfen, sodass zumindest in den Städten bei uns etwa 90 Prozent der Hunde und 40 Prozent der Katzen tollwutgeimpft sind (Schriever 1999). Ab der neunten Lebenswoche des Tieres muss der Impfstoff zweimal mit einem Abstand von vier Wochen verabreicht werden, danach einmal jährlich. Wird ein Hund oder eine Katze ins Ausland mitgenommen, ist die Tollwutimpfung obligatorisch. Füchse werden in Gebieten, in denen noch Wildtollwut herrscht, lebendgeimpft. Als Impfköder dienen braune Scheiben mit einem Durchmesser von 3 bis 4 Zentimetern und einem Geruch nach Fischmehl. Bei Berührung eines solchen Köders müssen die Körperteile, die mit dem Impfstoff in Kontakt gekommen sind, gründlich mit Wasser und Seife gewaschen werden. Die Berührung mit gesunder Haut ist unschädlich, bei Kontakt mit Schleimhaut oder verletzter Haut ist wie gesagt eine Impfung angeraten.

Impfung nach Tollwutkontakt

Die wichtigste Verhaltensregel zur Vorbeugung von Tollwut ist – insbesondere bei Reisen in Gebieten mit hohem Risiko wie Asien, Afrika oder Lateinamerika – größte Vorsicht vor streunenden Hunden und Katzen. Radfahrer oder Motorradfahrer müssen sich besonders in Acht nehmen.

Bei Bissverletzungen durch Tiere muss immer ärztliche Hilfe in Anspruch genommen werden. Hierbei geht es zunächst um die Reinigung der Wunde mit Wasser und Seife und die anschließen-

de Desinfektion – zum Beispiel mit 40- bis 70-prozentigem Alkohol oder Jodverbindungen (Betaisodona, Braunovidon oder Ähnlichem). Bisswunden dürfen nicht genäht werden. Da Tierbisse häufig zu Wundinfektionen führen, ist auch der Einsatz eines Antibiotikums zu erwägen. Tetanusschutz muss bestehen.
Bei der Einschätzung der Tollwutgefahr sind folgende Sachlagen denkbar:

- Der Biss stammt von einem wilden oder unbekannten Tier in einem Gebiet, in dem Tollwut vorkommt. Hier ist – außer es handelt sich um ein Nagetier – in jedem Fall eine Tollwutimpfung angezeigt.
- Der Biss stammt von einem Tier, dessen Halter bekannt ist. Hier kann auf die Tollwutimpfung verzichtet werden, wenn »unverzüglich eine mündliche oder schriftliche tierärztliche Bestätigung vorliegt, dass beim Tier ausreichender [Tollwut]-Impfschutz besteht« – so die medizinjuristische Formulierung (Rieger 1999). Tollwutrisiko und damit Grund zur Impfung besteht nur, wenn das Haustier in einem nicht tollwutfreien Gebiet lebt und Kontakt zu Wildtieren möglich ist. Vorsichtshalber sollte in solchen Gegenden ein anscheinend gesundes Tier über mehrere Tage beobachtet werden – wird es krank, ist eine Untersuchung seines Gehirns auf Tollwut durch den Amtsarzt angezeigt.

Im Verdachtsfall ist so früh wie möglich – idealerweise innerhalb von 24 Stunden – eine Impfung empfohlen. Sie wird in den allermeisten Fällen »schneller« sein als die Infektion.
Für die Impfung nach vermutlichem Tollwutkontakt gibt es verschiedene Schemata. In Deutschland sieht das Impfschema sechs Impfungen in bestimmten Abständen über neunzig Tage vor. Die WHO empfiehlt fünf innerhalb von dreißig Tagen. Pro Jahr werden auf diese Weise weltweit drei bis vier Millionen Menschen nach Tierbissen behandelt, davon allein 700 000 in Indien.
Ein sehr hohes Risiko besteht, wenn die Tollwut beim Tier gesichert ist und sich die Bissstelle am Hals oder im Gesicht befindet

oder Tierspeichel in Mund oder Auge gelangt ist. In solchen Fällen ist gleichzeitig mit der Impfung oder bis spätestens zum achten Tage danach die Verabreichung des Tollwutimmunglobulins Berirab empfohlen, das einen Großteil der Viren abfängt (Schriever 1999). Berirab wird aus Plasma gesunder menschlicher Spender hergestellt und ist sehr teuer (zurzeit etwa 170 Euro). Es birgt ein theoretisches Restrisiko für die Übertragung von BSE bzw. der menschlichen Variante des Rinderwahnsinns, der Creutzfeldt-Jakob-Erkrankung. In vielen Ländern wird ein Serum vom Pferd angewandt, das wesentlich billiger ist, aber eher zu allergischen Reaktionen führt. Wird die Serumgabe abgelehnt oder ist kein Serum erhältlich, empfiehlt sich ein verkürztes Schema mit zwei Impfungen am ersten Tag in jeweils einen Oberarm, dann Auffrischungsimpfungen am siebten und 21. Tag (»2-1-1-Muster«).

Zusammenfassung

- Tollwut ist eine tödliche Erkrankung, die durch Bisse infizierter Tiere oder durch Schleimhautkontakt mit ihrem Speichel übertragen wird.
- Nach jedem Tierbiss muss die Möglichkeit der Tollwutübertragung in Betracht gezogen werden. Bei Verdacht muss man nach üblichem Schema impfen.
- Aus Kosten- und Verträglichkeitsgründen empfiehlt sich der Impfstoff von Mérieux.
- Impfauffrischungen sollten erst erfolgen, wenn die Antikörperbestimmung im Blut keinen Schutz mehr anzeigt.
- Vorsicht vor Billigipräparaten im außereuropäischen Ausland! Nur Zellkulturimpfstoffe akzeptieren!
- Impfindikationen sind:
  - Tierbisse in Afrika, Asien oder Lateinamerika
  - der Biss durch ein ungeimpftes Haustier oder ein Wildtier (außer Nagetieren) in Gegenden Europas oder Nordamerikas, in denen die Tollwut noch heimisch ist,

- eventuell vor Langzeitaufenthalten in tropischen oder subtropischen Ländern
- eventuell bei beruflich Gefährdeten (Jäger, Tierpfleger, Tierärzte)

Referenzen

Dreesen, D. W., Bernard, K. W., Parker, R. A., Deutsch, A. J., Brown, J.: Immune complex-like disease in 23 persons following a booster dose of rabies human diploid cell vaccine. Vaccine 1986, 4(1): 45–49

Fishbein, D. B., Yenne, K. M., Dreesen, D. W., Teplis, C. F., Mehta, N., Briggs, D. J.: Risk factors for systemic hypersensitivity reactions after booster vaccinations with human diploid cell rabies vaccine: a nationwide prospective study. Vaccine 1993, 11(14): 1390–1394

Kagawa, K. J., Chomel, B. B., Lery, L.: Rabies and brucellosis immunization status and adverse reactions to rabies vaccines in veterinary students. Comp Immunol Microbiol Infect Dis 1992, 15(2): 79–87

Rieger, H.: Hunde- und Katzenbissverletzungen. Päd Prax 1999, 55f: 673–676

Roß, R. S., Stefan, R.: Menschliche Tollwuterkrankungen in Deutschland. Dt Ärztebl 1997, 94(1–2)A: 34–37

Schmitt, H. J., Hülßle, C., Raue, W. (Hg.): Schutzimpfungen. Infomed, Berlin 1999

Schriever, J.: Tollwutschutzimpfung. Päd Prax 1999, 57: 86–88

STIKO (Ständige Impfkommission am Robert-Koch-Institut): Neufassung der Impfempfehlungen. Dt Ärztebl 1997, 94 Suppl

WELT, DIE: Edgar Allen Poe starb an Tollwut. 9. 9. 2000.

Reiseimpfungen

Der größte Teil nach Deutschland importierter Erkrankungen wird nicht durch Einwanderer oder Asylbewerber, sondern durch Reisende eingeschleppt, die als Urlauber oder Dienstreisende im Ausland waren. Hauptanteil an diesen Erkrankungen haben die Malaria mit etwa tausend gemeldeten Fällen pro Jahr und die Ruhr mit zirka 2000 Meldungen im Jahr 1997. Auch die jährlich 4000 bis 5000 aktenkundig gewordenen Hepatitis-A-Erkrankungen haben ihren Gipfel nach Ende der Hauptreisesaison, dürften also zumindest teilweise auf dem Import aus Urlaubsländern beruhen. Weniger Bedeutung haben Typhus (75 Meldungen im Jahr 1997), Paratyphus (59), Cholera (1), Brucellose oder Denguefieber.

Reiseerkrankungen werden hauptsächlich durch verseuchte Lebensmittel oder Trinkwasser und durch Insektenstiche erworben. Hier setzt die Vorbeugung durch entsprechende Verhaltensmaßnahmen ein: Zu empfehlen sind bedeckende Kleidung, Moskitonetze und Einreiben mit Repellents oder ätherischen Ölen gegen Moskitos, wobei Autan bei Kindern wegen der Gefahr von Krampfanfällen nicht angewendet werden darf. Beim Essen gilt die bekannte Vorsichtsmaßnahme »Cook it, peel it or leave it« (Koche es, schäle es oder lass es stehen) und das Meiden von nicht abgekochtem Wasser und Eiswürfeln. Einen gewissen Effekt bei der Vorbeugung von Reisedurchfällen hat Bierhefe (zum Beispiel Perenterol).

In vielen tropischen Ländern sind diese Vorsichtsmaßnahmen jedoch nicht ausreichend. Vor allem darf die Malaria nicht unterschätzt werden, da insbesondere die Malaria tropica eine extrem gefährliche Krankheit mit hoher Sterblichkeit ist und die Behandlung wegen der zunehmenden Resistenz der Erreger immer unsicherer wird. Es gilt also, sich in entsprechenden tropenmedizinischen Beratungsstellen genau über die Malariasituation im Reiseland zu informieren, möglichst detailliert entlang der ge-

planten Reiseroute. Eine wirksame medikamentöse Malariaprophylaxe ist nur durch schulmedizinische Medikamente möglich; die homöopathische Prophylaxe etwa mit Malaria D200 ist weder konform mit der Theorie der Homöopathie noch in der Praxis wirksam.
Des Weiteren sollte man mit Hilfe tropenmedizinischer Beratung überlegen, ob die eine oder andere Impfung angezeigt ist. Gelbfieber dürfte hier meist keine Entscheidungsschwierigkeiten bereiten, da die Impfung in den entsprechenden Gegenden in der Regel obligatorisch ist. Abzuwägen sind in erster Linie die Impfungen gegen Hepatitis A, Typhus, Japanische Enzephalitis und in Sonderfällen Cholera, Tollwut und Meningokokken.
Eine brauchbare Informationsquelle für die meisten Reiseländer bietet im Internet das Deutsche Medizin-Netz (http://www.medizin-netz.de/framesets/fsetreisearchiv.htm) und die Deutsche Gesellschaft für Tropenmedizin (http://www.dtg.mwn.de).

Referenz

Schöneberg, I.: Reisebedingte Erkrankungen in Deutschland. Bundesgesundheitsbl-Gesundheitsforsch-Gesundheitsschutz 1999, 42: 381–388

Hepatitis A

Die Hepatitis-A-Erkrankung

Hepatitis A ist eine Viruserkrankung, die fäkal-oral – das heißt durch Verschlucken von infektiösem Stuhl – übertragen wird. Dies geschieht entweder direkt von Mensch zu Mensch oder über kontaminiertes Wasser oder Nahrungsmittel. Vorgebeugt werden kann also durch Befolgung der bereits erwähnten allgemeinen Ernährungsratschläge bei Tropenreisen – »Koche es, schäle es oder lass

es stehen« – sowie durch häufiges und gründliches Händewaschen. Ein seltener Übertragungsweg ist der Sexualkontakt oder die Übertragung über infiziertes Blut, zum Beispiel bei Drogensüchtigen.
Bei der Hepatitis A handelt es sich um eine gutartige Erkrankung – die Prognose ist »hervorragend« (Schaad 1997). Vor allem im Kindesalter bis zu sechs Jahren kommt es in über 90 Prozent der Fälle zu symptomlosem Verlauf mit lebenslanger Immunität (Tilzey 1991), bei unter Dreijährigen sogar in 97 Prozent der Fälle (Hall 1991). Von infizierten Sechs- bis Vierzehnjährigen erkranken etwa 50 Prozent, von Jugendlichen und Erwachsenen bis zu 70 Prozent (CDC 1999). Vor allem in höherem Alter kann der Verlauf jedoch auch schwer sein, und eine Erkrankungsdauer von bis zu vier Wochen ist keine Seltenheit. Sehr selten kommt es bei älteren Patienten mit vorgeschädigter Leber – zum Beispiel durch Alkohol, Medikamente oder Hepatitis C – zu weiteren Funktionseinbußen des Organs und im Extremfall zum Tod: Zwölf bis neunzehn Todesfälle werden pro Jahr in Deutschland gemeldet. Es handelt sich dabei fast ausschließlich um Personen, die älter als sechzig Jahre waren (EB 1998).
Nach einer Inkubationszeit von zwei bis sieben, in den meisten Fällen vier Wochen treten zunächst allgemeines Krankheitsgefühl, Fieber, Bauchschmerzen, Erbrechen und meist auch Durchfall auf. Nach wenigen Tagen kommt es dann zur Leberschwellung mit den typischen Symptomen der Gelbsucht (»Ikterus«): gelblich verfärbte Haut und Augenbindehaut, grauweiß entfärbter Stuhl und dunkelfarbiger Urin. Die Diagnose kann durch eine Blutuntersuchung gesichert werden. Nach zwei bis spätestens vier Wochen verschwinden Gelbfärbung und Krankheitsgefühl.
Die Ansteckungsfähigkeit beginnt frühestens zwei Wochen vor dem Ikterus und ist am höchsten in den Tagen vor Beginn der Erkrankung. Mit Erkrankungsbeginn nimmt die Virusausscheidung bereits ab – nur die Hälfte der Patienten hat dann überhaupt noch Viren im Stuhl. Es macht also keinen Sinn, bereits Erkrankte völlig zu isolieren oder aus der Familie herauszunehmen. Es gibt auch keine chronischen Virusträger wie bei der Hepatitis B, eben-

so keine chronischen Krankheitsverläufe. Nach überstandener Erkrankung bleibt eine lebenslange Immunität zurück.
Die Hepatitis A ist meldepflichtig mit dem Namen des Betroffenen. Zwei Wochen nach Krankheitsbeginn bzw. eine Woche nach Beginn des Ikterus darf der Erkrankte wieder Gemeinschaftseinrichtungen besuchen. Die schulmedizinische Behandlung der Hepatitis besteht aus symptomatischen Maßnahmen: Bettruhe, leicht verdauliche Diät, bei schweren Verläufen Infusionsbehandlung.

Die Häufigkeit der Hepatitis A

In tropischen und subtropischen Ländern ist die Hepatitis A eine typische Kinderkrankheit - oft haben dort mehr als 90 Prozent der Zehnjährigen die Infektion durchgemacht.
Bis in die Jahre nach dem Zweiten Weltkrieg infizierten sich auch in Deutschland noch 80 und 90 Prozent der Kinder und Jugendlichen mit der Hepatitis A, machten die Krankheit meist symptomlos durch und hatten dann lebenslang Antikörper. Auf Grund der verbesserten hygienischen Bedingungen in Familien, Kindereinrichtungen und in der Lebensmittel- und Wasserversorgung ging die Durchseuchung laufend zurück.
Derzeit haben jährlich etwa 5 Prozent eines Geburtsjahrgangs, also etwa 50 000 Personen, mit Hepatitis A Kontakt (EB 1998). Pro Jahr werden jedoch nur 4000 bis 6000 Fälle von Hepatitis A gemeldet. Das bedeutet einerseits, dass ein Großteil der unter Fünfzigjährigen heute nicht mehr gegen Hepatitis A immun ist und daher bei Kontakt erkranken kann. Andererseits erkrankt entgegen offiziellen Zahlen offensichtlich die Mehrzahl der infizierten Erwachsenen nicht manifest an »Gelbsucht«, sondern macht eine milde, unerkannte Hepatitis oder eine symptomlose »stille Feiung« durch.
Die häufigsten Krankheitsmeldungen betreffen Schüler und junge Erwachsene. Mehr als zwei Drittel aller bekannten Erkrankungen werden im Ausland erworben (Jilg 1992). Risikogebiete sind die Länder Afrikas, Asiens und Mittel- und Südamerikas, aber

auch bestimmte Regionen Südeuropas und die Türkei. Etwa drei bis sechs von tausend Reisenden erwerben in diesen Ländern eine Hepatitis A, bei Rucksacktouristen liegt das Risiko etwa sechsmal so hoch (Steffen 1987). Im Umfeld von importierten Hepatitis-A-Erkrankungen kommt es dann unter Umständen zur Ausbreitung – zum Beispiel in der Familie, im Kindergarten oder in der Schule.

Der Hepatitis-A-Impfstoff

Geimpft wird mit abgetöteten (»inaktivierten«), an Aluminiumhydroxid gebundenen Hepatitis-A-Viren, die auf menschlichen Zellen angezüchtet werden. Im Handel sind zwei Einzelimpfstoffe ohne Thiomersal-Zusatz (Havrix, Vaqta) und ein Kombinationsimpfstoff zusammen mit Hepatitis-B-Antigen (Twinrix). Seit 2002 gibt es zwei neue Impfstoffe, Epaxal und Havpur, von deren neuem Wirkprinzip »Virosomen« man sich eine längere und bessere Wirksamkeit verspricht. Die Präparate sind in Deutschland nicht für Kinder im ersten Lebensjahr zugelassen, in den USA nicht in den ersten zwei Lebensjahren.

Bereits acht bis vierzehn Tage nach erstmaliger Impfung entwickeln 95 Prozent der Impflinge Antikörper; eine zweite Impfung für länger anhaltenden Schutz ist nach sechs bis zwölf Monaten angeraten. Bei Havrix für Kinder ist eine erste Auffrischung nach vier Wochen, eine zweite nach sechs bis achtzehn Monaten empfohlen.

Früher wurde vor Reisen in Länder mit Hepatitis-A-Risiko die Gabe von Immunglobulin (Beriglobin) als Passivimpfung angeraten. Inzwischen wird es lediglich bei weniger als zwei Wochen Zeit bis zum Reisebeginn als Alternative zur obigen Vorgehensweise empfohlen. Zu beachten ist das theoretische Restrisiko der Übertragung von BSE (Rinderwahnsinn) durch Immunglobuline.

Impfindikation

Die Impfung ist derzeit nur für bestimmte Risikogruppen öffentlich empfohlen. Hierzu gehören gefährdetes Personal auf pädiatrischen Infektionsabteilungen oder in medizinischen Laboratorien, Reisende in Länder mit hohem Hepatitis-A-Risiko, chronisch Leberkranke, Homosexuelle und Drogenabhängige. Personal in Kindertagesstätten ist einem nur gering erhöhten Risiko ausgesetzt (CDC 1999).
Eine generelle Impfempfehlung gibt es nicht, auch und gerade nicht für Kinder. Sie haben das geringste Risiko, schwer zu erkranken, und daher wiegen die möglichen Impfnebenwirkungen besonders schwer. Die STIKO empfiehlt auch aus anderen Erwägungen keine Kombinationsimpfung gegen Hepatitis A und B: Da die Hepatitis-A-Impfung und das Kombinationspräparat Twinrix für das erste Lebensjahr keine Zulassung haben, könnte die Hepatitis-B-Impfung erst sehr spät durchgeführt werden und würde auch weniger zuverlässig aufgefrischt als in der Kombination mit den üblichen Impfstoffen im ersten Lebensjahr (EB 1999).
Dennoch ist der Druck der Pharmaproduzenten in Richtung auf eine »Durchimpfung« der ganzen Bevölkerung spürbar. Bei der Werbeaktion »Take care« für den Hepatitis-B-Impfstoff, die im Frühjahr 1999 von der Firma SmithKline Beecham zusammen mit dem Kultus- und Gesundheitsministerium an Bayerns Schulen durchgeführt wurde, war die Werbung für Twinrix (Hepatitis A und Hepatitis B) unübersehbar: Die Kampagne war in den Produktfarben von Twinrix gehalten, und die ausgestellten Impfausweise enthielten den Eintrag »Hepatitis A + B«. Die Begriffe »Twinrix« und »Hepatitis A« waren – anders als der Name des Einzelimpfstoffes gegen Hepatitis B, Engerix B – Schlagwörter bei der Suche nach den Internetseiten der Aktion (EFI 1999).
Auch das *Deutsche Ärzteblatt*, offizielles Organ der Bundesärztekammer, gab sich als Werbeträger her und setzte sich im Interesse der Pharmaindustrie über die offizielle Impfempfehlung hinweg: Der Artikel »Hepatitis A und B: kombinierter Impfschutz für Kinder empfehlenswert« wurde zusammen mit dem Foto eines

Impfvorgangs veröffentlicht, das von SmithKline Beecham zur Verfügung gestellt wurde (DÄ 1999).

Soll die Impfung durchgeführt werden, so hält die STIKO eine vorherige Testung auf Hepatitis-A-Antikörper bei Personen für sinnvoll, die vor 1950 geboren sind, die aus Gebieten mit hoher Durchseuchung stammen oder die bereits früher eine Hepatitis durchgemacht haben. Da es jedoch auch im Erwachsenenalter häufig symptomlose Verläufe gibt, ist zu erwägen, ob nicht jeder Erwachsene vor der Impfung auf Antikörper untersucht werden soll. Zumindest empfiehlt sich das bei Personen, die schon öfter Fernreisen unternommen haben.

Eine US-amerikanische Untersuchung hält die Impfung für kosteneffektiv, wenn das Erkrankungsrisiko zehnmal höher ist als in der Normalbevölkerung. Eine routinemäßige Antikörperuntersuchung wird als zu teuer abgelehnt (Smith 1997). In einer Schweizer Studie wird die Impfung als »Luxus« beschrieben, bei Tropenreisenden müsse die Priorität auf hygienischen Ratschlägen liegen (Holzer 1993).

Bei engen Kontaktpersonen eines Erkrankten, zum Beispiel Haushaltsmitgliedern oder Kindern derselben Kindergartengruppe, kann durch Gabe von Immunglobulin (Beriglobin), verabreicht innerhalb der ersten zwei Wochen nach Inkubation, die Krankheit abgeschwächt oder unterdrückt werden. Die Effektivität liegt bei über 85 Prozent (Kluge 1963), wird jedoch künftig möglicherweise nachlassen, da immer weniger Blutspender eine Hepatitis A durchgemacht haben und daher das aus ihrem Blut gewonnene Immunglobulin keinen Schutz mehr bietet (Tankersley 1988). Zu beachten ist das theoretische Restrisiko einer BSE-Übertragung durch alle Blutprodukte (siehe das Kapitel über Masern).

Auch die Hepatitis-A-Impfung eignet sich in der frühen Inkubationszeit als Schutz vor einem Krankheitsausbruch, da sie bereits nach ein bis zwei Wochen Antikörper erzeugt und damit die längere Inkubationszeit des Wildvirus quasi »unterläuft«. Die Kosten beider möglichen Präventionsmaßnahmen sind jedoch erheblich, da die Gruppe der Kontaktpersonen meist groß und schwer einzugrenzen ist.

Effektivität und Wirksamkeitsdauer

Nach der ersten Impfdosis werden mehr als 85 Prozent der Impflinge, nach der zweiten 94 bis 100 Prozent gegen Hepatitis A immun (Clemens 1995). In einer Studie war bereits neunzehn Tage nach der Impfung ein sicherer Schutz vorhanden. Die Wirksamkeit der Impfung wird auf über zwanzig Jahre geschätzt (Van Damme 1994), obwohl in bisherigen Nachbeobachtungsstudien die Antikörper relativ schnell absinken, nach Chan (1999) auf weniger als ein Viertel nach fünf Jahren.

Der Kombinationsimpfstoff mit Hepatitis B

Der Kombinationsimpfstoff Twinrix, den es jeweils für Kinder vom zweiten bis fünfzehnten Lebensjahr und für Erwachsene gibt, immunisiert gegen Hepatitis A und B. Zum Aufbau eines über fünf bis zehn Jahre anhaltenden Schutzes muss er dreimal innerhalb eines halben Jahres verabreicht werden. Ebenso wie nach der Hepatitis-B-Einzelimpfung ist bei Erwachsenen die Kontrolle des Impferfolgs durch eine Blutuntersuchung ratsam.
Abgesehen von der grundsätzlichen Problematik der Kombinationspräparate und der geringen Erfahrung mit diesem Impfstoff ist seine Anwendung nur in Ausnahmesituationen in Betracht zu ziehen, denn für »normal« Reisende bedeutet die Hepatitis B keine besondere Gefährdung.
Die Impfung gegen Hepatitis B ist jedoch zu erwägen bei Langzeitaufenthalten in Afrika, China, Mittel- und Südostasien, im Südpazifik, im Amazonasgebiet, in Haiti und der Dominikanischen Republik. Auch vor medizinischen Eingriffen in diesen Gebieten sowie für so genannte Sextouristen ist die Impfung zu empfehlen (Med Lett 1998).
Bei Vielreisenden sollte durch eine Blutuntersuchung überprüft werden, ob nicht schon Antikörper gegen Hepatitis A oder B vorhanden sind, da man sich dann die Impfung sparen kann. Besteht der Wunsch nach einem Schutz vor beiden Krankheiten, ist

Twinrix praktikabler und um etwa 40 Prozent preisgünstiger als die Einzelimpfstoffe. Drei Präparate für die Grundimmunisierung kosten etwa 200 Euro.

Nebenwirkungen des Hepatitis-A-Impfstoffs

Bei 10 bis 20 Prozent der Geimpften kommt es zu Beschwerden an der Impfstelle, bei etwa 10 Prozent zu Störungen des Allgemeinbefindens wie Abgeschlagenheit, Kopfschmerzen oder leichtes Fieber (Quast 1997). Von den auf dem Markt befindlichen Impfstoffen ist Vaqta besser verträglich als Havrix (Braconier 1999.)
Meldungen über Nebenwirkungen betreffen Hautreaktionen wie Erythema multiforme, allergische Reaktionen bis hin zum allergischen Schock sowie neurologische Komplikationen, vor allem Nervenentzündungen, Guillain-Barré-Syndrom, Enzephalopathie, multiple Sklerose und transverse Myelitis (SmithKline 1999, BCSM 1994). Ein Zusammenhang mit dem Impfstoff ist bisher nicht belegt. In der medizinischen Literatur gibt es weiter Berichte über Blutgefäßentzündungen (Bani-Sadr 1996), Arthritis (Ferrazzi 1997), Bauchspeicheldrüsenentzündung (Haviv 2000) und Leberfunktionsstörungen (Castillo 1999).

Zusammenfassung

- Hepatitis A ist eine unangenehme, aber harmlose Erkrankung, die meist bei Fernreisen erworben wird.
- Kinder unter zehn Jahren erkranken in der Regel nur sehr leicht oder gar nicht.
- Eine Impfung ist nur für Jugendliche oder Erwachsene in Erwägung zu ziehen, die in Risikogebiete reisen. Eine vorherige Testung auf bereits vorhandene Antikörper empfiehlt sich.
- Die Beachtung hygienischer Vorsichtsmaßnahmen bei Fernreisen verringert das Erkrankungsrisiko deutlich.
- Der Impfstoff Vaqta ist besser verträglich als Havrix.

- Langzeitstudien zu Wirkdauer und Nebenwirkungen der Impfung gibt es bisher nicht.
- Die Kombinationsimpfung mit Hepatitis B, Twinrix, ist nur in Ausnahmefällen in Betracht zu ziehen: bei Langzeitaufenthalten in Risikogebieten und für »Sextouristen«.

Referenzen

Bani-Sadr, F.: Vasculitis related to hepatitis A vaccination. Clin Infect Dis 1996, 22(3): 596

BCSM (British Committee on Safety of Medicines): Current Problems. 1994, 20: 16/ati d

Braconier, J. H., Wennerholm, S., Norrby, S. R.: Comparative immunogenicity and tolerance of Vaqta and Havrix. Vaccine 1999, 17(17): 2181–2184

Castillo de Febres, O., Chacon de Petrola, M., Casanova de Escalona, L., Naveda, O., Naveda, M., Estopinan, M., et al.: Safety, immunogenicity and antibody persistence of an inactivated hepatitis A vaccine in 4 to 15 year old children. Vaccine 1999, 18(7–8): 656–664

CDC (Centers for disease control): Viral Hepatitis. 1999, http://www.cdc.gob/ncidod/disease/hepatitis/

Chan, C. Y., et al.: Long term follow-up of hepatitis A vaccination in children. Vaccine 1999, 17(4): 369–372

Clemens, R., et al.: Clinical experience with an inactivated hepatitis A vaccine. J Infect Dis 1995, 171(suppl 1): S44–49

DÄ (Deutsches Ärzteblatt): Hepatitis A und B: Kombinierter Impfschutz für Kinder empfehlenswert. Dtsch Ärztebl 1999, 96(11): A-672

EB (Epidemiologisches Bulletin): Virushepatitiden. 1998, 13: 85–86

EB (Epidemiologisches Bulletin): Zur Kombinationsimpfung gegen Hepatitis A und B. 1999, 2: 10

EFI (Interessensgemeinschaft Eltern für Impfaufklärung): Stellungnahme zu der Hepatitis B Impfaktion »Take Care« an den Schulen. EFI, Léharstr. 65, 86179 Augsburg. 7. 3. 1999

Ferrazzi, V.: Inflammatory joint disease after immunizations. A report of two cases. Rev Rhum Engl Ed, 1997, 64(4): 227–232

Hall, A. J.: Hepatitis A immunization. British Medical Journal 1991, 303: 327

Haviv, Y. S., Sharkia, M., Galun, E., Safadi, R.: Pancreatitis following hepatitis A vaccination. Eur J Med Res 2000, 5(5): 229–230

Holzer, R. B.: Hepatitis-A-Impfung – ein begreiflicher Luxus? Schweiz Rundsch Med Prax, 1993, 82(7): 183–185

Jilg, W.: Immunisierung gegen Hepatitis A. Die gelben Hefte 1992, 32: 107–118

Kluge, T.: Gamma-globulin in the prevention of viral hepatitis: a study on the effect of medium-size doses. Acta Med Scand 1963, 174: 469–477

Med Lett (Medical Letters on drugs and therapeutics): Advice for travellers. 1998, 50(1025): 47–50

Quast, U., et al.: Impfreaktionen. Hippokrates (2. Aufl.), Stuttgart 1997

Schaad, U. B. (Hg.): Pädiatrische Infektiologie. Hans Marseille (2. Aufl.), München 1997: 392–339

Smith, S., et al.: Cost-effectiveness of hepatitis A vaccination in healthcare workers. Infect Control Hosp Epidemiol, 1997, 18(10): 688–691

SmithKline Beecham – unveröffentlichte Daten, zitiert nach CDC (Centers for Disease Control): Prevention of Hepatitis A Through Active or Passive Immunization. MMWR 1996, 27. Dez. www.thebody.com/cdc/hepatitisprev/prophyl.html

Steffen, R., et al.: Health problems after travel to developing countries. J Infect Dis 1987, 156: 84–91

Tankersley, D. L., Preston, M. S.: Quality control of immune globulins. In: Krijnen, H. W., et al. (Hg.): Immunoglobulins: proceedings of an international symposium. Amsterdam: Central Laboratory of Netherlands Red Cross Blood Transfusion Service, 1988: 381-399

Tilzey, A. J., et al.: Hepatitis A. Changing prevalence and possible vaccines. BMJ 1991, 302: 1552–1553

Van Damme, P., et al.: Inactivated hepatitis A vaccine: reactogenicity, immunogenicity, and long-term antibody persistence. J Med Virol 1994, 44: 446–451

Cholera

Die Choleraerkrankung

Cholera ist eine schwere Durchfallerkrankung mit weltweiter Verbreitung. Besonders häufig kommt sie in Südasien und in Afrika vor, in den letzten Jahren zunehmend auch in Süd- und Mittelamerika.

Cholera ist hauptsächlich eine Erkrankung der armen Bevölkerungsschichten. Opfer sind vor allem unterernährte Menschen mit Vitaminmangel und Abwehrschwäche. Für gesunde Reisende ist das Erkrankungsrisiko extrem gering. Nur ganz vereinzelt wird Cholera nach Deutschland eingeschleppt. Bei uns ist sie eine der vier Quarantäneerkrankungen: Die Betroffenen müssen isoliert, ihre Ausscheidungen und kontaminierte Gegenstände desinfiziert werden.

Die Erkrankung wird durch das Bakterium Vibrio cholerae verursacht. Von diesen Erregern gibt es mehrere Typen (zum Beispiel »El Tor« oder »Bengal«) mit unterschiedlichen immunologischen Eigenschaften. Sie sind nur für den Menschen krank machend und werden über infektiösen Stuhl übertragen. Da die Erreger mehr als zehn Tage außerhalb des Körpers überleben, kann die Cholera auch über mit Stuhl verunreinigtes Trinkwasser oder Nahrungsmittel erworben werden. Zur Vorbeugung einer Infektion ist daher die bereits angeführte gewissenhafte Einhaltung der Nahrungsmittelhygiene notwendig: »Koche es, schäle es oder lass es stehen.« Vermeiden muss man vor allem das Trinken von nicht abgekochtem Wasser und den Genuss von Eiswürfeln. Eine Übertragungsmöglichkeit besteht auch in öffentlichen Schwimmbädern oder beim Baden in Lagunen. Während der Regen- ist die Choleragefahr größer als in den Trockenzeiten.

In der Mehrzahl der Fälle kommt es zu einer Infektion ohne Krankheitserscheinungen, aber mit Erregerausscheidung über den Stuhl. Im Erkrankungsfall treten innerhalb weniger Stunden bis Tage nach der Ansteckung zunehmend wässrige Durchfälle und eventuell auch Erbrechen auf, was innerhalb kurzer Zeit zu extremem Flüssigkeits- und Salzverlust führen kann. Fehlt eine Behandlungsmöglichkeit, beträgt die Sterblichkeit durch Kreislauf- und Nierenversagen bei unter- oder mangelernährten Patienten bis zu 60 Prozent. Nach überstandener Erkrankung existiert nur ein unsicherer Schutz vor einer erneuten Infektion.

Die Therapie ist sehr einfach und besteht in der Gabe von Flüssigkeit und Elektrolyten – entweder über entsprechend zusammengesetzte Getränke oder über Infusionen. Antibiotika (Tetrazykline) werden zusätzlich empfohlen, um die Durchfalldauer und die Keimausscheidung zu verkürzen; sie haben jedoch in letzter Zeit zu immer mehr resistenten Choleraerregern geführt.

Unter adäquater Therapie wird die Cholera in fast allen Fällen ohne Folgeerscheinungen überstanden. Dass es dennoch bei Epidemien zu einer hohen Sterblichkeit kommt, liegt hauptsächlich an der schlechten medizinischen Versorgung in den betroffenen Gebieten.

Die Choleraimpfung

Der älteste – und einzige bisher in Deutschland zugelassene – Choleraimpfstoff ist der Totimpfstoff der Firma Behring, der zweimal im Abstand von ein bis vier Wochen subkutan gespritzt werden muss. Er besteht aus Cholerabakterien dreier Stämme, die mit Phenol abgetötet sind. Die Verträglichkeit ist schlecht. Jeder Zweite bekommt Beschwerden an der Impfstelle, etwa jeder Dritte entwickelt Fieber und Krankheitsgefühl. Die Gefahr von Impfreaktionen wird etwas verringert, wenn mit der halben Dosis »vorgeimpft« wird. Gelegentlich kommt es zu starken Kreislaufreaktionen wie Übelkeit, Blutdruckabfall, Schwindel und Kollaps; möglich sind auch allergische Sofortreaktionen bis hin zum allergischen Schock. Bekannte Nebenwirkungen sind weiter die Auslösung von Nierenkoliken, die Verschlechterung chronischer Erkrankungen wie Leber-, Herz- oder Nierenleiden sowie die

mögliche Aktivierung von Eiterherden. In seltenen Fällen kommt es zu neurologischen Impfkomplikationen wie dem Guillain-Barré-Syndrom.
Die Wirksamkeit des Präparats ist mehr als mäßig, da höchstens jeder zweite Impfling für die begrenzte Dauer von sechs Monaten einen gewissen Schutz vor einem schweren Krankheitsverlauf aufbaut. Eine Infektion, also auch eine mögliche Erregerausscheidung und -übertragung, ist durch die Impfung nicht zu verhindern. Sie wird daher von der WHO nicht mehr empfohlen.
Seit einigen Jahren stehen zwei weitere Choleraimpfstoffe zur Verfügung, die bisher in Deutschland nicht zugelassen sind: der orale Lebendimpfstoff Orochol Berna aus der Schweiz und der orale Totimpfstoff Dukoral aus Schweden. Beide müssen über eine internationale Apotheke angefordert werden. Die Schutzdauer setzt nach frühestens acht Tagen ein und beträgt nur etwa sechs Monate. Die Schutzrate liegt bei etwa 80 Prozent und ist damit höher als bei dem alten Choleraimpfstoff. Gegen bestimmte Choleratypen – zum Beispiel den Stamm 0 139 Bengal, der vor allem auf dem indischen Subkontinent vorkommt – wird jedoch kein Schutz vermittelt.

Nebenwirkungen

An Nebenwirkungen wurden vor allem Bauchschmerzen, Übelkeit und Durchfälle beobachtet. Die WHO empfiehlt die oralen Impfstoffe wegen der unsicheren und kurzen Wirkung nicht.
Choleraimpfungen dürfen nicht angewandt werden bei angeborener oder erworbener Immunschwäche, bei gleichzeitiger Einnahme von Antibiotika oder Malariamedikamenten, in der Schwangerschaft und bei Kindern unter zwei Jahren. Wurde eine Typhusimpfung durchgeführt, muss der Abstand zur Choleraimpfung mindestens drei Tage betragen.

Zusammenfassung

- Cholera ist eine schwere Durchfallerkrankung in Ländern mit niedrigem hygienischem Standard.
- Opfer sind vor allem geschwächte und unterernährte Personen – Touristen sind kaum gefährdet.
- Die Prophylaxe besteht aus der Einhaltung hygienischer Vorsichtsmaßnahmen: Wasser und Nahrungsmittel nur gekocht, rohes Gemüse oder Obst nur geschält verzehren.
- Die Choleraimpfstoffe haben ein fragliches Nutzen-Risiko-Verhältnis und werden auch von der WHO nicht empfohlen. Die Impfung erübrigt sich.
- Bei im Einreiseland geforderter Choleraimpfung sind die neuen oralen Impfstoffe das geringere Übel.

Referenzen

Auswärtiges Amt: Informationen des Gesundheitsdienstes: Cholera. 2000. www.auswaertiges-amt.de/5_laende/5-1b-c3.html

Quast, U., et al.: Impfreaktionen. Hippokrates (2. Aufl.), Stuttgart 1997

Schmitt, H. J., Hülßle, C., Raue, W. (Hg.): Schutzimpfungen. Infomed, Berlin 1999

Gelbfieber

Die Gelbfiebererkrankung

Gelbfieber ist eine schwere Infektionskrankheit, verbreitet vor allem in den ländlichen Regionen der tropischen Länder Afrikas und Südamerikas. Das auslösende Virus wird durch tropische Stechmücken übertragen (Aedes, Haemagogus). Diese sind, wenn mit dem Virus infiziert, zu nahe 100 Prozent ansteckend, tragen

das Virus ihr Leben lang in sich und können es sogar an die nächste Mückengeneration weitergeben.
Hauptwirt des Gelbfiebervirus sind neben dem Menschen verschiedene tropische Affenarten, von denen es epidemieartig und unvorhersehbar auf den Menschen übergreifen kann. Kleinere Epidemien mit einigen hundert Erkrankungs- und vielen Todesfällen gab es beispielsweise in den Jahren 1993 in Kenia, 1994 in Nigeria, 1995 in Bolivien und Peru sowie 2000 in Liberia. Weltweit erkranken etwa 200 000 Menschen pro Jahr, wobei in den letzten zwanzig Jahren eine deutliche Zunahme registriert wurde. Als Ursachen werden der zunehmende internationale Reiseverkehr, die Besiedlung ehemaliger Tropenwaldgebiete und die globale Klimaveränderung diskutiert. In Asien und Ozeanien gibt es seit längerem keine Erkrankungsfälle.
Bei über 80 Prozent der Infizierten verläuft das Gelbfieber nur wie ein leichter grippaler Infekt, führt aber dennoch zu einer lebenslangen Immunität. Bei den restlichen 20 Prozent kommt es nach einer Inkubationszeit von drei bis sechs Tagen plötzlich zu schwerem Krankheitsgefühl mit hohem Fieber, Kopf- und Gliederschmerzen, Erbrechen und typischerweise sehr langsamem Pulsschlag. Das Fieber bleibt drei bis vier Tage bestehen und fällt dann zunächst wieder ab.
Bei etwa jedem Zweiten folgt dann jedoch das Stadium der Organschädigung vor allem an Leber und Nieren. Häufigste Symptome sind Gelbsucht, Eiweiß im Urin und Blutgerinnungsstörungen. Es kann aber auch zum Organversagen mit Bluterbrechen und Koma kommen. Die Sterblichkeit an diesen Komplikationen liegt zwischen 10 und 80 Prozent. Die eindringliche Schilderung einer schweren Gelbfiebererkrankung findet sich im Roman *Georg Letham, Arzt und Mörder* von Ernst Weiß (Frankfurt 2000).
Die Diagnose des Gelbfiebers ist oft nicht einfach, vor allem die Abgrenzung von anderen Tropenkrankheiten wie Malaria oder Typhus. Eine ursächliche Behandlung gibt es nicht. Durch symptomatische, in der Regel intensivmedizinische Behandlung muss versucht werden, die Beschwerden des Patienten zu lindern und ihn über die kritische Phase hinwegzuretten.

Die Gelbfieberimpfung

Die Ausrottung des Gelbfiebers ist nicht möglich, da der Mensch nicht der einzige Wirt ist. Zur Eindämmung werden von der WHO zwei Maßnahmen empfohlen: Kontrolle und Vernichtung der übertragenden Mücken und Impfprogramme in den gefährdeten Gebieten.

Seit 1937 gibt es einen Impfstoff gegen Gelbfieber. Es handelt sich um einen Lebendimpfstoff mit abgeschwächten Viren, die auf Hühnerembryozellen angezüchtet werden. Er muss nur einmal verabreicht werden und bietet nach einer Anlaufzeit von zehn Tagen einen Schutz für mindestens zehn Jahre. Die WHO gibt Schutzraten von 95 Prozent an. Bei einer Nachuntersuchung nach einer Impfkampagne in Brasilien hatten jedoch nur 75 Prozent nachweisbare Antikörper (Guerra 1997). Bei Kindern im ersten Lebensjahr ist der Erfolg noch schlechter und liegt nur bei 60 Prozent (Osinusi 1990). Ein gesichertes Impfversagen wurde in der medizinischen Literatur jedoch bisher nicht berichtet (RKI 1999). Die Impfung war sicher ein wichtiger Faktor bei der Eliminierung des Gelbfiebers in verschiedenen Regionen Afrikas und Südamerikas.

Die WHO hat die Gelbfieberimmunisierung für Reisende in und aus bestimmten Gebieten zur Pflichtimpfung erklärt und unter ihre Kontrolle gestellt. Damit soll die Verschleppung der Erkrankung in gelbfieberfreie Gebiete verhindert werden. Die Impfstoffherstellung ist von der WHO lizenziert; ein Impfausweis ist nur bei Verwendung von ihr zugelassener Präparate gültig. Die Immunisierung darf nur durch Impfärzte an staatlich zugelassenen und bei der WHO registrierten Impfstellen durchgeführt und bescheinigt werden. Alle Länder der Welt haben sich verpflichtet, Gelbfieberimpfungen für den internationalen Reiseverkehr nach den Regeln der WHO durchzuführen.

In Deutschland werden wegen des zunehmenden Ferntourismus jährlich etwa 100 000 Gelbfieberimpfungen durchgeführt. Kinder im ersten Lebensjahr brauchen bei der Einreise in Gelbfiebergebiete in der Regel keine Impfbescheinigung. Einige Länder for-

dern aber bei Kindern nach dem sechsten Lebensmonat ein Impfzeugnis, wenn sie aus Gelbfiebergebieten einreisen.
In den 33 Ländern Afrikas, in denen Gelbfieber vorkommt, ist die Impfung aus Kostengründen noch wenig verbreitet. In keinem dieser Länder sind mehr als 45 Prozent der Kinder geimpft (WHO 2000). Ein Problem bei den Kampagnen ist die mögliche Verbreitung von Hepatitis B oder C und Aids durch unsauberes Spritzbesteck. An der Entwicklung eines nasalen Impfsprays wird gearbeitet.
Informationen über das Vorkommen von Gelbfieber in Reiseländern kann man bei Tropeninstituten einholen. Eine gute deutschsprachige Informationsquelle im Internet ist das Deutsche Medizin-Netz unter der Adresse http://www.medizin-netz.de/framesets/fsetreisearchiv.htm.

Kontraindikationen

Die Gelbfieberimpfung darf nicht durchgeführt werden bei Hühnerei-Allergikern, bei Patienten mit Erkrankungen des Immunsystems und bei Kindern in den ersten sechs Lebensmonaten. In der Schwangerschaft oder Stillzeit müssen Nutzen und Risiko besonders abgewogen werden. Bei Kontraindikationen besteht die Möglichkeit einer Impfbefreiung (»Exemption certificate«), die aber von den Einreiseländern nicht unbedingt anerkannt werden muss.

Nebenwirkungen

Nebenwirkungen sind nach der Gelbfieberimpfung häufig und treten bei etwa jedem Vierten auf. Bei bis zu 10 Prozent der Geimpften kommt es zu Beschwerden an der Impfstelle. Mehr als 20 Prozent klagen in der Phase der Virusvermehrung, zwischen dem fünften und siebten Tag, über ein Krankheitsgefühl mit Temperaturerhöhung, Kopfschmerzen oder Gliederschmerzen. Einer

von fünfzig entwickelt »schwere Nebenwirkungen« (Pivetaud 1986).
Bei einer Impfung in der Schwangerschaft ist eine Impfvirus-Übertragung auf den Fötus möglich. Eine Beeinträchtigung seiner neurologischen Entwicklung kann nicht ausgeschlossen werden (Tsai 1993).
Allergische Reaktionen treten gelegentlich bei Hühnereiallergikern auf, vermehrt auch bei Personen mit Allergien gegen Bettfedern, Tierhaare und Gelatine. Es kann zu Hautausschlägen, Atemwegsbeschwerden durch einen Asthmaanfall oder Kehlkopfschwellung und auch zum lebensbedrohlichen allergischen Schock kommen. Das Risiko hierfür liegt bei etwa eins zu 130 000 (Kelso 1999). Vor der Impfung muss also nach etwaigen früheren allergischen Reaktionen gefragt werden.
In seltenen Fällen ereignen sich neurologische Impfkomplikationen. Im *Arznei-telegramm* ist der Fall eines Guillain-Barré-Syndroms beschrieben (AT 1995). Eine gravierende Impfnebenwirkung ist die sehr seltene Impfenzephalitis. Sie tritt vor allem bei Kindern im ersten Lebensjahr auf, wird aber auch bei Erwachsenen beobachtet. Bleibende Hirnschäden können die Folge sein.
Sieben Todesfälle durch Multiorganversagen nach Gelbfieberimpfung wurden in den letzten Jahren erfasst, davon einer in Deutschland (AT 2001). Dies sollte Anlass sein, die Impfung nur dann zu verabreichen, wenn eine Region bereist wird, in der auch tatsächlich und aktuell Gelbfieber vorkommt. Eine detaillierte Beratung ist daher unbedingt erforderlich.

Zusammenfassung

- Gelbfieber ist eine gefährliche Erkrankung, die nur in bestimmten tropischen und subtropischen Ländern Afrikas und Südamerikas vorkommt.
- Bei der Einreise in die meisten Länder mit Gelbfieberrisiko ist ein Impfzeugnis obligatorisch.
- Vorsorge ist jedoch auch ratsam, wenn keine Impfpflicht, aber

Infektionsrisiko besteht – bei Fernreisen empfiehlt sich daher eine tropenmedizinische Beratung.

- Die Impfung ist eine nicht unproblematische Lebendimpfung. Gerade für Schwangere, stillende Mütter und Kleinkinder ist ein Urlaubsziel ohne Gelbfieber-Impfpflicht zu empfehlen.

Referenzen

AT (Arznei-telegramm): Guillain-Barré-Syndrom als Medikamentenfolge. AT 1995, 8: 88

AT (Arznei-telegramm): Todesfälle nach Impfung gegen Gelbfieber. AT 2001, 8: 84

Guerra, H. L., Sardinha, T. M., da Rosa, A. P., Lima e Costa, M. F.: Efetividade da vacina antiamarilica 17D: uma avaliacao epidemiologica em servicos de saude (Effectiveness of the yellow fever vaccine 17D: an epidemiologic evaluation in health services). Rev Panam Salud Publica 1997, 2(2): 115–120

Kelso, J. M., Mootrey, G. T., Tsai, T. F.: Anaphylaxis from yellow fever vaccine. J Allergy Clin Immunol 1999, 103(4): 698–701

Osinusi, K., Akinkugbe, F. M., Akinwolere, O. A., Fabiyi, A.: Safety and efficacy of yellow fever vaccine in children less than one-year-old. West Afr J Med 1990, 9(3): 200–203

Pivetaud, J. P., Raccurt, C. P., M'Bailara, L., Le Vigouroux, A., Le Bras, M.: Reactions post-vaccinales á la vaccination anti-amarile (Reactions to vaccination against yellow fever). Bull Soc Pathol Exot Filiales 1986, 79(5 Pt 2): 772–776

RKI (Robert-Koch-Institut): Kein Anhaltspunkt für ein Impfversagen bei Berliner Gelbfieberpatienten. Pressemitteilung. 16. 8. 1999. http://yellow-fever.rki.de/PRESSE/PD/PD99/PD16_99.HTM

Tsai, T. F., Paul, R., Lynberg, M. C., Letson, G. W.: Congenital yellow fever virus infection after immunization in pregnancy . J Infect Dis 1993, 168(6): 1520–1523

WHO (World Health Organisation): Yellow Fever. 2000. www.who.int/vaccines-diseases/diseases/Yellow_fever.htm

Typhus

Die Typhuserkrankung

Der Erreger des Typhus ist das Bakterium Salmonella typhi, verwandt mit den meist harmloseren Erregern der Salmonellosen. Einige Untergruppen von Typhussalmonellen kommen nur in den Tropen vor. Die Übertragung geschieht fäkal-oral, das heißt durch Aufnahme von Nahrung oder Wasser, die mit infiziertem Stuhl verunreinigt sind, oder auch durch verschmutzte Hände oder Gegenstände.

Einziger Wirt der Typhusbakterien ist der Mensch. Verursacher von Infektionen sind häufig so genannte Dauerausscheider. Das sind Personen, die trotz völliger Gesundheit Typhuserreger im Darm tragen und über den Stuhl ausscheiden. Eine dem Typhus ähnliche Erkrankung, der Paratyphus, wird von Salmonella paratyphi verursacht, gegen die es jedoch keinen Impfstoff gibt.

In Afrika und Südostasien ist der Typhus immer noch weit verbreitet – jedes Jahr erkranken dort ein bis zwei von tausend Einwohnern (Schmitt 1999). Risikogebiete waren in den letzten Jahren Indien, Algerien, der Iran und das tropische Afrika (AT 1996).

In Deutschland gibt es auf Grund der Versorgung mit hygienisch einwandfreiem Trinkwasser und der Überwachung von Typhus-Dauerausscheidern kaum noch einheimische Typhuserkrankungen. Wurden in den 50er Jahren noch mehr als 10 000 Typhusfälle pro Jahr gemeldet, waren es in den letzten Jahren nur hundert bis 300 (RKI 2000). Die meisten Erkrankungen werden aus dem Ausland eingeschleppt – gelegentlich durch Einwanderer, in den meisten Fällen aber durch zurückkehrende Fernreisende, vor allem Abenteuerurlauber.

Im Gegensatz zu den Salmonellosen, bei denen die Schwere der Erkrankung von der Anzahl der aufgenommenen Keime abhängt, können bei Typhus schon relativ wenige Erreger ein bedrohliches Krankheitsbild hervorrufen. Sie sind nämlich in der Lage, die Darmwand zu durchdringen, sich im lymphatischen Gewebe des

Darmes zu vermehren und von da aus zu streuen. In der Mehrzahl der Fälle verlaufen Typhusinfektionen zwar mild, aber bei etwa jedem Dritten kommt es zu einem schweren Verlauf.
Nach einer Inkubationszeit von ein bis drei Wochen beginnt der Typhus mit allmählich steigendem Fieber ohne Schüttelfrost, das schließlich konstant über 40 °C bleibt (»Continua«) und ohne Behandlung wochenlang anhalten kann. Der Patient wirkt schwer krank, ist benommen (altgriechisch *typhos* = »Nebel«), hat einen eher langsamen Puls und entwickelt nach anfänglicher Verstopfung ab der zweiten Woche einen Durchfall, der wie Erbsenbrei aussieht. Zusätzlich kommt es meist zur Leber- und Milzschwellung, zu einem rötlichen Hautausschlag am Bauch und häufig auch zu Husten.
Auch ohne antibiotische Behandlung tritt bei den meisten Patienten nach etwa drei Wochen eine spontane Genesung ein. Jeder fünfte unbehandelte Patient erleidet allerdings innerhalb der nächsten zwei Wochen einen Rückfall.
Der Typhus ist anfangs oft schwer zu diagnostizieren, da auch andere Tropenerkrankungen, vor allem Malaria oder Gelbfieber, und schwere Allgemeininfektionen ein ähnliches Krankheitsbild erzeugen können. Die Diagnose wird gesichert durch das typische Blutbild, durch den Nachweis von Antikörpern oder Bakterien im Blut, ab der dritten Woche durch Bakteriennachweis im Stuhl.
Die gefährlichen Komplikationen des Typhus treten meist in der dritten Krankheitswoche auf: Hirnabszess oder -schwellung mit meningitisartigen Symptomen, Darmblutung, Darmdurchbruch, Herzmuskel-, Lungenentzündung und Blutvergiftung mit Kreislauf- und Nierenversagen. Vor allem bei Kindern kann es zur Meningitis kommen. Die Sterblichkeit des Typhus beträgt etwa 1 Prozent, unter antibiotischer Therapie liegt sie wesentlich niedriger.
Die Behandlung mit Antibiotika – bei Erwachsenen Chinolone, bei Kindern Cephalosporine – ist trotz zunehmender Resistenzen immer noch sehr effektiv; der Verlauf wird abgekürzt, Komplikationen und Sterblichkeit werden deutlich verringert. Die antibiotische Behandlung führt jedoch eher dazu, dass Erreger im Darm

bleiben und über lange Zeit mit dem Stuhl ausgeschieden werden (Dauerausscheider). Je nach Schwere des Verlaufs sind zusätzlich Infusionen und gegebenenfalls intensivmedizinische Maßnahmen notwendig.
Die Typhuserkrankung ist schon bei Verdacht meldepflichtig. Nach überstandener Krankheit scheiden 2 bis 5 Prozent der Erkrankten noch monatelang Typhusbakterien mit dem Stuhl aus. Diese Dauerausscheider müssen sich regelmäßig vom Gesundheitsamt untersuchen lassen und dürfen nicht im Lebensmittelbereich arbeiten. Durch Langzeitbehandlung mit Antibiotika und Laktulose gelingt es oft, die Salmonellen zu beseitigen. Gelegentlich wird jedoch noch die operative Entfernung der Gallenblase empfohlen, wenn die Bakterien von dort nicht zu eliminieren sind.

Die Typhusimpfung

In Deutschland sind derzeit mehrere Typhusimpfstoffe zugelassen: Typhus Stada, Vivotif und Typhoral L als Schluckimpfstoffe und Typhim Vi und Typherix für die einmalige Injektion. In Frage kommende Personen für eine Typhusvorbeugung sind Reisende in Gebieten, in denen Typhus häufig vorkommt, Laborpersonal und Personen, die mit Typhus-Dauerausscheidern in einem Haushalt leben.
Die Schluckimpfstoffe sind eine Mischung aus abgeschwächten Lebendkeimen und abgetöteten Keimen. Sie sind ab dem zweiten Lebensjahr zugelassen. Man muss je eine Kapsel möglichst zuverlässig am ersten, dritten und fünften Tag schlucken – bei nur etwa 33 bis 67 Prozent der Impflinge ist dann nach etwa zehn Tagen ein Schutz vor einer Typhusinfektion aufgebaut (Plotkin 1995). Die Dauer des Schutzes ist davon abhängig, ob Kontakt mit Typhusbakterien eintritt. Ist dies der Fall, so schützt die Schluckimpfung bis zu drei Jahre, ansonsten nur ein Jahr. Da aber niemand weiß, ob er im Urlaub Typhussalmonellen aufgenommen hat, ist immer von einem Impfschutz für höchstens ein Jahr auszugehen.

Die oralen Präparate werden leidlich vertragen. Bei etwa zwei von hundert Impflingen kommt es zu Fieber, bei einem von hundert zu Übelkeit, Erbrechen, Durchfall, Bauchkrämpfen oder Nesselausschlag. Eine Gelenkentzündung nach der Typhusschluckimpfung wurde kürzlich bei zwei Impflingen beschrieben (Adachi 2000).
Während einer antibiotischen Behandlung oder der Einnahme einer Malariaprophylaxe (vor allem Lariam) ist die orale Typhusimpfung wirkungslos. Malariamedikamente dürfen frühestens drei Tage nach der dritten Impfkapsel eingenommen werden.
Die zu injizierenden Impfstoffe enthalten Bestandteile der Bakterienhülle und geringe Mengen an Phenol. Sie sind erst ab dem dritten Lebensjahr zugelassen. Vierzehn Tage nach der einmaligen Verabreichung bieten sie einen Schutz, der mit einer Rate von 55 bis 74 Prozent auch nicht deutlich besser ist als nach der oralen Impfung (Plotkin 1995). Dies liegt vor allem an dem schmalen Wirksamkeitsspektrum: Nicht alle Typhussalmonellen werden abgedeckt – resistente Bakterienstämme kommen unter anderem in Südafrika und Südostasien vor (Schmitt 1999). Vorteil der Impfspritze ist aber, dass mögliche Einnahmefehler wie bei der Schluckimpfung ausgeschlossen sind. Die Schutzdauer soll zuverlässig bei drei Jahren liegen. Die Verträglichkeit ist jedoch deutlich schlechter als bei den oralen Impfstoffen: Bei mehr als jedem Zehnten kommt es zu Beschwerden an der Impfstelle oder Fieber. Häufig treten auch Kopfschmerzen und Übelkeit auf.

Zusammenfassung

- Typhus ist eine schwere Darm- und Allgemeininfektion.
- Das Erkrankungsrisiko bei Fernreisen ist gering und geht bei Einhaltung entsprechender hygienischer Vorsichtsmaßnahmen gegen Null.
- Die zugelassenen Impfstoffe haben eine geringe und kurze Wirksamkeit. Langzeitnebenwirkungen sind nicht untersucht.

- Wer sich dennoch impfen lassen will, hat die Wahl zwischen der etwas besseren Wirksamkeit der Impfspritze und der besseren Verträglichkeit der Schluckimpfung.

Referenzen

Adachi, J. A., D'Alessio, F. R., Ericsson, C. D.: Reactive arthritis associated with typhoid vaccination in travelers: report of two cases with negative HLA-B27. J Travel Med 2000, 7(1): 35–36

AT (Arznei-telegramm): Typhus: oral oder parenteral impfen? AT 1996, 2: 21

Plotkin, S. A., Bouveret-Le Cam, N.: A new typhoid vaccine composed of the Vi capsular polysaccharide. Arch Intern Med 1995, 155(21): 2293–2299

RKI (Robert-Koch-Institut): Merkblatt für Ärzte – Typhus und Paratyphus. Jan. 2000. http://yellow-fever.rki.de/GESUND/MBL/MBL_PR 10.HTM

Schmitt, H. J., Hülßle, C., Raue, W. (Hg.): Schutzimpfungen. Infomed, Berlin 1999

Meningokokken

Die Meningokokkenerkrankung

Meningokokken sind Bakterien, die bei bis zu 10 Prozent aller gesunden Menschen im Rachenabstrich nachgewiesen werden können. Ebenso wie Pneumokokken oder Hib-Bakterien haben sie eine für das Abwehrsystem schwer angreifbare Kapsel. Außerhalb des menschlichen Körpers sterben sie schnell ab. Sie verbreiten sich daher ausschließlich über Tröpfchen beim Husten, Niesen oder Küssen. Im günstigen Fall führt eine Infektion nur zu einem Luftwegsinfekt oder vorübergehenden Hautausschlag.

Aus unbekannten Gründen werden die Meningokokken jedoch bei manchen Menschen bösartig und führen zu schweren Erkrankungen wie Sepsis oder Meningitis. Dies ereignet sich vor allem bei Personen, die erstmals im Leben mit Meningokokken in Kontakt kommen, weniger bei Meningokokkenträgern.
Hauptrisikogruppen für Erkrankungen sind Säuglinge und Jugendliche. In Deutschland kommt es jährlich zu 800 bis tausend Gehirnhautentzündungen durch Meningokokken (= 0,9 : 100 000 Einwohnern pro Jahr; RKI 1998), die Hälfte davon betrifft Kinder. Im Vergleich mit dem europäischen Ausland ist dies eine eher niedrige Häufigkeit. Vergleichsweise viele Erkrankungen (bis zu zwei auf 100 000 Einwohner pro Jahr) gibt es in Großbritannien, Norwegen, Dänemark, den Beneluxländern und Tschechien. In bestimmten Gegenden Afrikas – zwischen Sahara und Äquator – erkranken bis zu hundert von 100 000 Einwohnern an Meningokokkeninfektionen.
Symptome sind plötzliches hohes Fieber, starkes Krankheitsgefühl, Kopfschmerzen, meist mit einhergehender Nackensteife, und oft auch Hautausschläge. Im typischen Fall treten durch Blutungen rote Flecken in der Haut auf, die durch Druck auf die Haut nicht verschwinden. Bei massivem Verlauf kommt es schnell zu schwersten Krankheitsbildern bis hin zu Bewusstlosigkeit und Kreislaufschock (»Waterhouse-Friderichsen-Syndrom«).
Meningokokkenerkrankungen verlaufen trotz Therapie in 7,5 Prozent der Fälle tödlich – bei Erwachsenen eher häufiger, bei Kindern seltener. 1995 wurden in Deutschland 63 Todesfälle gemeldet. Bei Überleben können Spätfolgen wie Hirn-, Hör- und Sehschäden und Beeinträchtigungen anderer Organe auftreten. Bei rechtzeitiger antibiotische Behandlung kommt es jedoch in der Mehrzahl der Fälle zu völliger Ausheilung.
Haupterkrankungszeit sind Winter und Frühjahr. Im Winter 1997/98 kam es in Niederbayern zu einer Häufung von sechs schweren Meningokokkenerkrankungen durch Erreger der Gruppe C, die wahrscheinlich beim Besuch von Faschingsveranstaltungen oder Diskotheken erworben worden waren.
Von Meningokokken gibt es zwölf unterschiedliche Gruppen mit

jeweils unterschiedlichen Antigeneigenschaften, die nach Buchstaben geordnet sind – die häufigsten sind Meningokokken A, B und C. Während Infektionen in Afrika vor allem durch die Gruppe A verursacht werden, sind in Deutschland für 70 Prozent der Erkrankungen Meningokokken der Gruppe B verantwortlich. In anderen europäischen Ländern wie Spanien, Tschechien oder Griechenland herrscht der Typ C vor. Zu Erkrankungen mit dem seltenen Typ W kommt es gelegentlich bei Pilgerreisen nach Mekka/Saudi-Arabien.

Umgebungsprophylaxe

Die Inkubationszeit beträgt meist bis vier, im Extremfall bis zu zehn Tage. Personen, die mit einem Erkrankten in Kontakt waren, müssen über diese Zeit sorgfältig beobachtet und bei Krankheitssymptomen sofort einem Arzt vorgestellt werden. Besteht die Möglichkeit, dass sie mit dem Speichel des Erkrankten Kontakt hatten, so ist zur Verhinderung einer Infektion eine antibiotische Prophylaxe mit Rifampicin über zwei Tage empfohlen: Kinder bis zwölf Jahre zweimal 10 mg pro Kilogramm Körpergewicht über zwei Tage. Dies gilt für alle Haushaltsmitglieder, Intimpartner, enge Freunde, enge Kontaktpersonen (zum Beispiel im Internat, in der Kaserne; Banknachbarn in der Schule; Kinder der gleichen Kindergartengruppe) und auch für medizinisches Personal, das eventuell mit Speichel Kontakt hatte (Mund-zu-Mund-Beatmung, Intubation). Ein zufälliger Kontakt etwa auf dem Pausenhof, in der Toilette oder im Schwimmbad führt nicht zu einer Keimübertragung.

Die Meningokokkenimpfung

Bis Ende 1999 waren zwei Totimpfstoffe gegen die Meningokokkengruppen A, C, W 135 und Y im Handel: Mencevac ACWY und Meningokokkenimpfstoff Mérieux. Diese Präparate sind erst ab einem Lebensalter von achtzehn Monaten zugelassen – davor wirken sie nicht. Meningokokken dieser Gruppen sind in Deutschland selten. Da die Wirksamkeit der Meningokokkenimpfung zudem auf wenige Jahre begrenzt ist, wurde sie bisher von der STIKO lediglich als Reiseimpfung in Sonderfällen empfohlen, zum Beispiel für Entwicklungshelfer in bestimmten Ländern Afrikas oder anderen Risikogebieten. In besonderen Fällen, etwa bei Häufungen von Infektionen mit den Typen A oder C, kann die Impfung bestimmter Bevölkerungsgruppen empfohlen werden; zu einer solchen Empfehlung der Gesundheitsämter kam es in Deutschland jedoch bisher nicht.

Zwei neue Konjugatimpfstoffe gegen Meningokokken C, die auch schon bei Säuglingen zu einem Impferfolg führen, wurden 2000 und 2001 in Deutschland zugelassen: Meningitec von der Firma Wyeth-Lederle und NeisVac-C von Baxter. Ihre Wirksamkeit beruht auf einem ähnlichen Trick wie die des Hib-Impfstoffes: Das Antigen ist an Diphtherietoxoid gekoppelt, um auch bei noch unreifem Immunsystem zur Bildung von Antikörpern zu führen. In Großbritannien wurde die Meningokokkenimpfung Ende 1999 für alle Kinder ab dem Alter von zwei Monaten empfohlen. Nach Angaben des britischen Gesundheitsministeriums hat die Impfkampagne innerhalb eines halben Jahres zu einem Rückgang schwerer Krankheitsverläufe und Todesfälle um 70 Prozent geführt. Die Impfstoffe enthalten kein Thiomersal; die Milch, die zur Herstellung von Ausgangsprodukten verwendet wird, stammt nach Firmenangaben aus BSE-freien Rinderbeständen (DH 2000b).

In Kuba wurde bereits Mitte der 80er Jahre ein Impfstoff entwickelt, der gegen Meningokokken der Gruppen B und C wirksam ist, VA-Mengoc-BC. Nach kubanischen Veröffentlichungen hat er eine Wirksamkeit von über 80 Prozent (Rico 1995). Er fiel jedoch unter das Handelsembargo der USA und konnte nicht exportiert werden. Erst im Juli 1999 erließ das US-Finanzministerium eine Ausnahmegenehmigung, woraufhin eine Zulassung zunächst in Lateinamerika erfolgte. Der Pharma-Multi SmithKline Beecham will jetzt in Kooperation mit der kubanischen Regierung den Impfstoff weltweit vermarkten. Für Europa gibt es jedoch bisher keine Zulassung.

Wirksamkeit des Meningokokkenimpfstoffs

Die Wirkdauer des Impfschutzes der bisher in Deutschland zugelassenen Impfstoffe soll bei drei Jahren liegen (Schmitt 1999), wobei eine Schutzrate von über 85 Prozent anzunehmen ist (ACHA 1999). Nach Erfahrungen in Großbritannien wurden durch das dortige Impfprogramm die Meningokokkenerkrankungen um 75 Prozent reduziert (Reuters 2000b). Mittel- und langfristig wird jedoch ein Nutzen des Impfprogrammes bezweifelt, da die Meningokokken äußerst variable Keime sind und schnell die Serogruppe wechseln können (AT 2001). Dies wurde in Großbritannien bereits im Jahr nach der Impfeinführung beobachtet (Hall 2001).

Nebenwirkungen

Etwa sechs Monate nach Einführung des neuen Konjugatimpfstoffs in Großbritannien kam es zu einer heftigen öffentlichen Debatte über die Nebenwirkungen. Fast alle britischen Zeitungen brachten am 12. Juni 2000 ihre Sorge über die Häufung von Nebenwirkungen, die auch verschiedentlich zu Notarzteinsätzen geführt hatten, zum Ausdruck – der *Daily Express* beispielsweise auf der ersten Seite unter der Überschrift »Children in Meningitis Jabs Alert« (Alarm bei Kindern nach Meningitis-Impfung). Tausende von Kindern hätten seit Einführung der Impfung Nebenwirkungen erlitten, darunter viele Fälle von Schwindel, Kollaps und Nackensteife, und zwölf Kinder wären im Anschluss an die Impfung verstorben.

Das Gesundheitsministerium betonte in einer Gegendarstellung, der Impfstoff sei »sehr sicher«, da es sich nur um 16 527 gemeldete Nebenwirkungen bei fünfzehn Millionen Impfdosen handle, empfahl jedoch weitere Vorsichtsmaßnahmen, etwa was Kombinationen mit anderen Impfstoffen anbelangt (Reuters 2000b). Angesichts der bisher völlig fehlenden Langzeitstudien mutet die gewundene Erklärung des Ministeriums grotesk an.

Der neue Konjugatimpfstoff führt nach Angaben des britischen Gesundheitsministeriums bei einem von 10 000 Impflingen zu schweren Nebenwirkungen. Bei jedem vierten kommt es zu örtlichen Beschwerden wie Rötung oder Schwellung, bei einem von zwanzig Kleinkindern zu Fieber, bei einem von hundert zu Schmerzen an der Impfstelle. Häufig wird über Schwindel, Übelkeit, Erbrechen und Schlafstörungen geklagt. An schweren Nebenwirkungen wurden allergischer Schock, Krampfanfälle und verzögerte allergische Syndrome (Angioödem, Stevens-Johnson-Syndrom) beschrieben (AT 2001). Ernst zu nehmen ist auch, dass jeder zweite (!) Säugling und jedes fünfte Kleinkind nach der Impfung durch erhöhte Irritabilität auffällig wird. Dieses Symptom ist bedenklich, denn es könnte auch auf einer diffusen Störung des sich entwickelnden zentralen Nervensystems beruhen. Bei Vorschulkindern führt der Meningokokken-Konjugatimpfstoff häufig zu Kopfschmerzen – jeder zwanzigste Impfling klagt hierüber (DH 2000a).

Die Entwicklung weiterer Konjugatimpfstoffe, insbesondere gegen die in Deutschland vorherrschenden Meningokokken B, muss nach den britischen Erfahrungen mit großer Aufmerksamkeit verfolgt werden.

Zusammenfassung

- Meningokokkeninfektionen sind sehr schwere Erkrankungen, die sofortiger antibiotischer und intensivmedizinischer Behandlung bedürfen.
- Frühzeichen sind hohes Fieber, Nackensteife und Hautblutungen.
- Ein Impfstoff gegen die in Deutschland vorherrschenden Meningokokkenstämme ist derzeit nicht auf dem Markt.

- Eine Empfehlung für die Meningokokkenimpfung gibt es nur für Reisen in Sonderfällen, zum Beispiel für Entwicklungshelfer im »Meningitisgürtel« Afrikas.

Referenzen

ACHA (American College Health Organisation): Frequently asked questions – Meningococcal Disease. 21. 10. 1999. http://www.acha.org/specialprj/men/faq.htm

AT (Arznei-telegramm): Neue Konjugat-Impfstoffe Prevenar und Meningitec. AT 2001, 4: 38

DH (Department of Health of the United Kingdom): Meningitis C vaccine. März 2000a. www.doh.gov.uk/meningitis-vaccine/keypharm.htm

DH (Department of Health): The safety of meningitis C vaccine. 13. 6. 2000b. www.doh.gov.uk/cmo/cmo00_08.htm

Hall, C.: Experts check for signs of increase in meningitis B. Daily Telegraph 4.1.2001

Reuters Medical News: UK Department of health says meningitis C vaccine is 'very safe'. 2000 a; http://www.medscape.com/reuters/prof/2000/06/06.13/20000613publ001.html

Reuters Medical News: Meningitis C Vaccine not responsable for deaths. 2000b. http://pediatrics.medscape.com/reuters/prof/2000/09/09.05/20000905rglt005.html

Rico Cordeiro, O., Pereira Colls, C., Fernandez, A. A.: Eficacia poslicenciamiento de VA-MENGOC-BC en menores de 6 anos en Holguin, Cuba. Primer ano de observacion. (The post-licensing efficacy of VA-MENGOC-BC in children under 6 in Holguin, Cuba. The first year of observation). Rev Cubana Med Trop 1995, 47(1): 59–64

RKI (Robert-Koch-Institut): Meningokokkenerkrankungen in Deutschland 1997. Epidemiologisches Bulletin 10/1998

Schmitt, H. J., Hülßle, C., Raue, W. (Hg.): Schutzimpfungen. Infomed, Berlin 1999

Japanische Enzephalitis

Die Erkrankung

Die Japanische Enzephalitis ist eine wenig bekannte Reisekrankheit, die ausschließlich in Asien vorkommt. Es handelt sich um eine Virusinfektion, die durch bestimmte Stechmücken der Gattung Culex, vor allem die Reisfeldmücke, übertragen wird. Diese Mücken kommen in feuchtem Klima hauptsächlich in Gebieten mit ausgedehnter Wasserlandschaft, etwa in Reisfeldern, vor und stechen abends und nachts. Sie übertragen das Virus von infizierten Schweinen, aber auch Eidechsen, Fledermäusen und Vögeln. Risikozeiten und -gebiete sind:

- im Sommer und Herbst: Nordindien, Nepal, Bangladesch, Burma, Nordthailand, Laos, Kambodscha, Nordvietnam, Südjapan (Kyushu), Korea, China und Ostsibirien;
- in der Regenzeit: Pakistan, Südindien, Südthailand, Südvietnam, Sri Lanka, Malaysia, Taiwan, Indonesien, Philippinen.
- 1995 kam es in Australien auf Torres Strait und 1998 in Cape York zu einigen Krankheitsfällen.

Genauere Gebietsangaben veröffentlichen die Centers of Disease Control im Internet (CDC 2000).
Obwohl in manchen Gebieten praktisch jede Mücke vom Virus befallen ist, ist das typische Krankheitsbild der Enzephalitis eher selten und bricht nur bei einem von 500 bis tausend Infizierten aus. Schwere Erkrankungen gibt es vor allem bei Kindern und älteren Menschen – bei einer großen Untersuchung in China wurden 94 Prozent der Erkrankungsfälle und alle achtzehn Todesfälle bei Kindern gefunden (Zhou 1999). Dies mag allerdings auch daran liegen, dass Erwachsene zu einem großen Prozentsatz die Krankheit »still« durchgemacht haben und immun sind.
In touristisch erschlossenen Gebieten besteht auf Grund der Infrastruktur in der Regel keine Gefahr: Es gibt kaum Berichte über

Erkrankungen bei Touristen. Ein gewisses Risiko haben aber Personen, die sich etwa aus beruflichen Gründen mehr als vier Wochen in der Regenzeit in den Risikogebieten aufhalten.
Im typischen Krankheitsverlauf tritt nach einer Inkubationszeit von vier bis vierzehn Tagen hohes Fieber mit Zeichen einer Gehirnentzündung auf: Kopfschmerzen, Erbrechen, Benommenheit und Schläfrigkeit, in schweren Fällen Lähmungen, Krampfanfälle und Koma. Die Sterblichkeit beträgt zwischen 7 und 30 Prozent, bei einem Viertel der Überlebenden bleiben nach der Entfieberung Hirnschäden zurück (Quast 1997).
Eine spezielle Therapie gibt es nicht, selbst intensivmedizinische Behandlung kann den Verlauf letztlich nicht beeinflussen.
Hauptaugenmerk muss daher in Risikogebieten auf der Prophylaxe liegen: Schutz vor Moskitos durch bedeckende Kleidung, Repellents und Moskitonetze. Hierdurch werden auch andere Krankheiten wie Malaria oder Denguefieber verhütet, die durch Mücken übertragen werden. Bei Langzeitaufenthalten ist die Impfung gegen Japanische Enzephalitis zu erwägen.

Die Impfung gegen die Japanische Enzephalitis

Die Impfstoffe, die in Japan oder Korea hergestellt werden, enthalten abgetötete Viren aus einer Emulsion von Mäusehirn. Weiter sind Thiomersal, Formaldehyd, Dextran und Gelatine enthalten. Die Impfstoffe sind in Deutschland nicht zugelassen und müssen über eine internationale Apotheke bestellt werden. Da es oft Probleme mit der Dosierung und der Verträglichkeit gibt, sollten sie nur von erfahrenen Tropenmedizinern verabreicht werden. In China gibt es modernere, besser verträgliche und auch billigere Impfstoffe, die aber im Ausland nicht erhältlich sind.
Die Impfung muss dreimal verabreicht werden, wobei auch eine Schnellimmunisierung innerhalb von zwei Wochen durchgeführt werden kann. Bei Kindern zwischen ein und drei Jahren wird nur die halbe Dosis geimpft. Bei Säuglingen gibt es keine Erfahrung mit der Impfung.

Zehn Tage nach der dritten Impfung haben 80 bis 90 Prozent der Impflinge einen Schutz über die Dauer von mehreren Jahren. Für einen anhaltenden Schutz muss die Impfung alle ein bis zwei Jahre aufgefrischt werden. Nach chinesischen Angaben hat ein ungeimpftes Kind, das in Risikogebieten lebt, ein mehr als vierfaches Risiko für eine Enzephalitiserkrankung gegenüber einem geimpften Kind (Luo 1994).
Empfohlen ist die Impfung bei Langzeitaufenthalten in ländlichen Risikogebieten – vor allem mit Reisanbau und Schweinehaltung – in der feuchten Jahreszeit. In Japan, Südkorea und einigen Gegenden Chinas gibt es eine allgemeine Impfempfehlung für Kinder. In vielen anderen Ländern Asiens verhindern die hohen Kosten des Präparats eine Anwendung in größerem Maßstab.
Die Impfung verbietet sich bei Allergien gegen einen Inhaltsstoff und während einer akuten Erkrankung oder Schwangerschaft.

Nebenwirkungen

Die Impfstoffe sind auf Grund ihres Gehaltes an Fremdeiweiß und der Zusatzstoffe schlecht verträglich. Bei bis zu 50 Prozent kommt es zu Beschwerden an der Impfstelle oder Allgemeinsymptomen wie Glieder- und Kopfschmerzen, Übelkeit und auch Fieber.
Sehr häufig sind allergische Reaktionen: Etwa einer von 150 reagiert allergisch auf einen der Impfbestandteile. Betroffen sind vor allem Personen, die bereits früher allergische Reaktionen wie Nesselsucht (Urticaria) hatten. Die Symptome reichen von Urticaria über Kehlkopfschwellung bis hin zum allergischen Schock. Sogar Todesfälle sind beschrieben (Nielsen 1996). Impflinge müssen daher etwa dreißig Minuten nach der Impfung beobachtet werden. Bis zum Auftreten allergischer Beschwerden können allerdings auch mehrere Tage vergehen.
Neurologische Impfschäden sind zwar selten, aber schwerwie-

gend. In Japan liegt die Häufigkeit bei eins zu 500 000 (Takahashi 2000). Von sieben Fällen einer akuten disseminierten Enzephalomyelitis – einer schweren generalisierten Entzündung des zentralen Nervensystems mit bleibenden Schäden – berichtet Ohtaki (1995). Die Herstellung des Impfstoffes aus Mäusehirn führt in solchen Fällen anscheinend zur Antigenbildung gegen eigenes Nervengewebe. In Südkorea hat die hohe Anzahl von bleibenden Impfschäden zur Einrichtung eines Entschädigungsfonds geführt.

Zusammenfassung

- Die Japanische Enzephalitis ist eine schwere Erkrankung, die nur in Süd- und Ostasien vorkommt.
- Das Risiko besteht in der feuchten Jahreszeit in ländlichen Gebieten mit Reisanbau und Schweinezucht.
- »Normal« Reisende haben praktisch kein Erkrankungsrisiko.
- Eine Impfung ist zu erwägen bei Langzeitaufenthalten (mehr als vier Wochen) in Risikogebieten.
- Die derzeit erhältlichen Impfstoffe sind schlecht verträglich.

Referenzen

CDC (Centers of Disease Control): Traveler's health – Japanese encephalitis 2000. www.cdc.gov/travel/jenceph.htm

Lhu, O.: The efficacy of Japanese encephalitis vaccine in Henan, China: a case-control study. Southeast Asian J Trop Med Public Health 1994, 25(4): 643–646

Nielsen, G., et al.: Japanische Enzephalitis. In: Knobloch, J. (Hg.): Tropen- und Reisemedizin. Fischer, Jena 1996

Ohtaki, E., Matsuishi, T., Hirano, Y., Maekawa, K.: Acute disseminated encephalomyelitis after treatment with Japanese B encephalitis vaccine (Nakayama-Yoken and Beijing strains). J Neurol Neurosurg Psychiatry 1995, 59(3): 316–317

Quast, U., et al.: Impfreaktionen. Hippokrates (2. Aufl.), Stuttgart 1997: 94–95

Schmitt, H. J., Hülßle, C., Raue, W. (Hg.): Schutzimpfungen. Infomed, Berlin 1999

Takahashi, H., Pool, V., Tsai, T. F., Chen, R. T.: Adverse events after Japanese encephalitis vaccination: review of post-marketing surveillance data from Japan and the United States. The VAERS Working Group. Vaccine 2000,18(26): 2963–2969

Zhou, B., Jia, L., Xu, X.: A large-scale study on the safety and epidemiological efficacy of Japanese encephalitis (JE) live vaccine (SA14-14-2) in the JE endemic area. Chung Hua Liu Hsing Ping Hsueh Tsa Chih 1999, 20(1): 38–41

Malaria

Die Malaria ist mit jährlich 300 bis 500 Millionen Neuerkrankungen weltweit eine der bedeutendsten Infektionskrankheiten. Ein wirksamer Impfstoff steht bisher nicht zur Verfügung, jedoch gibt es eine medikamentöse Prophylaxe. Wegen ihrer Bedeutung für Fernreisende soll die Krankheit in diesem Impfratgeber kurz besprochen werden.

Das Vorkommen der Malaria

Die Malaria kommt im Wesentlichen in subtropischen und tropischen Gebieten der Erde vor. Mehr als 40 Prozent der Weltbevölkerung leben in malariagefährdeten Gebieten. Die meisten Erkrankungen – nämlich mehr als 90 Prozent – ereignen sich in Afrika südlich der Sahara. Durch zunehmende Resistenz der Erreger gegen die üblichen Medikamente, durch Bevölkerungswachstum und Klimaveränderungen nehmen die Erkrankungszahlen Jahr für Jahr zu.

Die WHO teilt die Malariagebiete je nach Resistenz der Erreger gegen das wichtige Medikament Chloroquin in drei Regionen ein:

- Länder mit geringem Malariarisiko und fehlender Resistenz gegen Chloroquin, zum Beispiel Südchina, Mittelamerika und Neuguinea.
- Länder mit geringer Resistenz gegen Chloroquin, zum Beispiel Mittel- und Südasien, Indonesien, Philippinen.
- Länder mit bedeutender Resistenz gegen Chlorioquin, zum Beispiel Südostasien, Afrika und Amazonasbecken.

Diese Einteilung sagt jedoch nichts über das Erkrankungsrisiko aus. 90 Prozent der Thailandreisenden brauchen beispielsweise keine Malariaprophylaxe, während das Risiko einer Malariaerkrankung in Tansania, Kenia, Ghana, Gambia und Kamerun sehr hoch ist (AT 1998a). Vor jeder Reise in ein Malariagebiet ist daher genaue Information über das Risiko im Reiseziel wichtig, entweder über einen erfahrenen Tropenarzt oder beispielsweise über das Internet (z. B. http://www.dtg.mwn.de).
Frei von Malaria sind unter anderem folgende Reiseländer: Australien, Bahamas, Chile, Hawaii, Israel, Jamaica, Kanada, Kuba, Libanon, Malediven, Seychellen, Singapur, Tunesien, USA. Nahezu risikolos sind Reisen nach Syrien, Marokko, China, Korea, Argentinien, Mauritius, in die Türkei und in die arabischen Emirate (AT 2001,7).
In Europa gibt es keine einheimische Malaria – das nächstgelegene Erkrankungsgebiet ist die südöstliche Türkei. Durch zunehmenden Ferntourismus stellt die Malaria jedoch ein immer größeres Problem dar. In Deutschland werden jährlich etwa tausend eingeschleppte Malariaerkrankungen gemeldet; die meisten davon werden in Kenia oder anderen afrikanischen Ländern erworben. Jeder Arzt sollte daher mit dem Problem Malaria vertraut sein und bei fieberhaften Erkrankungen auch nach Fernreisen in den letzten zwei Jahren fragen.

Die Malariaerkrankung

Die Malariaerreger sind keine Bakterien, sondern mikroskopisch kleine Einzeller, so genannte Plasmodien. Sie werden durch den Stich der tropischen Mücke Anopheles übertragen. Zunächst vermehren sie sich in der Leber und befallen von dort aus die roten Blutkörperchen. In mehr oder weniger regelmäßigen Vermehrungszyklen werden diese zerstört, was zu Anämie und Fieberschüben führt. Weitere Symptome und Komplikationen werden durch die Verklumpung der zerstörten Blutkörperchen und durch immunologische Prozesse hervorgerufen.

Es gibt verschiedene Formen der Malaria. Das typische »Wechselfieber« mit regelmäßigem Fieberrhythmus alle zwei oder drei Tage – Malaria tertiana oder quartana – wird durch die eher gutartigen Plasmodien vivax, ovale und malariae hervorgerufen. Die Fieberschübe beginnen mit Schüttelfrost, dauern sechs bis zwölf Stunden und klingen dann mit Schweißausbrüchen ab. Bei Kindern kommt es während des Fiebers häufig zu Fieberkrämpfen, Erbrechen und Kollaps. Im Anfangsstadium ist die Periodik meist noch nicht ausgeprägt, was die Diagnose verzögern kann. Diagnostische und therapeutische Probleme bietet die gefährliche Malaria tropica, deren Erreger das Plasmodium falciparum ist. Bei ihr kommt es zu keinem Fieberrhythmus, sondern zu einem schweren Krankheitsbild mit meist heftigem Fieber, Bauchschmerzen durch Leber- und Milzschwellung und häufig auch zu Durchfällen und Gelbsucht. Typische Komplikationen sind Blutungen durch Zerstörung von Blutplättchen, Nierenversagen, Kreislaufschock und Bewusstseinsstörungen bis hin zum Koma.

Die Sterblichkeit bei Malaria tropica beträgt bei unbehandelten Erwachsenen 10 bis 20 Prozent, bei Kindern liegt sie deutlich höher. Selbst bei nach Deutschland importierter Malaria lag die die Sterblichkeit unter optimaler Therapie in den Jahren 1998 und 1999 bei zwei Prozent, im Jahr 2000 bei 0,7% (Mockenhaupt 1998, EB 2001).

Weltweit kommt es jedes Jahr zu schätzungsweise 2,7 Millionen Todesfällen durch Malaria, wovon hauptsächlich Kleinkinder

betroffen sind. Säuglinge in Malariagebieten werden durch mütterliche Antikörper vor schweren Verläufen geschützt. Ältere Kinder, Jugendliche und Erwachsene haben meist eine so genannte »Teilimmunität« erworben, das heißt, sie leben im Gleichgewicht mit den Malariaerregern und sind nur wenig oder gar nicht beeinträchtigt. Bestimmte vererbte Bluterkrankungen wie etwa die Sichelzellanämie bieten einen gewissen Schutz vor Malaria und sind durch diesen Selektionsvorteil daher in Malariagegenden häufiger.
Die Inkubationszeit beträgt bei allen Malariaformen mindestens acht Tage und kann Monate bis Jahre dauern. Jedes Fieber, das ab dem achten Tag nach der Einreise in ein Malariagebiet und bis zu zwei Jahre nach der Rückkehr auftritt, muss zunächst als Malaria angesehen und auf diesen Verdacht hin abgeklärt werden – auch wenn während der Reise eine medikamentöse Prophylaxe eingenommen wurde!
Die WHO rät davon ab, mit Säuglingen oder Kleinkindern in Malariagebieten Urlaub zu machen. Auch schwangere Frauen gehen im Erkrankungsfall das Risiko einer Fehl- oder Totgeburt ein.

Diagnose und Therapie

Die Diagnose der Malaria durch mikroskopische Untersuchung eines Blutausstriches ist einfach – man muss nur an die Möglichkeit einer Malaria denken. Fieber oder Gelbsucht in den zwei Jahren nach einem Aufenthalt in Malariagebieten müssen Anlass für die Untersuchung auf Malaria sein. Eine verzögerte Diagnose verschlechtert die Heilungschancen. Fieber in den ersten sieben Tagen nach Einreise in ein Malariagebiet ist sehr wahrscheinlich keine Malaria.
Zur Therapie stehen verschiedene Medikamente zur Auswahl, die meist Variationen des alten Heilmittels Chinin sind. Auch Chinin selbst spielt in der Therapie schwerer Malariaverläufe noch eine Rolle. Bei Resistenz gegen die üblichen Mittel kann die Anwen-

dung von Ersatzmitteln wie Doxycyclin oder Extrakten der Artemisiapflanze, einer alten chinesischen Heilpflanze, notwendig werden. Alle Mittel zeichnen sich durch eine geringe »therapeutische Breite« mit einem hohen Risiko von auch schwerwiegenden Nebenwirkungen aus.

Prophylaxe der Malaria

Hierzu zählt in erster Linie der Schutz vor Mückenstichen, da die medikamentöse Vorbeugung keine Garantie bietet. Anophelesmücken stechen nur abends und nachts. Moskitonetze – eventuell imprägniert – über dem Bett, bedeckende helle Kleidung in den Abend- und Nachtstunden und die Anwendung von Repellents verringern das Erkrankungsrisiko. Autan darf bei Kindern unter zehn Jahren allerdings wegen der möglichen Auslösung von Krampfanfällen nicht angewandt werden, hier empfiehlt sich das häufig wiederholte Auftragen ätherischer Öle – etwa Zedernöl oder Citronella – auf Haut oder Kleidung.

Die Einnahme von Malariamedikamenten ist das zweite Standbein der Prophylaxe. Immer wieder wechselnde Empfehlungen wegen der Zunahme der Resistenzen machen dieses Thema zu einem Feld für Spezialisten. Die Wahl der Medikamente richtet sich nach der Dauer des Aufenthalts, dem genauen Reiseziel und nach persönlichen Faktoren. Ein 100-prozentiger Schutz vor Malaria wird in keinem Fall geboten, sodass von Reisen in Malariagebiete mit Säuglingen, Kleinkindern und Schwangeren abgeraten werden muss.

In Gebieten mit geringer Gefährdung reicht es nach den Empfehlungen der Deutschen Gesellschaft für Tropenmedizin aus, Malariamedikamente mitzuführen, um im Falle von Fieber über 38,5 °C und sofern nicht innerhalb von 24 Stunden ein Arzt erreichbar ist, eine Selbstbehandlung einzuleiten (DTG 2001). Dies gilt vor allem für Reisen nach Südamerika und Asien, oder wenn im Rahmen einer Reise nur Kurzzeitaufenthalte in Malariagebieten vorgesehen sind. Auch nach Einleitung der Selbstbehandlung ist baldmöglichst ein Arzt zur Bestätigung der Diagnose aufzusuchen. Für die sogenannte »Stand-by«-Therapie eignet sich in Mittelamerika Cloroquin, in Südamerika und Asien Mefloquin.

Die Chemoprophylaxe mit Cloroquin (einmal pro Woche) + Proguanil (einmal täglich) ist empfohlen für:

- Indien nördlich der Linie Goa – Madras (nur in Gebieten unter 2000 m Höhe),
- Bangladesh und Nepal (Südprovinzen).

Die Chemoprophylaxe mit wöchentlicher Einnahme von Mefloquin ist empfohlen für folgende Regionen:

- Tropisches Afrika – südlich der Sahara bis zum Norden von Namibia, Botswana und Südafrika,
- Einige Inseln Indonesiens (Irian Jaya, Flores, Timor und auf den kleinen Sunda-Inseln östlich von Lombok),
- Ozeanien (Papua-Neuguinea, Salomon-Inseln),
- Einige Provinzen Brasiliens (Rondonia, Acre, Roraima).

In den Grenzgebieten von Thailand zu Myanmar (Tak) und im Südosten zu Kambodscha (Trat) besteht ein hohes Malariarisiko mit hochresistenten Erregern. Hier ist die Prophylaxe mit dem seit Frühjahr 2001 zugelassenen Medikament Malarone (Atovaquon + Proguanil) empfohlen.

Jede Malariaprophylaxe muss vor der Reise begonnen und bis vier Wochen nach der Ausreise aus dem Malariagebiet weitergeführt werden. Lediglich Malarone kann bereits sieben Tage nach der Rückkehr abgesetzt werden. Die Malariaprophylaxe mit homöopathischen Mitteln, etwa Malaria D200, bietet keinen nachweisbaren Schutz und gilt bei Versagen als Kunstfehler (AT 1998b).

Nebenwirkungen der Prophylaxemittel

Chloroquin und Proguanil sind die einzigen Malariamedikamente, die nach derzeitiger Auffassung Säuglingen ab der sechsten Lebenswoche und Schwangeren verabreicht werden können. Mefloquin darf erst bei Kindern ab dem dritten Lebensmonat gegeben werden.

Chloroquin kann zu Magen-Darm-Beschwerden, Allergien und Lichtsensibilisierung führen. Problematisch ist bei Langzeiteinnahme die mögliche Schädigung der Augen durch Einlagerungen in die Hornhaut und Netzhaut (Retinopathia pigmentosa). Regelmäßige Augenuntersuchungen müssen daher bei Langzeiteinnahme durchgeführt werden. Auch Nieren und Herz können geschädigt werden.

Proguanil kann ebenfalls zu Magen-Darm-Beschwerden führen; Geschwüre im Mundbereich sind eine häufige Nebenwirkung. Weiter sind Hautausschläge, Haarausfall, Zerstörung von Blutzellen (Neutropenie, Thrombopenie) und bei Überdosierung Nierenschäden beschrieben.

Mefloquin zeichnet sich durch häufige zentralnervöse Nebenwirkungen aus. Gemeldet wurden unter anderem Schwindel, Gleichgewichtsstörungen, Angstzustände bis hin zu Panikattacken, Depressionen mit Suizidgefahr und Psychosen. Um diese Nebenwirkungen noch vor der Reise zu erkennen und auf andere Medikamente ausweichen zu können, soll mit der Einnahme daher schon zwei bis drei Wochen vor der Reise begonnen werden. Bei Krampfanfällen oder psychiatrischen Erkrankungen in der Vorgeschichte verbietet sich die Mefloquinprophylaxe. Es ist auch in der Schwangerschaft kontraindiziert, da es zu Fehl- oder Totgeburten und Fruchtschäden führen kann. In den drei Monaten nach Mefloquineinnahme sollte eine Frau nicht schwanger werden. Nur Chloroquin und Proguanil gelten in einer Schwangerschaft als unbedenklich. Malarone, ein seit 2001 zugelassenes Kombinationspräparat aus Atovaquon und Proguanil, ist noch wenig erprobt und daher nur ein Resevemittel für Malariagebiete mit hochgradigen Resistenzen wie Nordostthailand, oder bei Unverträglichkeit von Mefloquin. Als Nebenwirkungen sind Kopf- und Bauchschmerzen, Durchfall und selten Blut- und Blutgefäßschäden, erhöhte Leberwerte und Haarausfall beschrieben (AT 2001).

Zusammenfassung

- Malaria ist eine schwere und ernst zu nehmende Erkrankung in den meisten subtropischen und tropischen Ländern der Erde.
- Besonders gefährdet sind Ungeborene und Kinder – von Reisen in Malariagebiete mit Schwangeren oder Kindern sollte daher Abstand genommen werden.
- Vor jeder Fernreise ist eine genaue Information über das Malariarisiko wichtig.
- Die Prophylaxe besteht aus Schutz vor Mückenstichen, in Ländern mit höherem Risiko auch aus der Einnahme einer medikamentösen Prophylaxe.
- Ein sicherer Schutz ist durch keine Maßnahme gewährleistet – bei Fieber während oder auch noch Monate nach der Reise in ein Malariagebiet muss immer eine Blutuntersuchung auf Malaria durchgeführt werden.
- Für alle Malariagebiete ist die Mitnahme eines geeigneten Medikaments zur Selbstbehandlung (»Stand-by«) empfohlen, falls Fieber auftritt und innerhalb 24 Stunden kein Arzt erreichbar ist.

Referenzen

AT (Arznei-telegramm): Vorsorge für Fernreisen. AT 1998a,7: 63–65

AT (Arznei-telegramm): Homöopathie zur Malariaprophylaxe ungeeignet. AT 1998b,4: 42

AT (Arznei-telegramm): Malariaprophylaxe im Umbruch? Neue Empfehlungen, neue Produkte. AT 2001, 7: 64-8

EB (Epidemiologisches Bulletin): Reiseassoziierte Infektionskrankheiten in Deutschland. EB 2001, 49: 373-7

DTG (Deutsche Gesellschaft für Tropenmedizin und Internationale Gesundheit): Empfehlungen zur Malariaprophylaxe 2001. http://www.dtg.mwn.de/malaria/prinzip.htm

Herold, G., et al.: Malaria. In: Innere Medizin. Selbstverlag, Köln 1991: 617–622

Mockenhaupt, F. P., Thies, F. L., Meyer, C. G.: Malaria im Kindesalter. Pädiatr Prax 1998,55: 305–318

Anhang

Alternativer Impfplan

Bei diesem alternativen Impfplan handelt es sich um einen Vorschlag, der als Entscheidungsgrundlage für ein individuelles Vorgehen dienen soll.

DT (Diphtherie/ Tetanus)	Bis zum Laufalter zwei Impfungen im Abstand von vier bis acht Wochen, Auffrischung nach einem Jahr. Danach alle zehn bis fünfzehn Jahre Wiederholung.
Polio	Im zweiten oder dritten Lebensjahr zwei Impfungen im Abstand von sechs Monaten (IPV-Virelon), dann noch einmal abschließend mit zehn Jahren (etwa in Kombination mit Td).
Keuchhusten	Für Risikokinder mit chronischen Atemwegserkrankungen, Herzfehlern und anderen schweren Grundleiden. Eventuell kombinieren mit Diphtherie, Tetanus, Hib.
Hib	Zu überlegen für Krippen- oder nicht gestillte Kinder – zum Beispiel Einzelimpfung ab dem dritten Lebensmonat (PedVax HIB) oder Kombination mit Diphtherie, Tetanus und Keuchhusten (zum Beispiel Infanrix+Hib).
Masern	Empfehlenswert für chronisch kranke Kleinkinder ab dem zwölften bis fünfzehnten Lebensmonat. Ansonsten erste Impfung im Grundschulalter (sechs bis zehn Jahre). Auffrischung bei fehlenden Antikörpern

	nach frühestens vier Wochen, spätestens in der Pubertät (zusammen mit Mumps- und/oder Rötelnimpfung).
Mumps	Vor Eintritt der Pubertät, vor allem bei Jungen. Zuvor Antikörpertestung.
Röteln	Bei Mädchen mit dreizehn bis fünfzehn Jahren nach Antikörpertestung.
Hepatitis B	Entscheidungsfindung zusammen mit dem Jugendlichen während oder nach der Pubertät.

Glossar

Antigen:	körperfremde Stoffe, meist Bestandteile von Krankheitserregern, die im Körper die Bildung von Antikörpern anregen
Antikörper:	vom Körper gebildete Abwehrstoffe, die Antigene erkennen und binden und damit ihre Zerstörung einleiten
Arthritis:	Gelenkentzündung
Ataxie:	Störung der Muskelkoordination und des Gleichgewichts durch Schäden im Nervensystem, vor allem im Kleinhirn
Autoimmunerkrankung:	Erkrankung, die durch Antikörper gegen körpereigenes Gewebe hervorgerufen wird (zum Beispiel rheumatische Erkrankungen)
boostern:	auffrischen
Demyelinisierung:	Zerstörung der die Nerven umhüllenden Markscheide
Diabetes:	Zuckerkrankheit
Enzephalitis:	Entzündung des Gehirns
Enzephalopathie:	Erkrankung des Gehirns
Epidemie:	örtlich oder zeitlich gehäuftes Auftreten einer Infektionskrankheit

Erythema multiforme:	Hautausschlag mit runden, teils blasigen Herden, in schweren Fällen mit zusätzlichem Befall der Schleimhäute (Stevens-Johnson-Syndrom)
Granulom:	Geschwulstbildung im Bindegewebe
Guillain-Barré-Syndrom:	Entzündung der Nervenwurzeln mit über Wochen anhaltenden Lähmungen
humoral:	die Körperflüssigkeit betreffend, nicht zellulär
Immunglobuline:	Abwehrstoffe in Blut und Gewebsflüssigkeiten
Immunkomplex:	Verklumpung zwischen Antigen und Antikörper, die bei Anhaftung an bestimmte Gewebe zu Entzündungen führen kann
immunogen:	die Bildung von Antikörpern hervorrufend
immunsuppressiv:	die Abwehr schwächend oder unterdrückend
intramuskulär:	Injektion in einen Muskel (meist Gesäß, Oberarm oder Oberschenkel)
invasiv:	über die Blutbahn einbrechend und innere Organe befallend
Kontraindikation:	Gegenanzeige; Grund, eine medizinische Maßnahme nicht anzuwenden
Kryoglobulinämie:	Krankhafte kältebedingte Eiweißausfällung in der Blutbahn mit Blutgefäßverstopfung

Lupus erythematodes:	Schwere Autoimmunerkrankung mit Haut-, Gelenk- und Nierenbefall
Meningitis:	Entzündung der Gehirnhaut
Meningoenzephalitis:	Entzündung von Gehirnhaut und Gehirn
Multiple Sklerose:	schubweise verlaufende schwere Nervenerkrankung mit Lähmungen, Gefühlsstörungen, Schwindel, Sehstörungen und psychischen Veränderungen
Myasthenia gravis:	Schwere, allmählich zunehmende Muskelerkrankung mit Übergang in Lähmungen. Autoimmunerkrankung
Myelin:	Fettstoff, der unter anderem die schützende Umhüllung der Nerven (Nervenscheide) bildet
Myokarditis:	Entzündung des Herzmuskels
Nephrotisches Syndrom:	Schwere Nierenerkrankung mit Verlust von Eiweiß und Abwehrstoffen über den Urin; Autoimmunerkrankung
Neuritis:	Nervenentzündung
Neuropathie:	Nervenerkrankung
Non-Responder:	Jemand, der nicht auf eine Impfung anspricht; Impfversager
Pneumonie:	Lungenentzündung
postvakzinal:	nach einer Impfung auftretend

Serum-Krankheit:	Krankheit durch Überempfindlichkeit gegen artfremdes Eiweiß: Hautausschläge, Fieber, Gelenkschwellungen, selten auch allergischer Schock
Sepsis:	Blutvergiftung
Stevens-Johnson-Syndrom:	schwere Form eines Erythema multiforme (siehe dort) mit Fieber und Schleimhautbeteiligung
STIKO:	Ständige Impfkommission am Robert-Koch-Institut
subkutan:	unter die Haut gespritzt
Thrombozytopenie:	verminderte Zahl an Blutplättchen, kann zu Haut- und Organblutungen führen
Transverse Myelitis:	Entzündung des Rückenmarks mit querschnittsartigen Beschwerden wie Lähmungen oder Gefühlsstörungen
Toxin:	Giftstoff
Toxoid:	»entgifteter« Giftstoff, der als Impfstoff verwendet wird (Tetanus, Diphtherie)
Vaskulitis:	autoimmune Entzündung der Blutgefäße mit möglichen Organschäden
Virostatikum:	Medikament, das die Vermehrung von Viren hemmt
Wegener'sche Granulomatose:	Autoimmunerkrankung der Blutgefäße, vor allem in Lunge und Nieren

WHO:	Weltgesundheitsorganisation (World Health Organization)
Zysten:	Flüssigkeitsgefüllte, mit einer Kapsel umgebene Geschwulst
Zytomegalie:	Virusinfektion, die vor allem während der Schwangerschaft durch Schädigung des Fötus problematisch ist
zytotoxisch:	zellschädigend